Atlas do Fundo de Olho

Thieme Revinter

Atlas do Fundo de Olho

Segunda Edição

Renato Acosta Sbrissa
Título de Médico pela Faculdade de Medicina da Universidade Federal de Santa Maria, RS
Residência em Oftalmologia no Hospital São Francisco de Assis (Serviço do Prof. Paiva Gonçalves Filho), RJ
Especialista em Oftalmologia pelo Conselho Brasileiro de Oftalmologia (CBO)
Pós-Graduação pela Pontifícia Universidade Católica do Rio de Janeiro (PUC-Rio)
Membro Emérito da Sociedade Brasileira de Oftalmologia (SBO)
Membro Titular do Colégio Brasileiro de Cirurgiões (CBC)
Ex-Preceptor de Residência em Oftalmologia no Hospital Miguel Couto, RJ
Ex-Oftalmologista do INAMPS – PAM Henrique Valadares, RJ
Ex-Chefe da Clínica Oftalmológica da Policlínica de Guarnição da Vila Militar, RJ
Oficial Médico R2 do Exército Brasileiro
Membro do Instituto Barraquer – Barcelona, Espanha
Ex-Secretário da Sociedade Brasileira de Oftalmologia (SBO)
Ex-Relator da Revista Brasileira de Oftalmologia
Ex-*Fellow* no Manhattan Eye, Ear and Throat Hospital – Nova Iorque, EUA
Oftalmologista em Uberada, MG

Thieme
Rio de Janeiro • Stuttgart • New York • Delhi

Dados Internacionais de Catalogação na Publicação (CIP)

SB276a

Sbrissa, Renato Acosta
 Atlas do Fundo de Olho / Renato Acosta Sbrissa – 2. Ed. – Rio de Janeiro – RJ: Thieme Revinter Publicações, 2019.
 284 p.: il; 16 x 23 cm.

Inclui Bibliografia & Índice Remissivo.
ISBN 978-85-5465-095-7

1. Oftalmologia. 2. Olhos – doenças e defeitos. 3. Fundo de olho - Exame. I. Título.

CDD: 617.735
CDU: 617.73

Nota: O conhecimento médico está em constante evolução. À medida que a pesquisa e a experiência clínica ampliam o nosso saber, pode ser necessário alterar os métodos de tratamento e medicação. Os autores e editores deste material consultaram fontes tidas como confiáveis, a fim de fornecer informações completas e de acordo com os padrões aceitos no momento da publicação. No entanto, em vista da possibilidade de erro humano por parte dos autores, dos editores ou da casa editorial que traz à luz este trabalho, ou ainda de alterações no conhecimento médico, nem os autores, nem os editores, nem a casa editorial, nem qualquer outra parte que se tenha envolvido na elaboração deste material garantem que as informações aqui contidas sejam totalmente precisas ou completas; tampouco se responsabilizam por quaisquer erros ou omissões ou pelos resultados obtidos em consequência do uso de tais informações. É aconselhável que os leitores confirmem em outras fontes as informações aqui contidas. Sugere-se, por exemplo, que verifiquem a bula de cada medicamento que pretendam administrar, a fim de certificar-se de que as informações contidas nesta publicação são precisas e de que não houve mudanças na dose recomendada ou nas contraindicações. Esta recomendação é especialmente importante no caso de medicamentos novos ou pouco utilizados. Alguns dos nomes de produtos, patentes e design a que nos referimos neste livro são, na verdade, marcas registradas ou nomes protegidos pela legislação referente à propriedade intelectual, ainda que nem sempre o texto faça menção específica a esse fato. Portanto, a ocorrência de um nome sem a designação de sua propriedade não deve ser interpretada como uma indicação, por parte da editora, de que ele se encontra em domínio público.

© 2019 Thieme Revinter Publicações Ltda.
Rua do Matoso, 170, Tijuca
20270-135, Rio de Janeiro – RJ, Brasil
http://www.ThiemeRevinter.com.br

Thieme Medical Publishers
http://www.thieme.com
Capa: Thieme Revinter Publicações

Impresso no Brasil por Zit Editora e Gráfica Ltda.
5 4 3 2 1
ISBN 978-85-5465-095-7

Todos os direitos reservados. Nenhuma parte desta publicação poderá ser reproduzida ou transmitida por nenhum meio, impresso, eletrônico ou mecânico, incluindo fotocópia, gravação ou qualquer outro tipo de sistema de armazenamento e transmissão de informação, sem prévia autorização por escrito.

APRESENTAÇÃO

O *Atlas do Fundo de Olho*, sem a pretensão de um tratado no assunto, é um livro com a finalidade primeira de servir de auxílio aos neófitos da especialidade.

Abordamos os casos que nos foi possível coletar e documentar fotograficamente durante alguns anos, contando com a preciosa colaboração dos colegas relacionados nas primeiras páginas desta obra.

Não poderíamos deixar de registrar aqui nossa gratidão aos pacientes que tornaram viável a realização deste trabalho.

Alcançado o objetivo a que este atlas se propõe, plena será nossa satisfação.

O Autor

PREFÁCIO DA 1ª EDIÇÃO

Primeiramente, registrem-se os aplausos à iniciativa de Renato Acosta Sbrissa de elaborar um atlas com tão abundante documentação pessoal, reforçada por um grupo de conceituados Colegas da especialidade, e exalte-se a excelência do trabalho gráfico executado pela Colina Editora. Tal empreendimento para ter a valia que possui e a destinação de enriquecimento bibliográfico da Oftalmologia brasileira exigia que da portentosa tarefa se encarregasse alguém como o Autor em questão, cuja vocação para o ensino abonamos e de quem viéssemos a cuidar com proficiência e carinho dos registros iconográficos, como aconteceu. Tivemos a felicidade de iniciá-lo na especialidade e pudemos acompanhar de perto seu aprimoramento profissional.

Renato Acosta Sbrissa, na prefaciação de sua obra, afirma ter ela como finalidade primeira "servir de auxílio aos neófitos da especialidade", despindo-se, confessadamente, da pretensão de rotulagem de "um tratado do assunto". Dentro do que se entende como tratado, de fato não o é. Como também não é um livro destinado apenas aos principiantes no estudo interpretativo das alterações patológicas do fundo de olho ou somente aos clínicos aptos à realização da fundoscopia. Se serve para esses dois grupos a contento, igualmente é de utilidade para os que oftalmologistas já são, bastando invocar para tanto os 74 itens em que se distribuem as reproduções de casos.

No tocante às ilustrações, 96 em cores, permito-me, por sua pertinência, recordar os comentários que Tower faz no prefácio de seu atlas, com reproduções em preto e branco, para ele mais convenientes que as coloridas por terem as últimas a "tendência de sacrificar a clareza da forma por atraente impressão de duvidosa fidelidade". É uma opinião. Um seu contemporâneo, Dimmer, autor de magnífico atlas só de fotos em preto e branco, diria que sim. Ambos pontificaram no primeiro quartel deste século. Atualmente, acredito, não pensariam deste modo. Não por se negar valor às fotos não coloridas, cuja utilidade documentária continua a ser valiosa, a despeito do maior apreço pela cor, e mui proveitosa no estudo elucidativo das enfermidades das membranas profundas do globo ocular enquanto instrumento de ensino e aprendizagem consideravelmente eficaz. E este atlas vem a contento em relação ao exposto tanto como reforça conhecimentos dos oculistas.

Com convicção, portanto, aconselhamos um detido manuseio, pela certeza de que haverá sempre quem a ele recorrer. A presente parte introdutória atende à gentileza da solicitação que nos foi feita, algo desnecessário tendo em vista um autor e uma obra que se impõe por si.

Paiva Gonçalves Filho

COLABORADORES

Adalmir Morterá Dantas
Título de Médico pela Faculdade de Medicina da Universidade Federal Fluminense (UFF)
Professor Titular da UFF
Professor Titular da Faculdade de Medicina da Universidade Federal do Rio de Janeiro (UFRJ)
Livre-Docente da UFRJ
Presidente da Sociedade Brasileira de Oftalmologia (SBO)
Presidente do Colégio Brasileiro de Cirurgiões (CBC)

Aderbal de Albuquerque Alves
Chefe do Serviço de Oftalmologia do Hospital dos Servidores do Estado do Rio de Janeiro (INAMPS)

Antonio Fernandes da Paz Filho
Membro Titular da Academia Nacional de Medicina (ANM)
Chefe do Serviço de Olhos da Santa Casa de Misericórdia do Rio de Janeiro – Hospital Geral, RJ

Carlos Paiva Gonçalves Filho
Professor Titular de Oftalmologia da Faculdade de Medicina Souza Marques, RJ
Livre-Docente de Oftalmologia da Universidade Federal do Rio de Janeiro (UFJR)
Professor Titular de Oftalmologia da Universidade Federal Fluminense do Estado do Rio de Janeiro (UFF)
Livre-Docente de Oftalmologia da UFF

Cláudio Acosta Sbrissa
Oftalmologista em Alegrete, RS

David Gryner†
Oftalmologista do P.A.M. Henrique Valadares (INAMPS), RJ
Ex-Preceptor para formação de Especialistas em Oftalmologia do Hospital Municipal Miguel Couto, RJ
Ex-Secretário e Titular da Sociedade Brasileira de Oftalmologia (SOB) e Sociedade Brasileira de Lentes de Contato (SOBLEC)
Titular da Associação Pan-Americana de Oftalmologia

Denis Cardoso Hueb
Residência Médica pela Pontifícia Universidade Católica de Soracaba (PUC-SP)
Especialista em Retina Clínica e Cirúrgica pela PUC-SP
Médico Assistente no Setor de Retina e Vítrea na Universidade Federal do Triângulo Mineiro (UFTM), MG
Oftalmologista do Oftalmocentro – Uberaba, MG

Geraldo Motta[†]
Oftalmologista e Preceptor para Formação de Especialistas em Oftalmologia no Hospital Municipal Miguel Couto – Rio de Janeiro, RJ

Gerson de Paiva Ferreira[†]
Oftalmologista do Rio de Janeiro, RJ

Graziela Massa Resende
Residência Médica pela Universidade Estadual de Campinas (UNICAMP)
Fellowship em 2008 na área de Glaucoma na UNICAMP
Doutorado em Ciências Médicas, Área de Concentração Oftalmologia pela UNICAMP
Médica Assistente do Setor de Glaucoma na Universidade Federal do Triângulo Mineiro (UFTM), MG
Oftalmologista do Oftalmocentro – Uberaba, MG

Hélia Soares Angotti
Residência em Oftalmologia no Hospital Servidores do Estado Rio de Janeiro (INAMPS)
Doutora em Córnea e Doenças Externas pela Universidade de São Paulo (USP)
Doutorado em Oftalmologia pela Faculdade de Medicina de Ribeirão Preto, SP
Pós-Doutorado pelo CNPQ na Luoisiania State University e Thomas Jefferson University
Professora Titular de Oftalmologia da Universidade Federal do Triângulo Mineiro (UFTM), MG
PHD LSU Eye Center e Willi's Eye Hospital em Córnea e Doenças Eternas, EUA
Oftalmologista do Oftalmocentro – Uberaba, MG

João Baptista Braga Teixeira[†]
Oftalmologista-Chefe do Serviço de Oftalmologia do Hospital Municipal Miguel Couto – Rio de Janeiro, RJ
Coordenador do Curso de Especialistas em Oftalmologia do Hospital Miguel Couto, Credenciado pelo Conselho Brasileiro de Oftalmologia e Ministério da Educação e Cultura

José da Silva Sambursky[†]
Oftalmologista de Binghamton – New York, U.S.A.

Joviano de Rezende Filho[†]
Professor Catedrático de Oftalmologia da Faculdade de Medicina de Volta Redonda, RJ
Chefe do Serviço de Oftalmologia dos Oculistas Associados – Rio de Janeiro, RJ

João Diniz De Menezes Filho
Assessor da Diretoria da Sociedade Brasileira de Oftalmologia (SBO)

João Márcio Fernandes
Título de Médico pela Universidade Federal do Triângulo Mineiro (UFTM), MG
Especialista em Oftalmologia pela Universidade Federal de Minas Gerais (UFMG)
Doutor em Medicina pela UFMG
Oftalmologista do Instituto de Olhos de Uberaba, MG

Liane Nogueira Nascimento de Rezende
Oftalmologista dos Oculistas Associados – Rio de Janeiro, RJ

Líbero Rossi Filho[†]
Chefe do Serviço de Oftalmologia do Hospital do Galeão, Ministério da Aeronáutica – Rio de Janeiro, RJ

Marcelo Lima de Arruda[†]
Oftalmologista e Preceptor para Formação de Especialistas em Oftalmologia no Hospital Municipal Miguel Couto – Rio de Janeiro, RJ

Mário Martins Dos Santos Mota
Membro Titular da Sociedade Brasileira de Oftalmologia (SBO)
Professor Titular de Oftalmologia da Faculdade de Medicina de Teresópolis, RJ
Professor Adjunto da Universidade Federal do Estado do Rio de Janeiro (UNIRIO)
Responsável pelo Setor de Retina e Vítreo do Hospital Servidores do Estado do Rio de Janeiro (INAMPS)
Doutor pela Escola Paulista de Medicina da Universidade Federal de São Paulo (UNIFESP)
Mestre em Oftalmologia pela Universidade Federal do Rio de Janeiro (UFRJ)

Morizot Leite Filho
Chefe do Serviço de Oftalmologia do Instituto Benjamin Constant, Ministério da Educação e Cultura – Rio de Janeiro, RJ
Professor Responsável de Oftalmologia da Faculdade de Medicina de Valença – Rio de Janeiro, RJ

Orlando Mandarino
Ex-Secretário Executivo da Sociedade Brasileira de Oftalmologia (SBO)

Paiva Gonçalves Filho
Título de Médico pela Faculdade Nacional de Medicina da Universidade Federal do Rio de Janeiro (UFRJ)
Professor de Oftalmologia da Faculdade de Medicina Souza Marques, RJ
Professor de Oftalmologia da Escola de Medicina Gama Filho, RJ
Livre-Docente de Oftalmologia pela Faculdade Nacional de Medicina da UFRJ
Coronel Médico do Corpo de Bombeiros do Estado do Rio de Janeiro
Chefe do Serviço de Oftalmologia do Hospital do Corpo de Bombeiros – Rio de Janeiro, RJ
Chefe do Serviço de Olhos do Hospital São Francisco de Assis, RJ
Chefe do Serviço de Olhos da Santa Casa de Misericórdia do Rio de Janeiro, RJ
Presidente do Conselho Brasileiro de Oftalmologia (CBO)
Presidente da Sociedade Brasileira de Oftalmologia (SBO)
Sócio Honorário da Sociedade Brasileira de Oftalmologia (SBO)
Membro Titular da Academia Nacional de Medicina
Professor do Instituto de Pós-Graduação Médica Carlos Chagas, RJ

Pedro Augusto Costa Reis
Título de Médico pela Faculdade de Ciências Médicas de Minas Gerais – Belo Horizonte, MG
Residência em Oftalmologia no Hospital São Geraldo da Universidade Federal de Minas Gerais (UFMG)
Bolsista do Programa de Monitoria de Pós-Graduação da UFMG no Departamento de Oftalmologia e Otorrinolaringologia (08/1996 a 12/1996)
Fellow no Serviço de Retina e Vítreo do Hospital São Geraldo da UFMG
Médico da Clínica Santa Clara – Uberaba, MG

Ramiro Paulo De Oliveira Neto
Especialista em Oftalmologia pelo Hospital de Base do Distrito Federal, DF
Presidente da Associação do Bem Estar Social (ASBEM) – Gestão: 2000
Presidente da Sociedade Brasileira de Oftalmologia Geriátrica – Gestão: 2000
Membro Titular da Sociedade Brasileira de Lentes de Contato (SOBLEC)
Membro da Associação Panamericana de Oftalmologia
Oftalmologista do Hospital São Paulo – Uberaba, MG

Renê Acosta Sbrissa
Oftalmologista de Alegrete, RS

Ruy Costa Fernandes
Oftalmologista
Ex-Chefe do Serviço de Oftalmologia do Hospital dos Servidores do Estado do Rio de Janeiro (INAMPS)

Samuel Cukierman
Título de Médico pela Escola de Medicina e Cirurgia do Rio de Janeiro da Universidade Federal do Estado do Rio de Janeiro (EMC/UNIRIO)
Membro Titular do Colégio Brasileiro de Cirurgiões (CBC)
Oftalmologista do Serviço de Olhos da Santa Casa de Misericórdia do Rio de Janeiro, RJ
Oftalmologista do Hospital Miguel Couto, RJ
Ex-Preceptor para Formação de Especialistas em Oftalmologia no Hospital Miguel Couto, RJ
Oftalmologista do Hospital da Lagoa – INAMPS, RJ
Presidente da Sociedade Brasileira de Oftalmologia (SBO)
Membro Emérito da Sociedade Brasileira de Oftalmologia (SBO)

Sansão Isaac Kac
Título de Médico pela Faculdade de Medicina da Universidade Federal do Rio de Janeiro (UFRJ)
Chefe do Serviço de Oftalmologia do Hospital Miguel Couto, RJ
Oftalmologista do Hospital Servidores do Estado (HSE), RJ
Ex-Preceptor para Formação de Especialistas em Oftalmologia no Hospital Miguel Couto, RJ
Responsável pelo Serviço de Oftalmologia do Hospital Israelita, RJ
Ex-Tesoureiro da Sociedade Brasileira de Oftalmologia (SBO)
Sócio Emérito da Sociedade Brasileira de Oftalmologia (SBO)

Sérgio Murilo Barcelos Corrêa
Título de Médico pela Universidade Federal do Triângulo Mineiro (UFTM), MG
Residência em Oftalmologia pela Faculdade de Medicina São José do Rio Preto, SP
Membro da Sociedade Brasileira de Retina e Vítreo (SBRV)
Fellow de Retina e Vítreo pelo Centro Brasileiro de Cirurgia de Olhos (CBCO)
Diretor da Retina Center Uberaba, MG

SUMÁRIO

1. Fundo de Olho Normal 1
2. Pegadas de Felino na Retina 5
3. Albinismo 6
4. Fibras de Mielina 7
5. Septo Retiniano 11
6. Hemorragias Retinianas 12
7. Manchas Brancas Duras 16
8. Manchas Brancas Algodoadas 18
9. Microaneurismas Retinianos 20
10. Oclusão Venosa da Retina 22
11. Oclusão Arterial da Retina 36
12. Síndrome de Coats 40
13. Fibroplasia Retrocristaliniana 42
14. Perivasculite Retiniana 44
15. Retinopatia Hipertensiva 50
16. Retinopatia Leucêmica 54
17. Manchas de Roth 55
18. Retinopatia Diabética 56
19. Coriorretinopatia Serosa Central 67
20. Edema Traumático da Retina 79
21. Heliotraumatismo Retiniano 80
22. Retinose *Punctata Albescens* 81
23. Retinose Pigmentar 83
24. Epiteliopatia Serpiginosa ou Geográfica 88
25. Buraco Macular 91
26. *Fundus Flavimaculatus* 94
27. Doença de Stargardt 99
28. Disco Viteliforme da Mácula 101
29. Distrofia de Doyne 102
30. Epiteliopatia em Placas Multifocal Posterior 104
31. Retinopatia Circinada 107
32. Degeneração em "Paliçada" da Retina 109

33. Descolamento da Retina 110
34. Idiotia Amaurótica Familiar 116
35. Degeneração Macular Relacionada à Idade 118
36. Síndrome de Irvine-Gass 134
37. Retinosquise 136
38. Esclerose Tuberosa 138
39. Angiomatose da Retina 140
40. Retinoblastoma 145
41. Vitreorretinopatia Proliferante 154
42. Descolamento do Vítreo 157
43. Retração Pré-Retiniana Maciça 161
44. Cisticercose Vítrea 162
45. Sínquise Cintilante e Hialite Asteroide 163
46. Persistência do Sistema Hialoide 165
47. Persistência do Vítreo Primário Hiperplástico 166
48. *Nevus* da Coroide 167
49. Drusas da Coroide 169
50. Coloboma da Coriorretina 172
51. Hemorragias da Coroide 174
52. Descolamento da Coroide 176
53. Rupturas da Coroide 177
54. Coriorretinite 179
55. Coriorretinite Justapapilar 182
56. Atrofia Coroidiana Primária 185
57. Coroideremia 190
58. Atrofia *Gyrata* da Coriorretina 192
59. Miopia 196
60. Estrias Angioides 200
61. Hemangioma da Coroide 210
62. Melanoma Maligno da Coroide 213
63. Pigmentação Melânica do Disco Óptico 217
64. Fosseta do Disco Óptico 219
65. Coloboma do Disco Óptico 220
66. Estafiloma Peripapilar 221
67. Drusas do Disco Óptico 223
68. Pseudoedema de Papila 226
69. Nervo Óptico e Glaucoma 227
70. Neurite Óptica 235
71. Neovascularização do Disco Óptico 238
72. Atrofia Óptica 240
73. Edema de Papila 242
74. Melanocitoma do Disco Óptico 248
75. Anomalia de *Morning Glory* 251
Bibliografia 253
Índice Remissivo 261

Atlas do Fundo de Olho

Thieme Revinter

FUNDO DE OLHO NORMAL

CAPÍTULO 1

A estrutura que mais se destaca no fundo de olho, à oftalmoscopia, é a papila ou disco óptico, representando a porção intraocular do nervo óptico.

Seu diâmetro aproximado é de 1,5 mm, podendo ter a forma arredondada ou ovalada.

A papila aparece aumentada na miopia e menor na hipermetropia; tem uma forma elíptica nos astigmatismos elevados.

A borda temporal é mais definida que a nasal, a superior e a inferior.

A coloração papilar normalmente é rósea ou vermelho-pálida, sendo mais esbranquiçada à zona da escavação fisiológica. Esta se forma pelo encurvamento das fibras nervosas da retina para ganhar a saída do globo ocular; muitas vezes, nota-se, no fundo da escavação, uma área pontilhada de cor acinzentada, que representa a lâmina crivosa.

Normalmente, os vasos retinianos acham-se encurvados suavemente na escavação do disco óptico.

Nos troncos vasculares venosos mais calibrosos, observa-se, na maioria das pessoas, um batimento sincrônico ao pulso arterial. Quando existe ou é provocado pela leve compressão do globo ocular, quase podemos falar da inexistência de hipertensão intracraniana.

O pulso arterial, quando observado nos grossos troncos arteriais, é patológico.

As artérias retinianas têm uma cor vermelho-clara, com um reflexo luminoso dorsal (cerca de 1/3 e 1/4 do calibre do vaso), e percorrem um trajeto com pouca ondulação.

As veias retinianas são mais calibrosas, têm uma coloração vermelho-escura, possuindo um reflexo dorsal bem estreito (cerca de 1/12 do calibre), e seguem uma trajetória mais ondulada. Em se tratando de seus calibres, normalmente, a relação artéria × veia é de 2/3.

Na maioria dos cruzamentos, as artérias sobrepõem-se às veias, e a parede venosa sob o cruzamento é visível.

A retina é a membrana sensorial do olho que se mostra, quando observada com luz policromática, com uma coloração que varia do róseo-claro ao vermelho-escuro, variações devidas a caracteres anatômicos, como a vascularização coroidiana, pigmentação coroidiana e retiniana. Muitas vezes, podem-se observar detalhes da coroide através de retina com pouca pigmentação e mesmo a visualização da vasculatura coroidiana, como acontece nos indivíduos albinos.

A mácula é uma zona da retina de forma mais ou menos ovalada (maior diâmetro horizontal), de cor mais escura que o resto dos **fundos,** limitada por um reflexo anelar, possuindo uma depressão punctiforme central, correspondente à **fóvea centralis.** Situa-se cerca de 3 mm temporalmente ao disco (mais ou menos 2 1/2 diâmetros papilares) e a 1 mm para baixo. É uma área circular delimitada pelas arcadas vasculares temporais, correspondendo a 15° ou 20° do campo visual central, medindo cerca de 6 mm de diâmetro (Figs. 1-1 a 1-6).

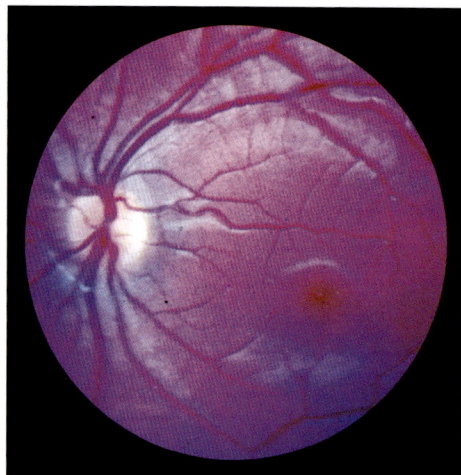

Fig. 1-1. *Fundus* normal de uma paciente branca, com 14 anos.

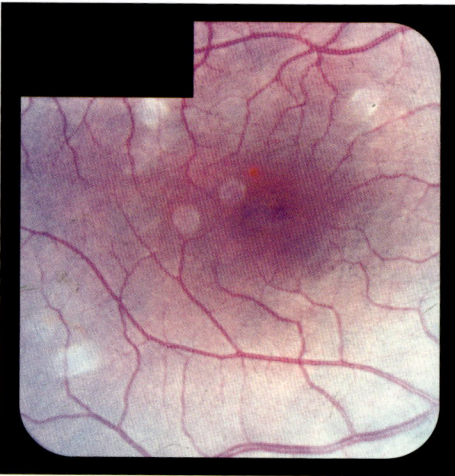

Fig. 1-2. Olho direito de uma paciente parda, de 28 anos.

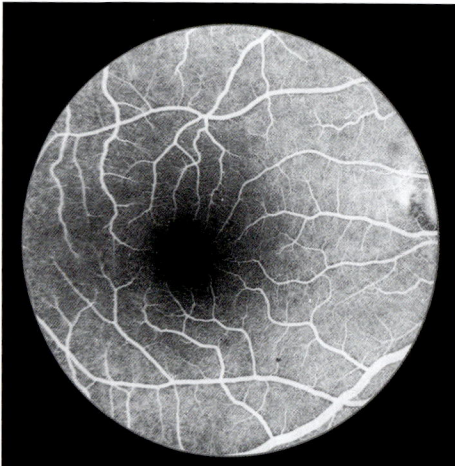

Fig. 1-3. Angiografia fluoresceínica, na fase arteriovenosa, com a trama vascular perifoveal normal.

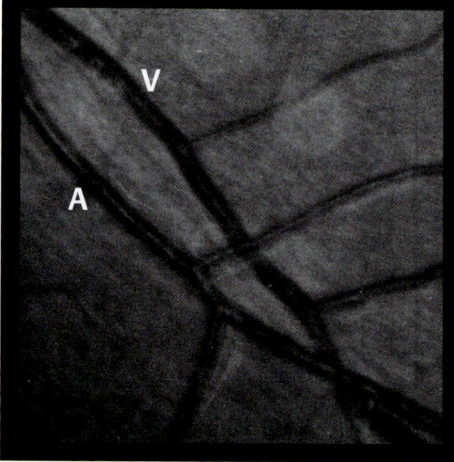

Fig. 1-4. Fundo de olho normal, mostrando artéria (A), veia (V) e cruzamentos.

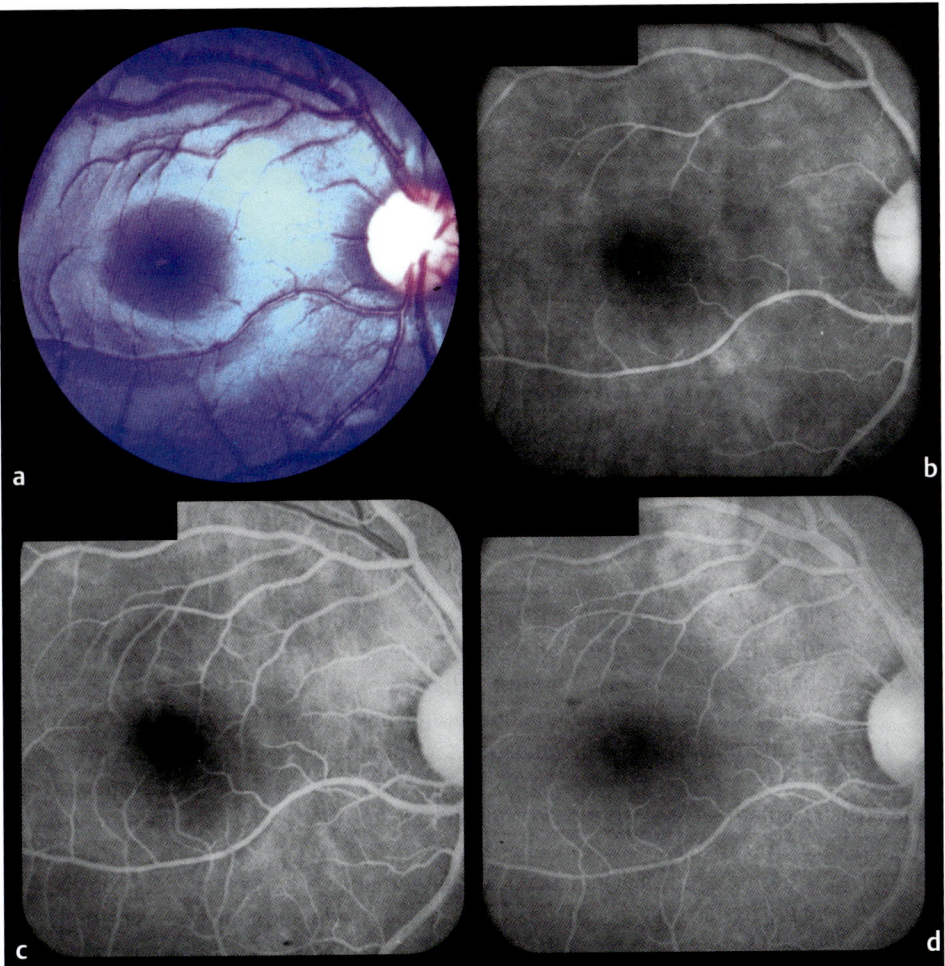

Fig. 1-5. (a) Fundo de olho direito normal de uma paciente negra, com 14 anos. Angiografia fluoresceínica. **(b)** Fase arterial. **(c)** Fase arteriovenosa precoce. **(d)** Fase arteriovenosa tardia. *(Continua.)*

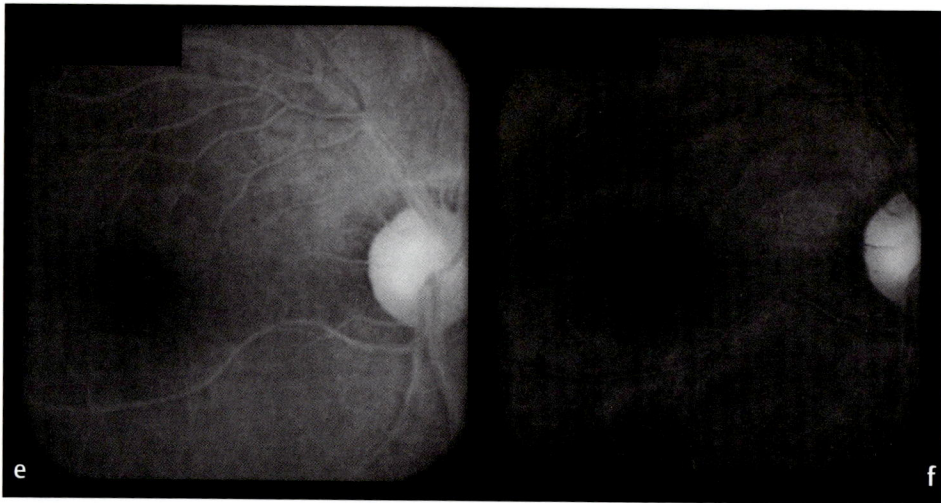

Fig. 1-5. *Cont.* (**e**) Aos 2 minutos, após a injeção do corante. (**f**) Aos 16 minutos.

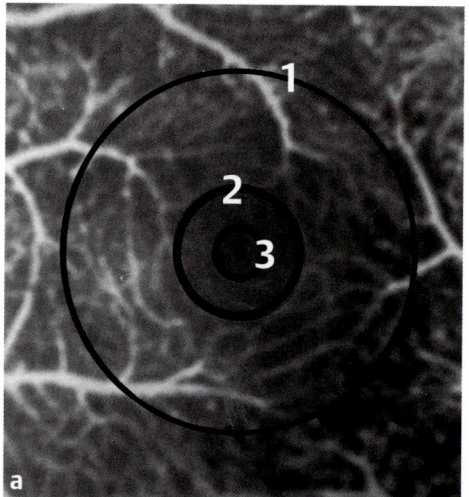

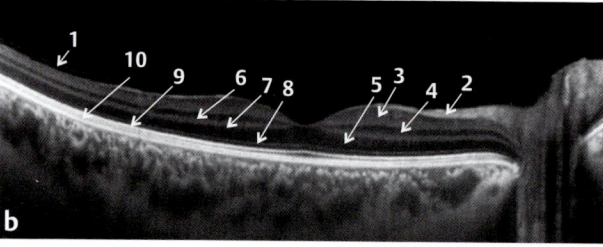

Fig. 1-6. (**a**) Mácula – Marcas anatômicas. 1. Fóvea; 2. zona avascular da fóvea; 3. fovéola; 4. ponto preto central: umbo, que é uma depressão no centro da fovéola, e reflexo foveolar à luz, cuja perda é um sinal precoce de dano. (**b**) OCT Macular: paciente com 21 anos de idade. 1. Membrana limitante interna; 2. camada de fibras nervosas; 3. camada de células ganglionares; 4. camada nuclear interna; 5. camada nuclear externa; 6. camada plexiforme interna; 7. camada plexiforme externa; 8. membrana limitante externa; 9. camada dos fotorreceptores; 10. epitélio pigmentar. (Imagem **b**, cedida pelo Dr. Sérgio Murilo Barcelos Corrêa.)

PEGADAS DE FELINO NA RETINA

CAPÍTULO 2

A pigmentação agrupada da retina, também conhecida como "pegadas de felino" ou "pegadas de urso", é uma alteração congênita sem significado patológico.

Resulta de um acúmulo pigmentar nas células do epitélio pigmentar da retina, conferindo o aspecto acima descrito.

Em geral, situa-se na periferia retiniana, sendo unilateral.

À oftalmoscopia, é como manchas de forma irregular, situadas profundamente na retina, de coloração marrom-escura ou enegrecida, de tamanho variável e, usualmente, limitadas a um setor da retina (Fig. 2-1).

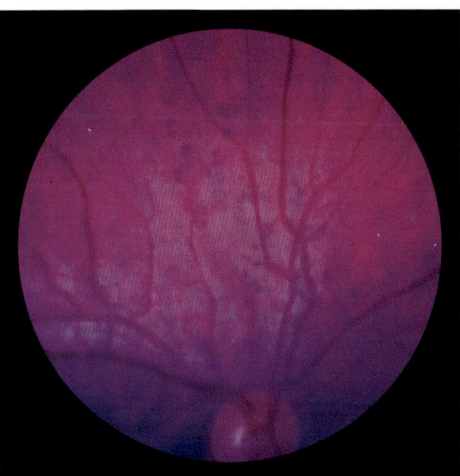

Fig. 2-1. *Fundus* (olho direito) de um paciente branco, com 19 anos, portador de doença de Eales. Os agrupamentos pigmentares situam-se na periferia superior.

CAPÍTULO 3
ALBINISMO

O albinismo é um defeito que resulta de uma falha do metabolismo da melanina, sendo transmitido por uma herança recessiva autossômica.

A falta de pigmento afeta a pele, os pelos e os olhos, na sua forma generalizada. Há formas de albinismo limitadas às estruturas oculares (herança ligada ao sexo).

As sobrancelhas e os cílios mostram-se esbranquiçados, e a íris tem uma coloração avermelhada.

O fundo de olho tem uma cor amarelo-alaranjada, e a mácula é rosada, faltando seus reflexos normais. Os vasos retinianos e o disco óptico têm aspecto normal. Os vasos coroidianos são visualizados devido à falta de pigmentação retiniana.

A mácula frequentemente é hipoplásica, e estes pacientes têm baixa visual acentuada. É comum a fotofobia e o nistagmo (Fig. 3-1).

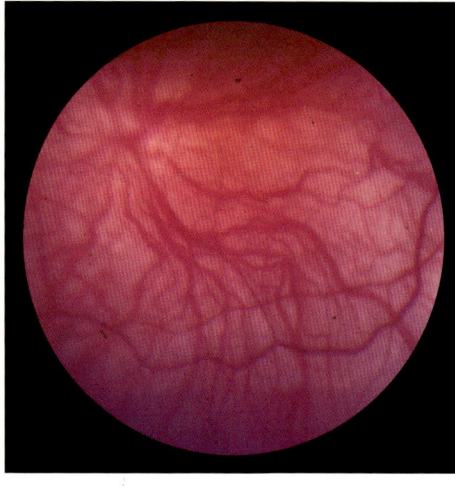

Fig. 3-1. Olho direito de uma paciente de 26 anos, com albinismo generalizado. Acuidade visual de 20/400. A falta de pigmento no *fundus* permite a visualização da vasculatura coroidiana. Os vasos retinianos são normais. Os achados fundoscópicos são idênticos em ambos os olhos. Esta paciente apresentava fotofobia e nistagmo.

FIBRAS DE MIELINA

Durante o desenvolvimento pré-natal, a mielinização do trato óptico, quiasma e nervo óptico inicia centralmente. A deposição de mielina no trato óptico próximo ao corpo geniculado lateral é aparente, em torno do 5º mês de gestação, alcançando o quiasma no 6º ou 7º mês. No nervo óptico, aparece no 8º mês, terminando na lâmina crivosa no final da gestação ou várias semanas depois.

A mielinização além da lâmina crivosa, para o disco óptico e retina, é uma anormalidade do desenvolvimento.

A oligodendróglia é responsabilizada pela mielinização que existe normalmente no disco óptico, mas não na retina.

O aspecto oftalmoscópico da mielinização lembra um pincel esbranquiçado, em geral partindo do disco óptico e estendendo-se na camada de fibras nervosas da retina, ocupando pequena ou grande extensão. Neste último caso, chega a ocultar os vasos retinianos e mesmo o disco óptico.

Algumas vezes, a mielinização ocorre em feixes de fibras longe do disco óptico.

Os defeitos campimétricos podem ser relativos ou absolutos, correspondendo às zonas ocupadas pelas fibras nervosas opacas, e são menores em extensão que os defeitos correspondentes.

Usualmente, a mielinização é defeito unilateral.

Pode haver uma associação com alterações oculares, tais como hipermetropia baixa e miopia. Os olhos afetados podem ter baixa da acuidade visual, ambliopia, estrabismo e nistagmo. Descrevem-se, ainda, associação com colobomas, policoria, ceratocone, oxicefalia e outras discranias (Figs. 4-1 a 4-4).

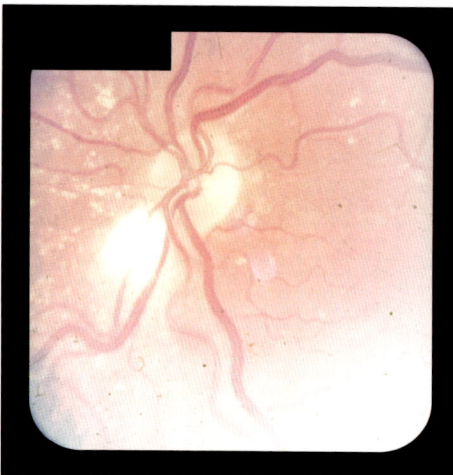

Fig. 4-1. Olho esquerdo de uma paciente branca, com 71 anos, mostrando mielinização das fibras nervosas junto à borda nasal inferior do disco óptico. Presentes também drusas da coroide. (Caso do Prof. Adalmir Morterá Dantas.)

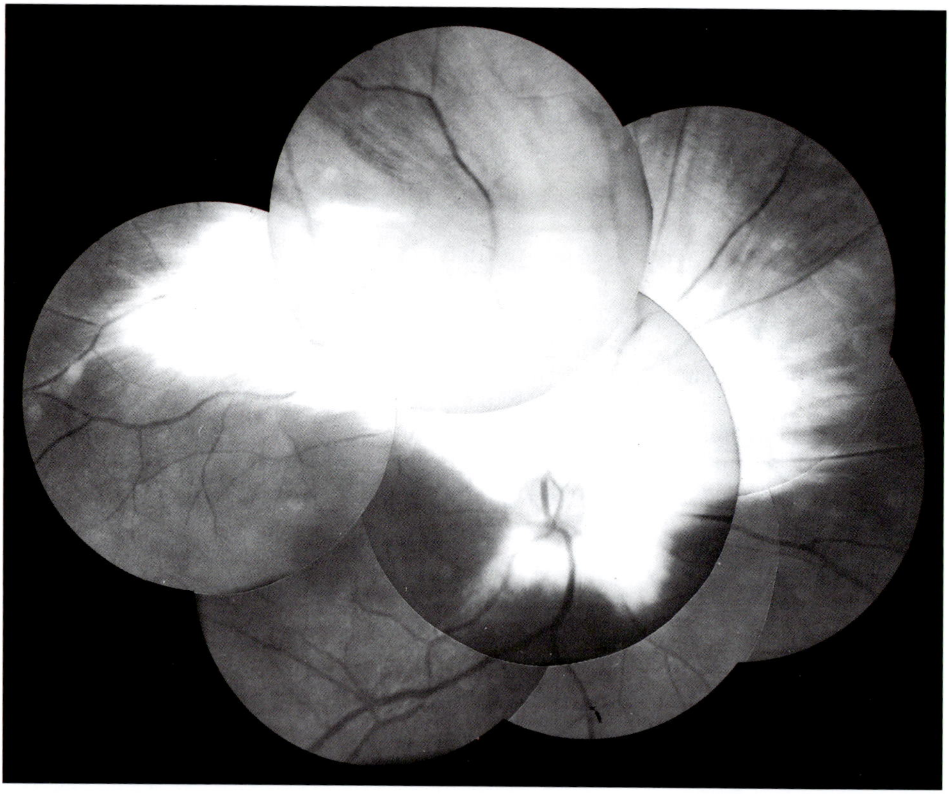

Fig. 4-2. Olho direito de um paciente branco, com 25 anos. Acuidade visual de 20/50. Extensa mielinização de fibras nervosas, chegando a ocultar alguns vasos da retina. Montagem fotográfica do *fundus*.

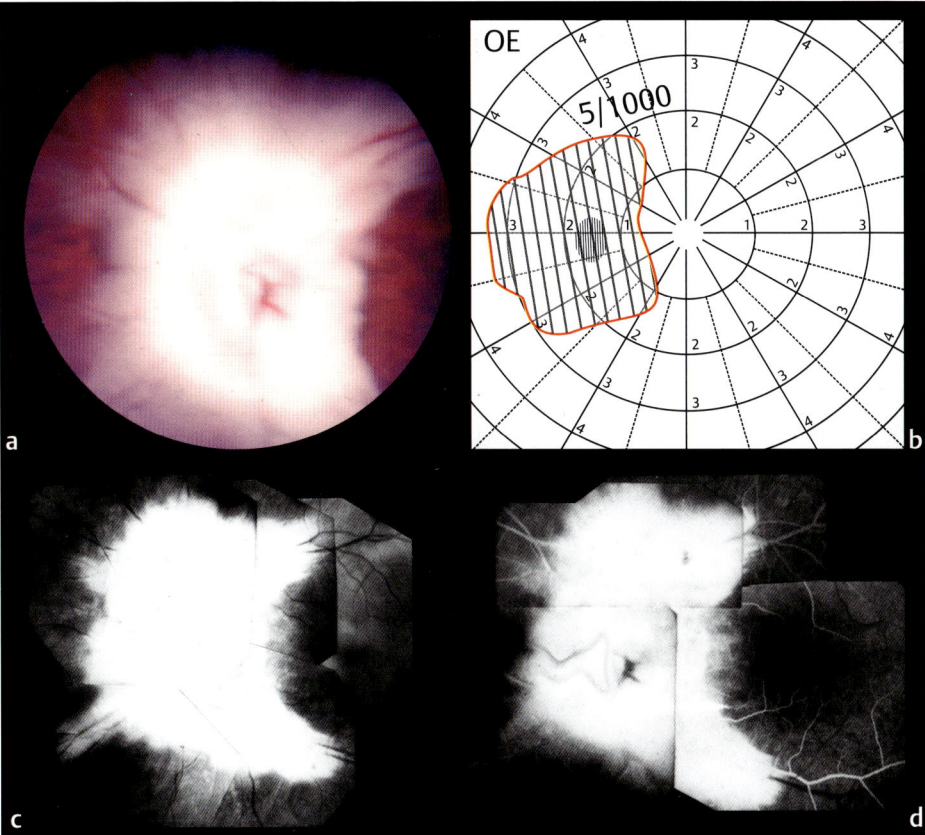

Fig. 4-3. (**a**) Olho esquerdo de uma paciente branca, com 14 anos, apresentando mielinização extensa de fibras nervosas que chega a ocultar parte do disco óptico e dos vasos retinianos. Acuidade visual de 20/40, com a melhor correção (esf-6.25 DE). (**b**) Defeito campimétrico. (**c**) Montagem fotográfica do *fundus*. (**d**) Montagem da angiografia fluoresceínica. O defeito é pseudofluorescente.

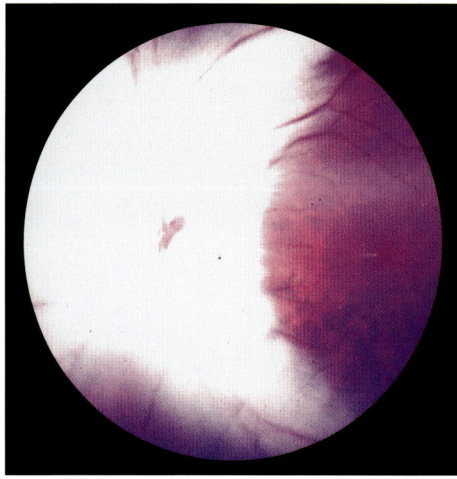

Fig. 4-4. Olho direito mostrando fibras de mielina exuberantes. (Imagem cedida pelo Prof. Carlos Américo Paiva Gonçalves Filho.)

SEPTO RETINIANO

CAPÍTULO 5

O septo retiniano ou pregas falciformes da retina é uma anomalia do desenvolvimento da retina, parecendo originar-se antes da formação do vítreo secundário no embrião. O sistema hialoide vascular impede a formação do vítreo secundário, determinando adesões do vítreo primário à retina.

Geralmente, é uma condição unilateral e determina sério dano visual (Fig. 5-1).

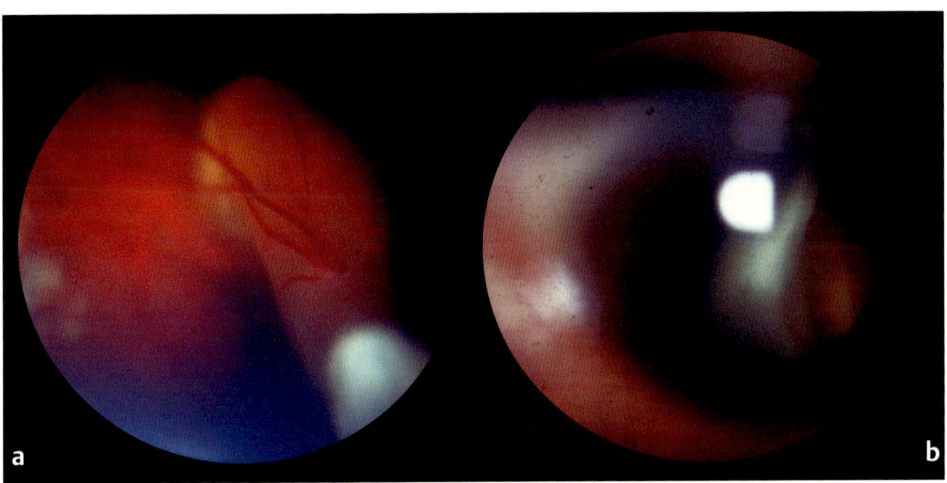

Fig. 5-1. (**a**) Olho direito de um paciente branco, com sete anos. Acuidade visual de vultos. Uma prega vascular parte do disco óptico, atravessa o vítreo e dirige-se à periferia temporal. (**b**) Aspecto externo da anomalia. (Caso do Dr. Libero Rossi Filho.)

HEMORRAGIAS RETINIANAS

O aspecto oftalmoscópico da hemorragia na retina é determinado pela localização da mesma, variação condicionada pelo arranjo estrutural das diversas camadas da retina.

HEMORRAGIAS SUPERFICIAIS
Em "chama de vela", estriadas ou lineares: são hemorragias localizadas no disco óptico ou na camada de fibras nervosas da retina. Nesta camada, as fibras dispõem-se horizontalmente, e a direção das fibras nervosas determina a forma da hemorragia.

À medida que as fibras se aproximam da periferia da retina, separam-se umas das outras, formando espaços arredondados ou poligonais, de forma que as hemorragias superficiais na periferia da retina podem ser arredondadas ou em forma de manchas irregulares. As hemorragias lineares cruzam por sobre os vasos da retina.

HEMORRAGIAS PROFUNDAS
Redondas ou ovais: são hemorragias situadas na camada plexiforme externa da retina. As fibras nervosas nesta camada formam um arranjo vertical, e o sangue acumulado entre essas fibras tomam uma forma cilíndrica. Seu aspecto circular ou ovalado, visto à oftalmoscopia, deve-se à visualização da porção terminal da coleção cilíndrica do sangue. Aparecem por detrás dos vasos retinianos.

HEMORRAGIAS COM CENTRO PÁLIDO
São as chamadas manchas de Roth (ver Capítulo 17).

As hemorragias superficiais tendem a desaparecer mais rapidamente que as profundas (Figs. 6-1 a 6-9).

Condições mais comuns onde aparecem as hemorragias retinianas:
1. Hipertensão arterial.
2. Retinopatia diabética.
3. Doenças do sistema hematopoiético.
4. Traumatismos diretos ou à distância do olho.
5. Oclusões vasculares da retina.
6. Papiledema.
7. Neoplasias retinianas vascularizadas.
8. Baixa súbita da tensão intraocular.
9. Estados tóxicos sistêmicos etc.

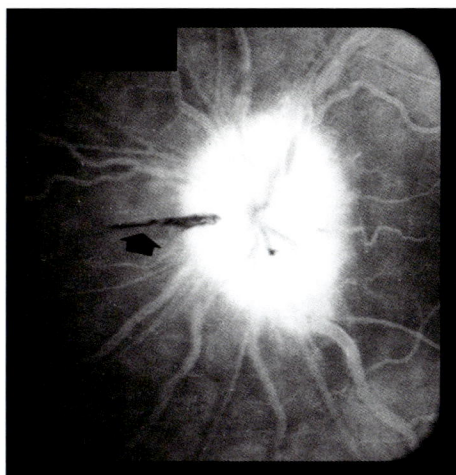

Fig. 6-1. Hemorragia superficial (em chama de vela) sobre o disco óptico em caso de edema do disco óptico por uso de anovulatórios (seta).

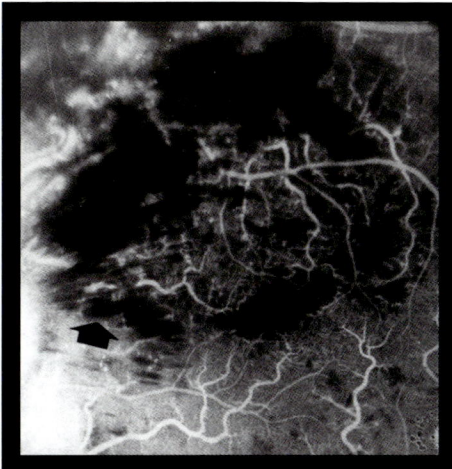

Fig. 6-2. Inundação hemorrágica do *fundus* em caso de oclusão venosa central. A seta mostra hemorragias superficiais, escondendo os vasos retinianos. As hemorragias aparecem em escuro à angiografia fluoresceínica.

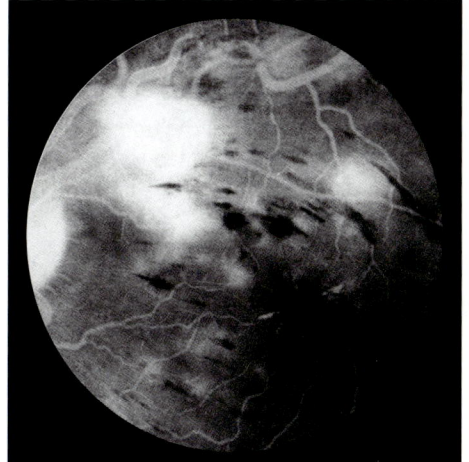

Fig. 6-3. Hemorragias em chama de vela e grandes manchas brancas algodoadas em caso de hipertensão arterial secundária à glomerulonefrite aguda em paciente jovem.

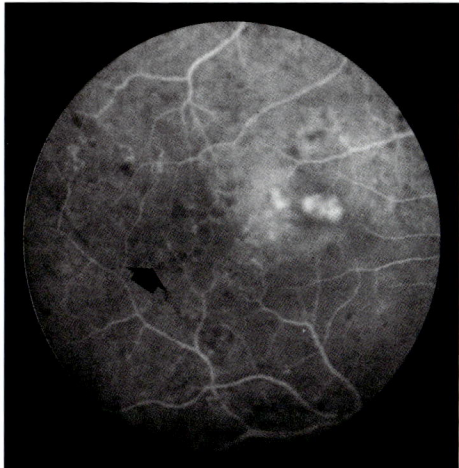

Fig. 6-4. Hemorragias circulares (seta) profundas, em caso de retinopatia diabética.

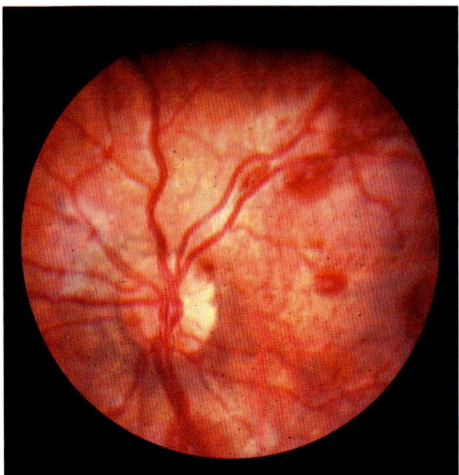

Fig. 6-5. Hemorragias retinianas com centro esbranquiçado em uma criança de oito meses, acometida de meningite.

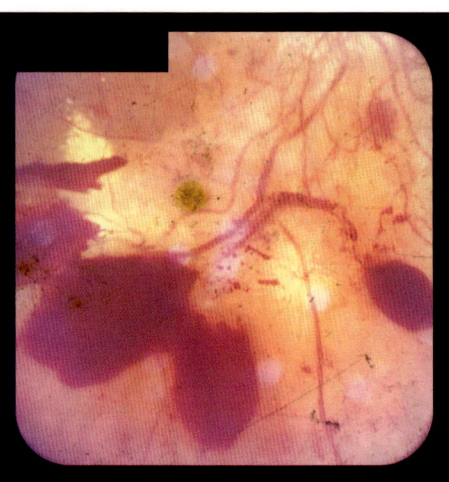

Fig. 6-6. Hemorragias retinianas e pré-retinianas em caso de retinopatia diabética.

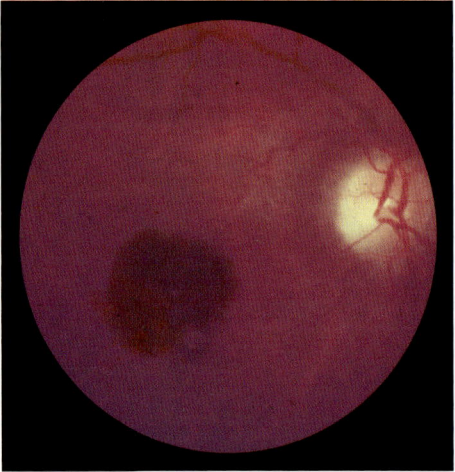

Fig. 6-7. Hemorragia macular em uma paciente branca, com 54 anos de idade, acometida de crise hipertensiva arterial.

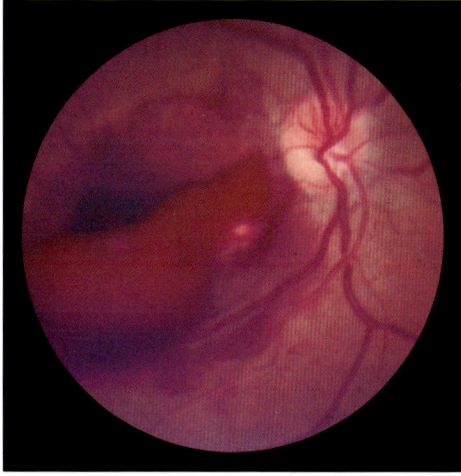

Fig. 6-8. Hemorragias retiniana e pré-retiniana em caso de traumatismo ocular direto.

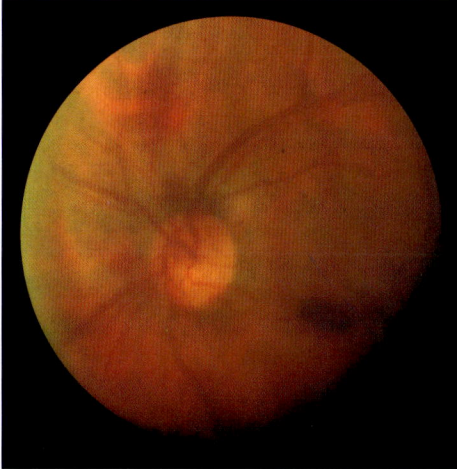

Fig. 6-9. Hemorragias retinianas em caso de hipotonia prolongada após cirurgia filtrante antiglaucomatosa.

MANCHAS BRANCAS DURAS

As manchas brancas duras, exsudatos duros ou exsudatos céreos são lesões retinianas amareladas ou esbranquiçadas punctiformes ou massas conglomeradas situadas por detrás dos vasos retinianos profundos na retina. Na região macular, podem tomar a distribuição da chamada estrela macular, devido ao arranjo das fibras da camada de Henle.

Em geral, as manchas duras são depósitos na camada plexiforme externa da retina, deslocando ou destruindo as fibras nervosas dessa camada. O seu conteúdo é formado de cordões de fibrina, gorduras neutras e ácidos graxos; macrófagos podem ser encontrados dentro das lesões.

Os exsudatos duros parecem resultar do acúmulo de produtos degenerativos das células neurais. Regridem com muita lentidão, ao contrário dos exsudatos moles (Figs. 7-1 a 7-5).

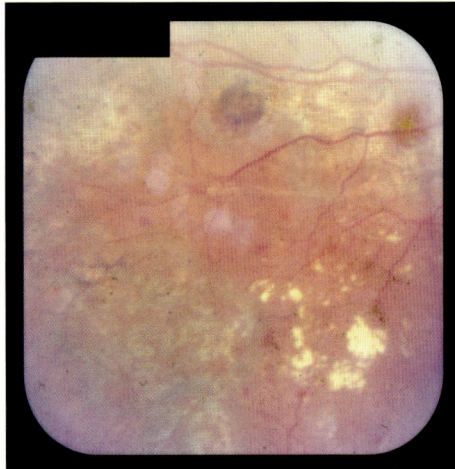

Fig. 7-1. Manchas brancas duras em caso de retinopatia diabética.

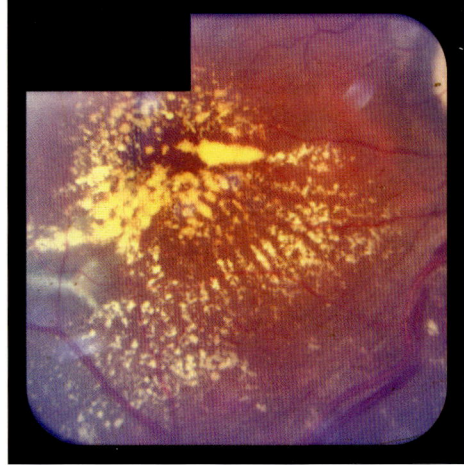

Fig. 7-2. Manchas brancas duras em caso de retinopatia hipertensiva.

MANCHAS BRANCAS DURAS

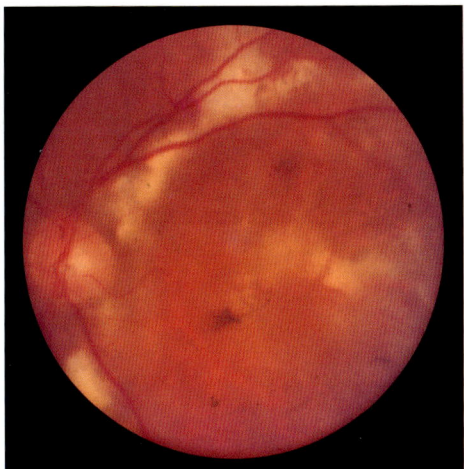

Fig. 7-3. Manchas brancas duras em caso de retinopatia circinada.

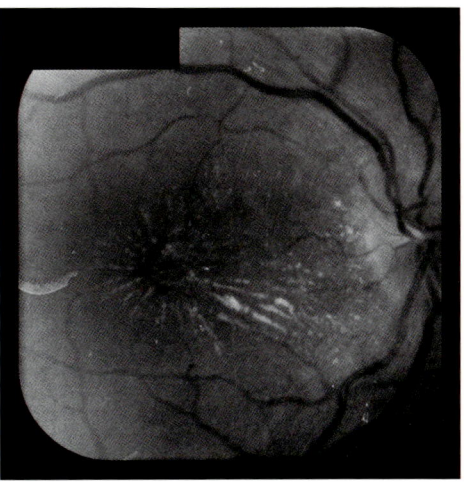

Fig. 7-4. Manchas brancas duras formando a "estrela macular", em caso de retinopatia hipertensiva secundária à poliarterite nodosa. Observar o edema do disco óptico.

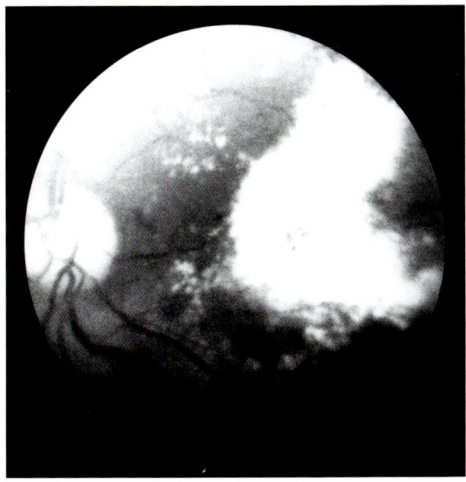

Fig. 7-5. Aglomerado de manchas brancas duras em caso de retinopatia circinada, em um paciente branco, com 71 anos.

Condições em que aparecem as manchas duras:
1. Diabetes melito.
2. Hipertensão arterial.
3. Doença de Coats.
4. Retinopatia circinada.
5. Oclusões vasculares da retina.
6. Vasculites retinianas.
7. Condições edematosas da retina.

CAPÍTULO 8
MANCHAS BRANCAS ALGODOADAS

As manchas brancas algodoadas são também conhecidas como exsudatos moles (denominação imprópria, pois não se trata de um exsudato), lesões extravasculares da retina, associadas à doença arteriolar.

Aparecem como uma área de degeneração na retina, esbranquiçada ou branco-amarelada, podendo ocorrer como lesões únicas ou múltiplas, situadas geralmente próximo ao disco óptico. O aspecto lembra um chumaço de algodão, com margens indistintas. Formam-se na camada de fibras nervosas da retina, muitas vezes ocultando os vasos da retina. Quando se atinge a região macular, a visão é seriamente afetada.

Histologicamente, as manchas algodoadas resultam de microinfartes na camada de fibras nervosas, compostas de cachos de estruturas ovoides, chamadas corpos citoides, contendo uma área escura central ou excêntrica, chamada pseudonúcleo.

A angiografia fluoresceínica demonstra uma área de oclusão capilar ou arteriolar na área de infarte ou próximo dela, com subsequente isquemia retiniana, determinando a degeneração das fibras nervosas (Figs. 8-1 a 8-3).

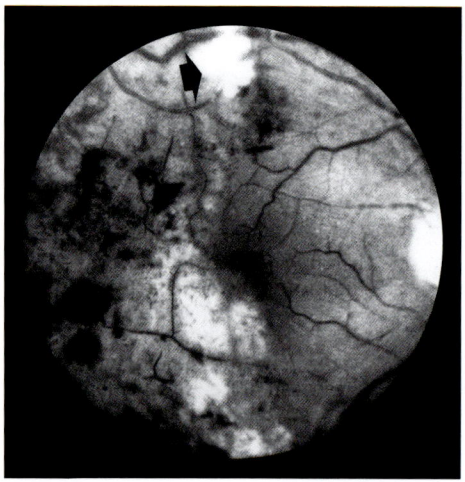

Fig. 8-1. Mancha branca algodoada (seta) em um caso de oclusão venosa da retina.

MANCHAS BRANCAS ALGODOADAS

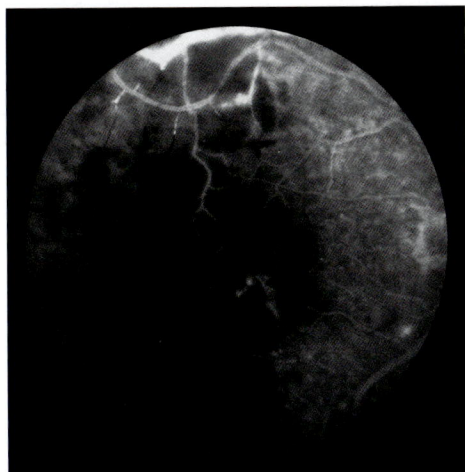

Fig. 8-2. A angiografia da retina mostra oclusões capilares na área da mancha branca algodoada e nas proximidades.

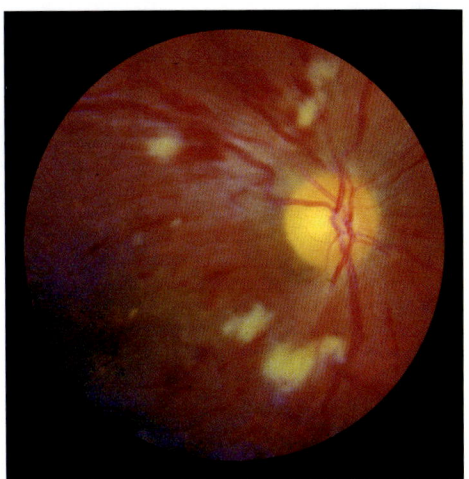

Fig. 8-3. Manchas brancas algodoadas múltiplas em caso de hipertensão maligna arterial.

Condições em que podem aparecer as manchas brancas algodoadas:

1. Hipertensão arterial.
2. Diabetes melito.
3. Colagenoses.
4. Mieloma múltiplo.
5. Macroglobulinemia.
6. Doença das células falciformes.
7. Oclusões vasculares da retina.
8. Leucemias.
9. Oclusão da artéria carótida interna.
10. Artrite temporal.

MICROANEURISMAS RETINIANOS

Os microaneurismas aparecem como pequenos pontos redondos vermelhos na retina, isolados ou aglomerados, aparecendo, às vezes, acoplados a um ramo vascular. Situam-se, com mais frequência, na região macular ou proximidades. Com o uso da angiografia fluoresceínica, os microaneurismas tornam-se facilmente visíveis e distintos das micro-hemorragias retinianas, pois os primeiros fluorescem enquanto as últimas aparecem como pontos escuros. Nem todos os microaneurismas mostram vazamento da fluoresceína.

Os microaneurismas podem, com o tempo, desaparecer ou ser substituídos por pontos esbranquiçados, resultado da oclusão e hialinização do microaneurisma.

O mecanismo de formação do microaneurisma parece estar relacionado a condições retinianas que resultam em hipóxia, com subsequente perda de células endoteliais e células murais dos capilares, com posterior dilatação saculiforme dos mesmos (Fig. 9-1).

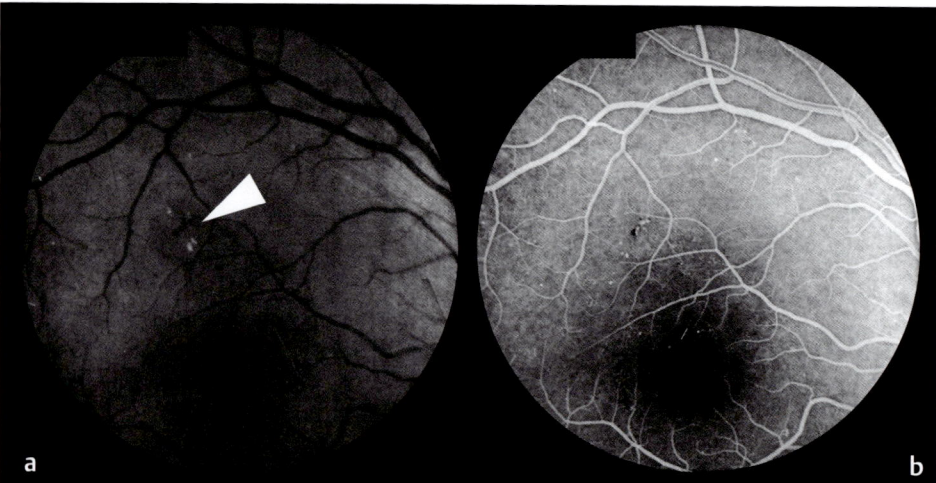

Fig. 9-1. (a) Olho direito de um paciente branco, com 36 anos, diabético há 10 anos. A ponta de seta mostra as lesões visíveis à oftalmoscopia (microaneurismas, micro-hemorragia e microexsudatos duros). **(b)** À angiografia fluoresceínica (fase arteriovenosa precoce) aparecem microaneurismas fluorescentes, na região macular, invisíveis à oftalmoscopia; as micro-hemorragias são os pontos escuros; observar áreas de oclusão capilar perifoveal.

Condições em que aparecem microaneurismas:

1. Diabetes melito.
2. Hipertensão arterial.
3. Oclusões vasculares retinianas.
4. Vasculites retinianas.
5. Anemia perniciosa.
6. Melanoma maligno da coroide.
7. Retinoblastoma.
8. Macroglobulinemia.
9. Doença das células falciformes.
10. Doença sem pulso (Takayasu).
11. Angiomatose da retina.

CAPÍTULO 10
OCLUSÃO VENOSA DA RETINA

A oclusão venosa da retina é um acidente vascular, usualmente unilateral (podendo acometer o outro olho após um intervalo), que incide, na grande maioria dos casos, em indivíduos com arteriosclerose.

Os agentes etiológicos são os mais variados:

1. Arteriosclerose.
2. Hipertensão arterial.
3. Compressão venosa por afecções expansivas do nervo óptico e do conteúdo orbitário.
4. Estagnação circulatória (cardiopatias congestivas, enfizema pulmonar, embaraço circulatório capilar [retinopatia diabética], aumento da viscosidade sanguínea [disproteinemias]).
5. Alterações venosas primárias (traumáticas, inflamatórias).
6. Hipertensão ocular (glaucoma crônico simples).

OCLUSÃO VENOSA CENTRAL DA RETINA
O exame oftalmoscópico da oclusão da veia central da retina mostra hemorragias superficiais (em "chama de vela") e profundas, espalhadas por toda a retina, ingurgitamento venoso, tortuosidade e, muitas vezes, encurvamento das veias. Usualmente, o disco óptico encontra-se edemaciado, assim como a retina; as hemorragias causam o infarte hemorrágico da retina e podem alcançar o espaço virtual pré-retiniano e até o vítreo; manchas brancas algodoadas podem estar presentes.

Edema macular, neovascularização e hipertensão ocular podem resultar como sequelas.

O sintoma acusado pelo paciente é a baixa visual súbita (não tão dramática como na oclusão da artéria central) e indolor.

OCLUSÃO VENOSA DE RAMO

Neste caso, o sítio da obstrução é no cruzamento arteriovenoso, e os sinais oftalmoscópicos são semelhantes ao da oclusão central, limitados ao setor do vaso acometido.

A circulação colateral se faz através dos capilares venosos e vasos de neoformação.

Quando se compromete a região macular, a acuidade visual também se compromete (Figs. 10-1 a 10-11).

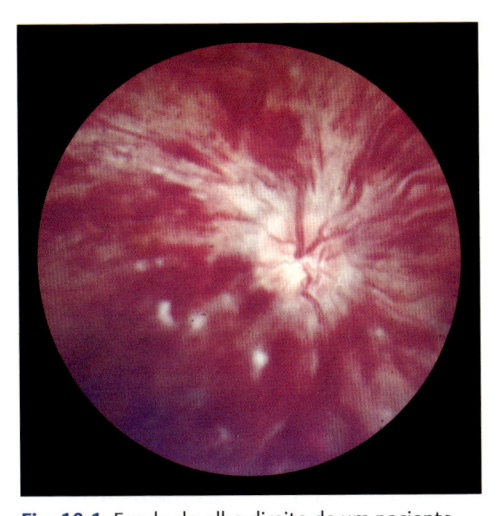

Fig. 10-1. Fundo do olho direito de um paciente pardo, com 63 anos, portador de cardiopatia arteriosclerótica hipertensiva, queixando-se de baixa visual súbita e indolor há dois dias. A tensão arterial media 200/100 e a acuidade visual, 20/100. O quadro é de uma trombose venosa central, com hemorragias espalhadas pela retina, exsudatos algodoados, edema de retina, congestão, tortuosidade venosa e disco óptico com as margens um pouco indistintas. (Caso do Dr. Gerson de Paiva Ferreira.)

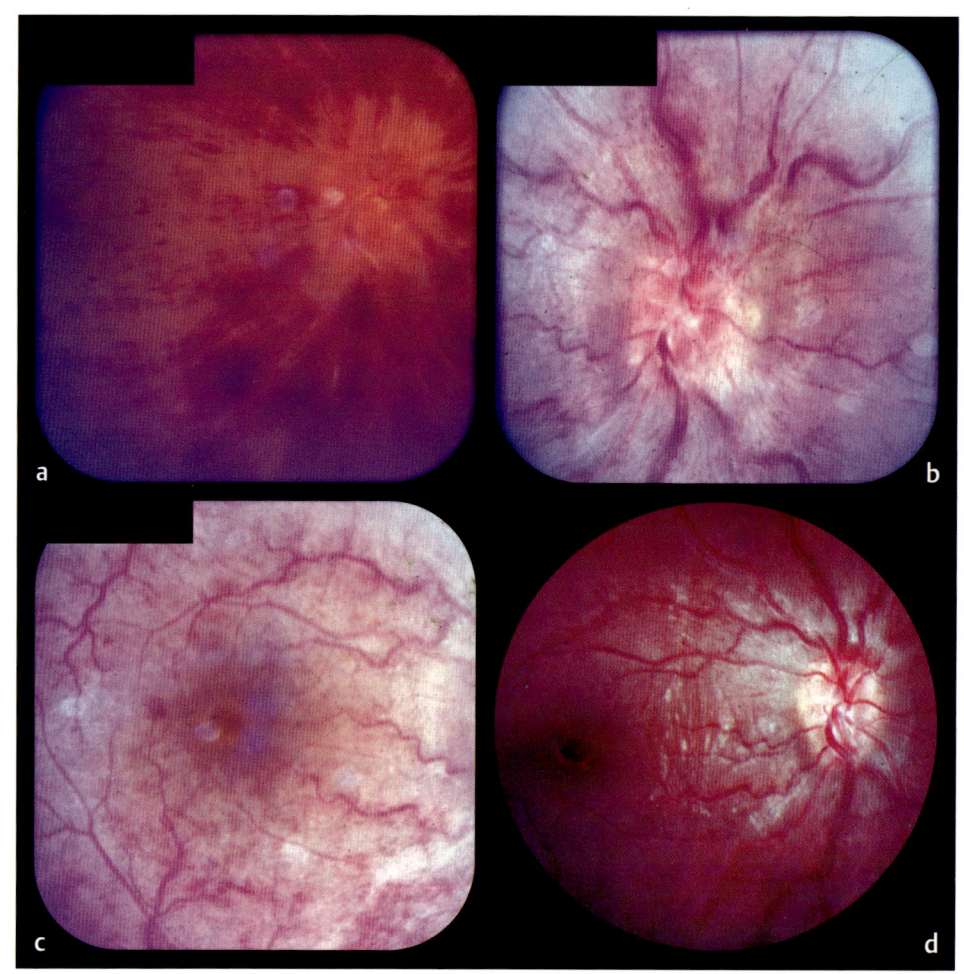

Fig. 10-2. Paciente branca, com 31 anos, com baixa visual súbita do olho direito. Toma anorexígenos há 1 ano. Acuidade visual de 20/60. (**a**) Trombose venosa central, com hemorragias espalhadas por toda a retina. Feito tratamento com anticoagulantes. (**b**) Aspecto do *fundus*: cinco meses após. O disco óptico mostra-se ainda edemaciado, com as veias retinianas túrgicas. Pequenas hemorragias ainda presentes. (**c**) Região macular: pequenas hemorragias e edema presentes. Acuidade visual ainda de 20/60. (**d**) Fundo de olho 17 meses após o acidente vascular. Turgescência venosa ainda presente. Mácula com alterações degenerativas. Acuidade visual de 20/30.

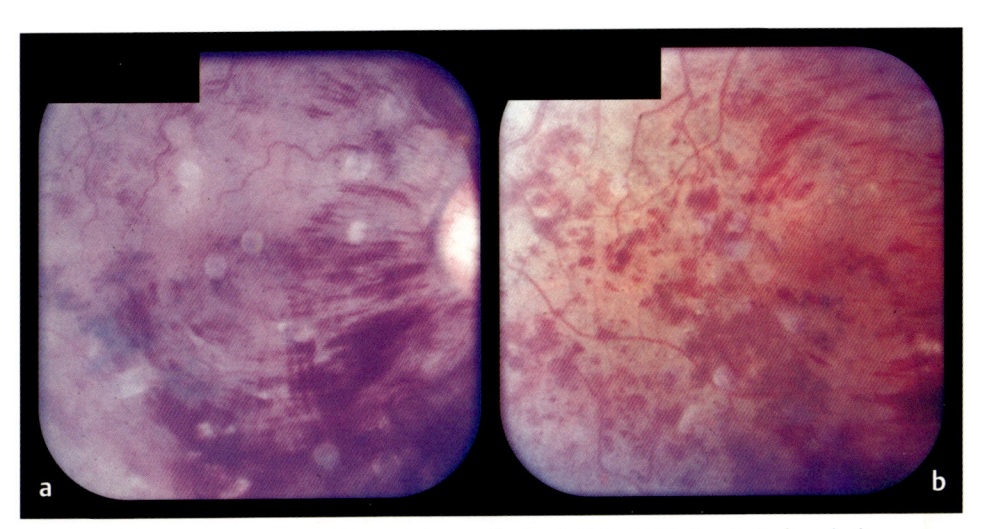

Fig. 10-3. (**a**) Paciente negra, com 37 anos, com perda visual súbita há 15 dias. Portadora da doença de Raynaud. Aspecto do olho direito acometido. Trombose da veia central da retina. Acuidade visual: conta dedos a 50 cm. Fez tratamento com anticoagulantes e vasodilatadores. (**b**) Três meses depois. Reabsorção parcial das hemorragias e do edema de retina. Acuidade visual de 20/300.

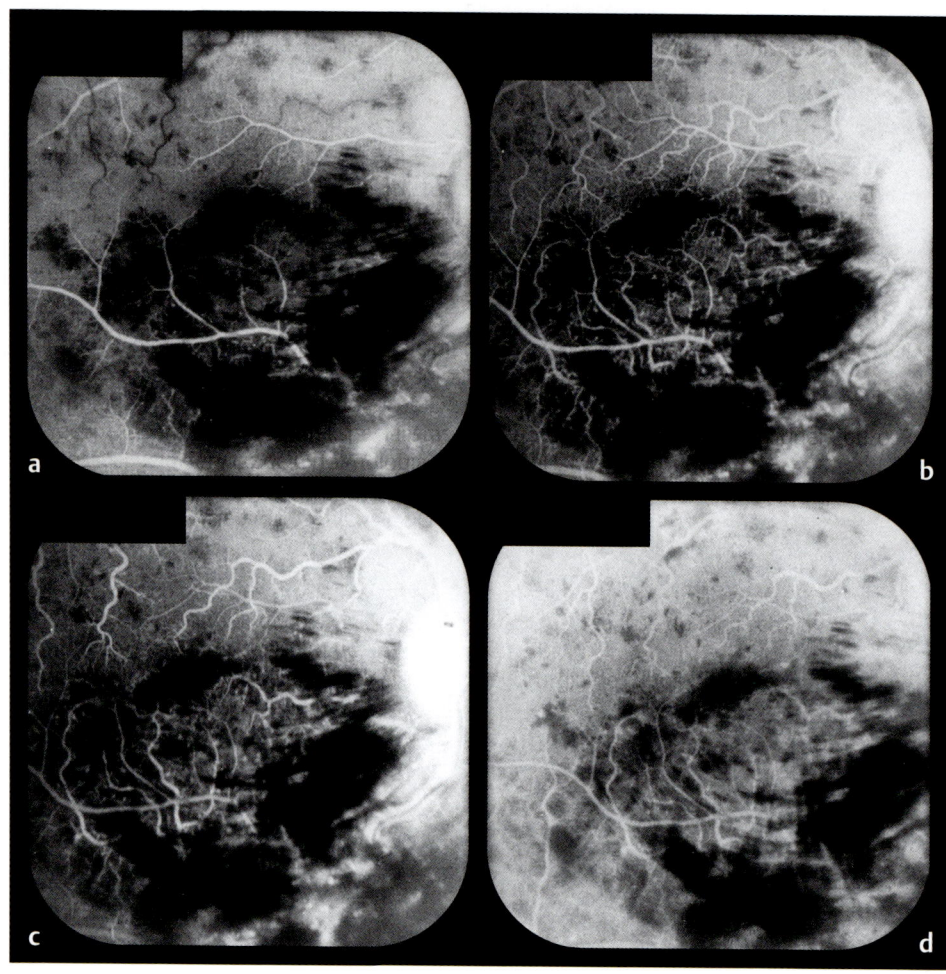

Fig. 10-4. Angiografia fluoresceínica da paciente do caso anterior (Fig. 10-3). (**a**) Fase arterial: as hemorragias retinianas aparecem em negro. Observar a perda capilar, principalmente na região macular. (**b-d**) Fase arteriovenosa: capilares dilatados, tortuosos e microaneurismas. *(Continua.)*

OCLUSÃO VENOSA DA RETINA

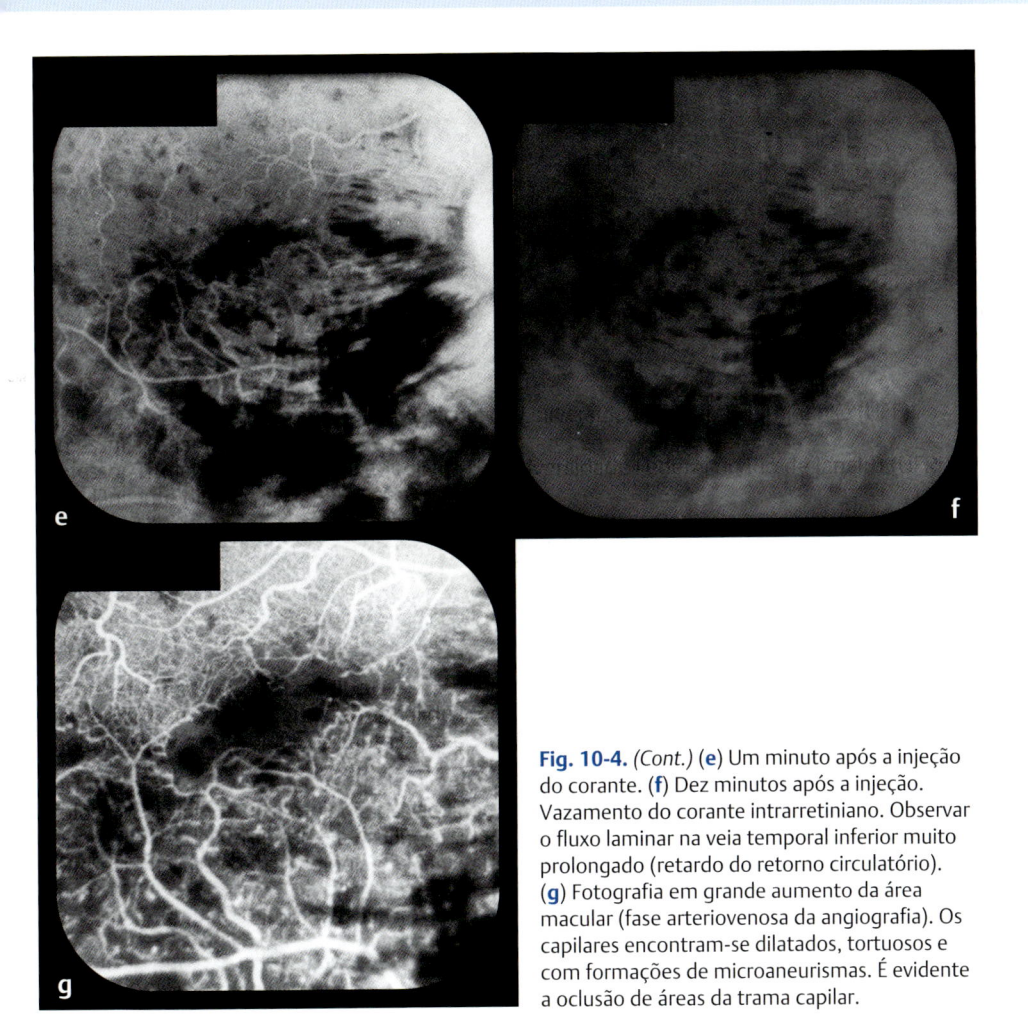

Fig. 10-4. *(Cont.)* (**e**) Um minuto após a injeção do corante. (**f**) Dez minutos após a injeção. Vazamento do corante intrarretiniano. Observar o fluxo laminar na veia temporal inferior muito prolongado (retardo do retorno circulatório). (**g**) Fotografia em grande aumento da área macular (fase arteriovenosa da angiografia). Os capilares encontram-se dilatados, tortuosos e com formações de microaneurismas. É evidente a oclusão de áreas da trama capilar.

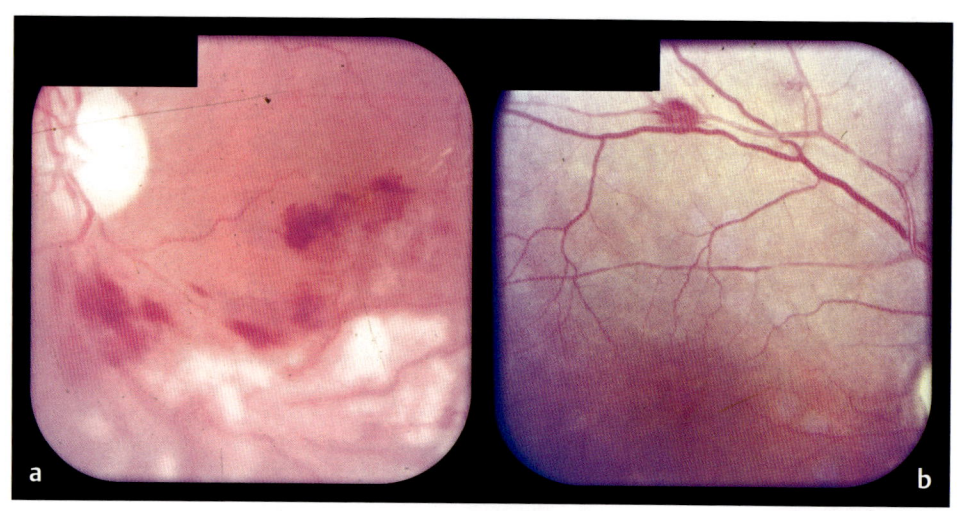

Fig. 10-5. Paciente branca, com 49 anos, queixando-se de baixa visual súbita no olho esquerdo há 15 dias. Tem hipertensão arterial essencial. Acuidade visual de contar dedos a 50 cm. Trombose venosa de ramo temporal inferior, próximo ao disco óptico. Hemorragias, edema de retina e exsudatos algodonosos acompanham a distribuição do vaso. (**a**) Área macular atingida pelas hemorragias. (**b**) Olho direito: em um cruzamento arteriovenoso temporal superior, presença de uma hemorragia superficial nas imediações (sinal pré-trombótico de Bonnet).

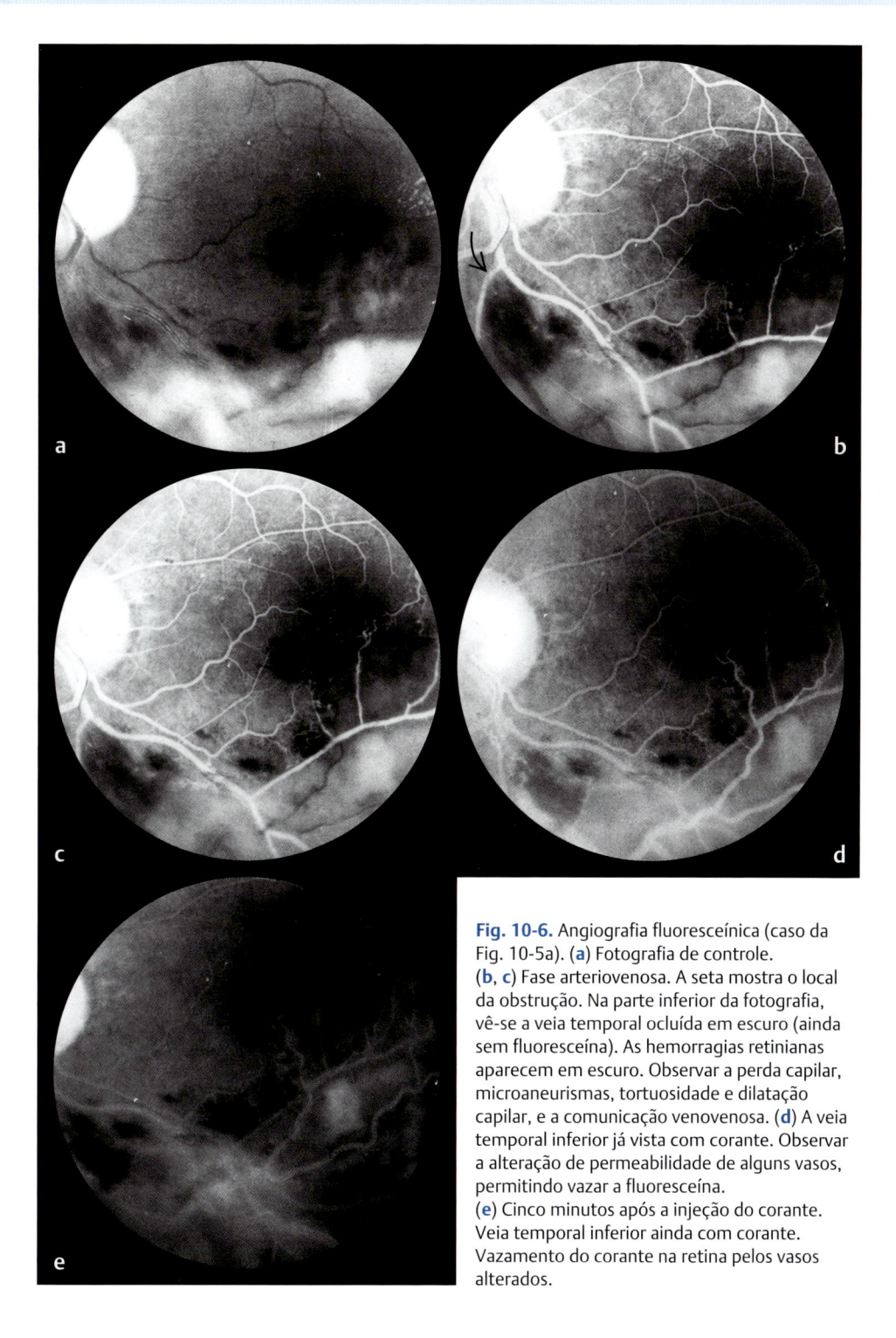

Fig. 10-6. Angiografia fluoresceínica (caso da Fig. 10-5a). (**a**) Fotografia de controle. (**b**, **c**) Fase arteriovenosa. A seta mostra o local da obstrução. Na parte inferior da fotografia, vê-se a veia temporal ocluída em escuro (ainda sem fluoresceína). As hemorragias retinianas aparecem em escuro. Observar a perda capilar, microaneurismas, tortuosidade e dilatação capilar, e a comunicação venovenosa. (**d**) A veia temporal inferior já vista com corante. Observar a alteração de permeabilidade de alguns vasos, permitindo vazar a fluoresceína.
(**e**) Cinco minutos após a injeção do corante. Veia temporal inferior ainda com corante. Vazamento do corante na retina pelos vasos alterados.

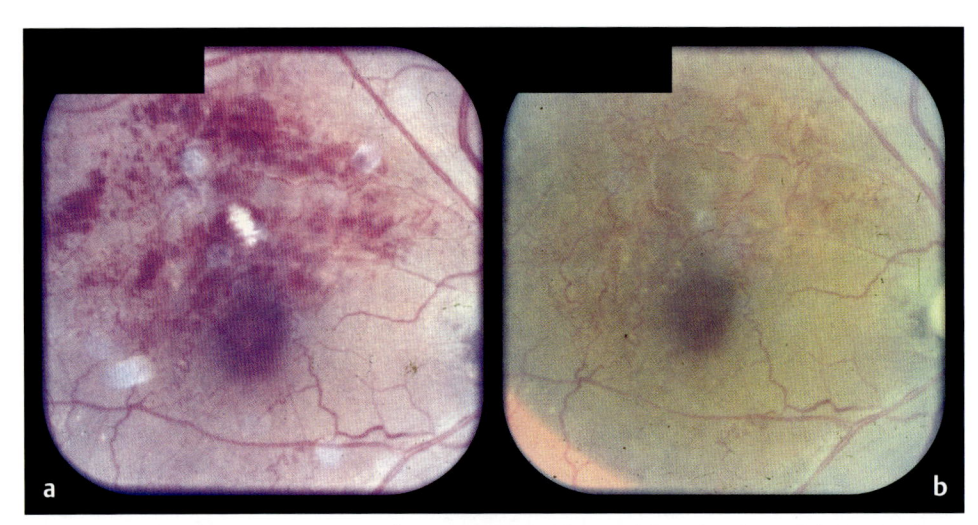

Fig. 10-7. Paciente branca, 59 anos, com hipertensão arterial essencial, queixando-se de baixa visual no olho direito, há quatro meses. Acuidade visual de 20/300. (**a**) Fundo de olho mostrando as hemorragias retinianas, a dilatação dos capilares tortuosos e as intercomunicações venosas dos ramos temporais. Oclusão de ramo da veia temporal superior. Superior à mácula, uma mancha hipocrômica. Caso antigo de obstrução de ramo. (**b**) Seis meses após. Reabsorção das hemorragias. Acuidade visual de 20/100.

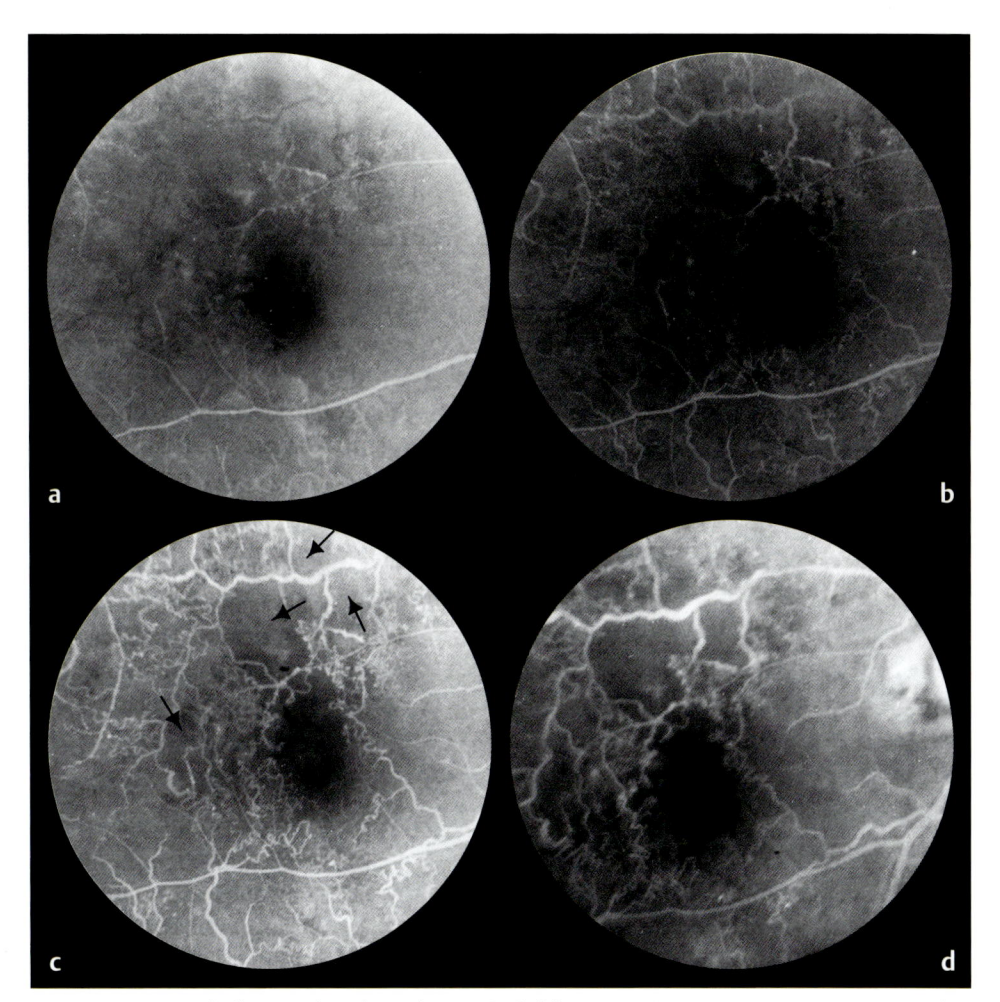

Fig. 10-8. Angiografia fluoresceínica (caso da Fig. 10-7). (**a**) Fase arteriovenosa precoce. Veia temporal superior vazia de corante. (**b-d**) Fase arteriovenosa: observar a perda capilar (setas) e a circulação anastomótica, com capilares tortuosos, dilatados e com microaneurismas. (**d**) Observa-se a retenção do corante na veia temporal, devido ao retorno alterado.

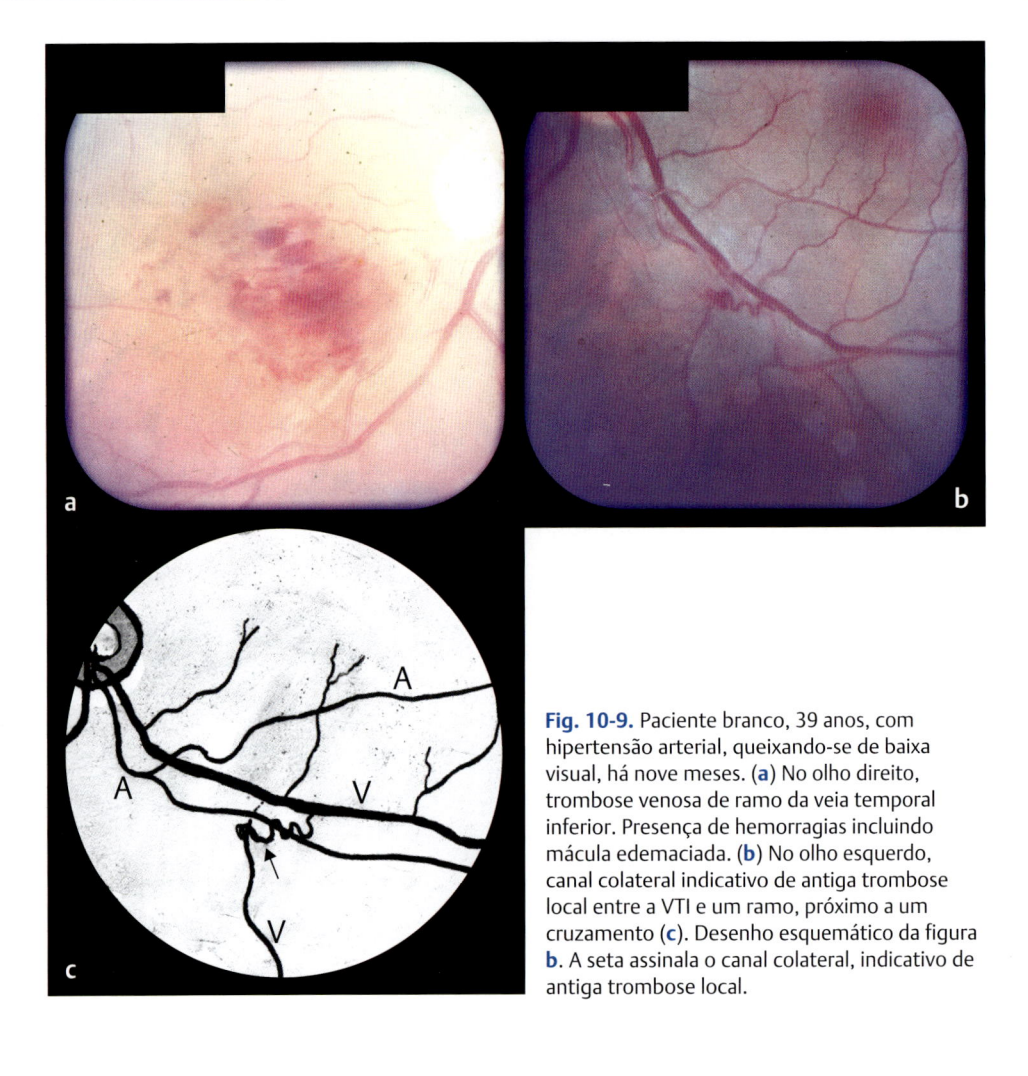

Fig. 10-9. Paciente branco, 39 anos, com hipertensão arterial, queixando-se de baixa visual, há nove meses. (**a**) No olho direito, trombose venosa de ramo da veia temporal inferior. Presença de hemorragias incluindo mácula edemaciada. (**b**) No olho esquerdo, canal colateral indicativo de antiga trombose local entre a VTI e um ramo, próximo a um cruzamento (**c**). Desenho esquemático da figura **b**. A seta assinala o canal colateral, indicativo de antiga trombose local.

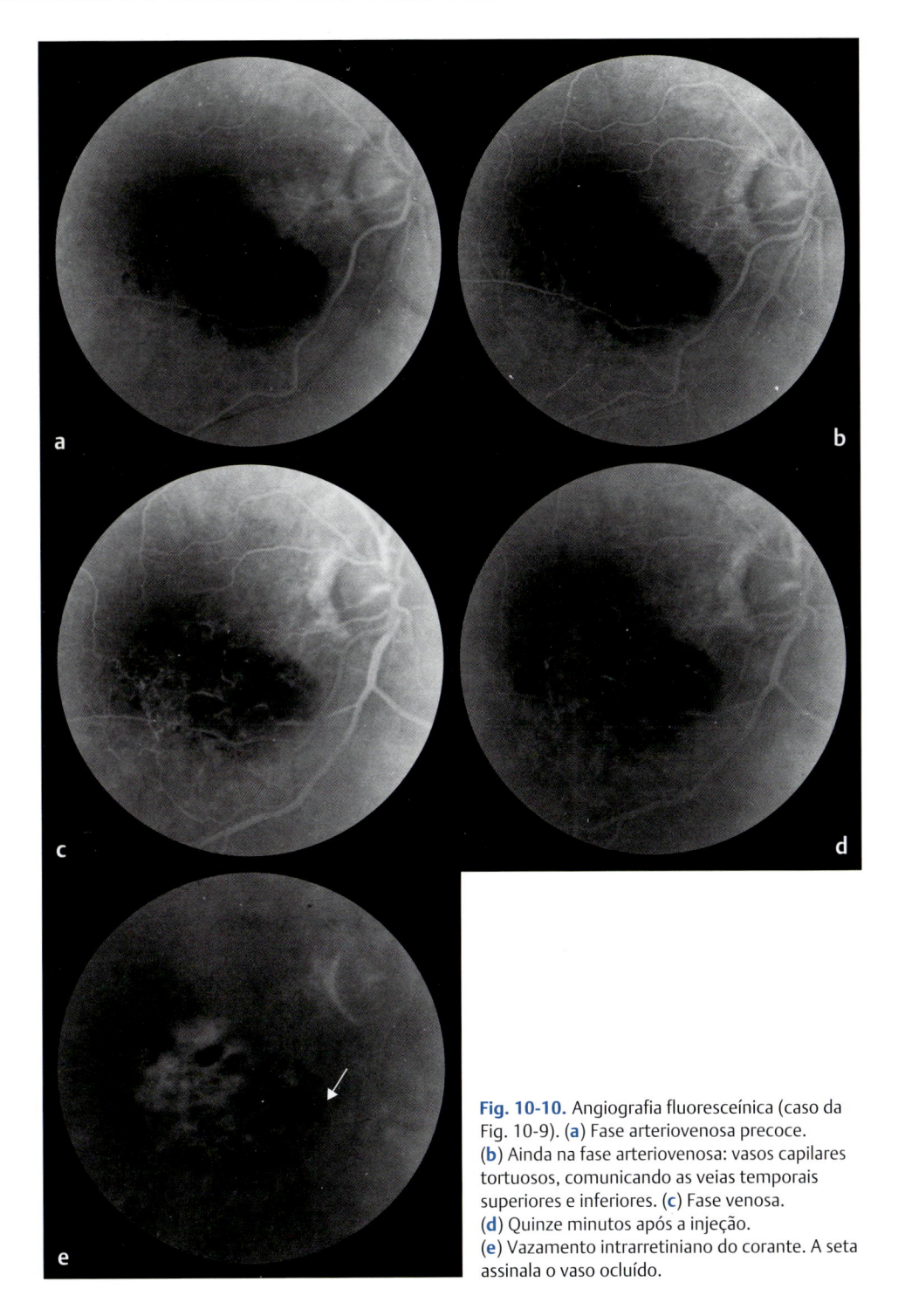

Fig. 10-10. Angiografia fluoresceínica (caso da Fig. 10-9). (**a**) Fase arteriovenosa precoce.
(**b**) Ainda na fase arteriovenosa: vasos capilares tortuosos, comunicando as veias temporais superiores e inferiores. (**c**) Fase venosa.
(**d**) Quinze minutos após a injeção.
(**e**) Vazamento intrarretiniano do corante. A seta assinala o vaso ocluído.

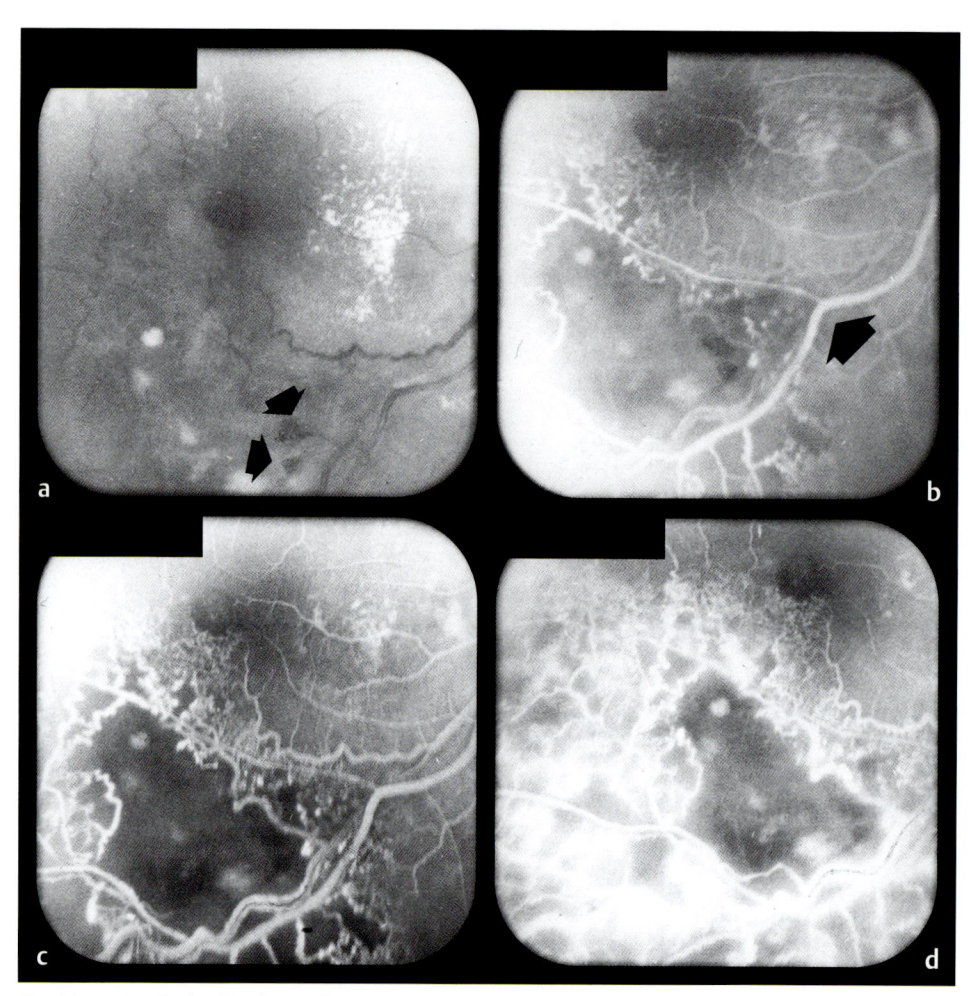

Fig. 10-11. Fundo do olho direito de uma paciente parda, com 49 anos. (**a**) Quadro de trombose venosa de ramo (veia temporal inferior) antiga. As setas mostram hemorragias retinianas; presentes exsudatos duros circinados. Acuidade visual de 20/80. Observar os capilares congestos e tortuosos. Imagem do *fundus*. (**b-f**) Angiografia fluorescente. (**b, c**) Vê-se a fase arteriovenosa; o local da obstrução é assinalado pela seta; capilares dilatados, tortuosos, com microaneurismas presentes; extensa área com oclusão capilar (perda capilar). (**d**) Um minuto após a injeção do corante. *(Continua.)*

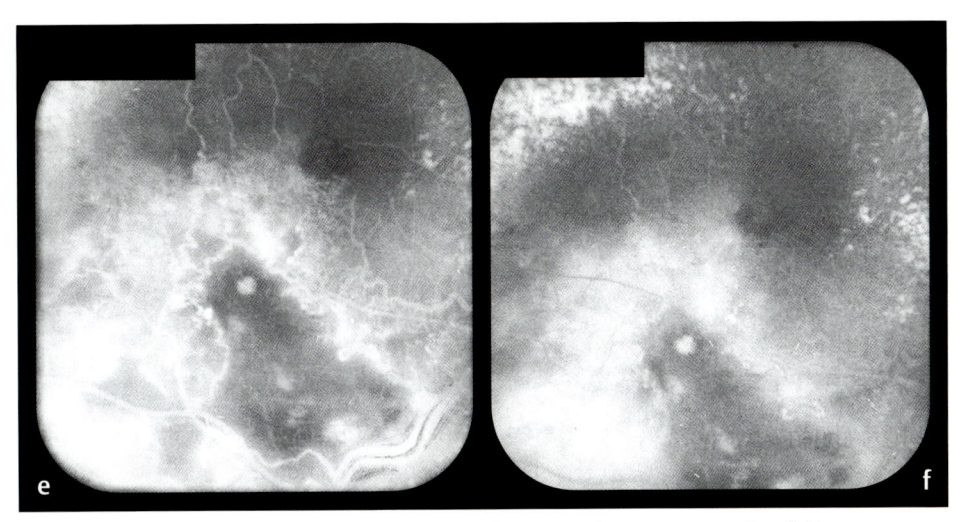

Fig. 10-11. *(Cont.)* (**e**) 3 minutos após a injeção; fluxo laminar ainda presente na veia ocluída.
(**f**) 15 minutos após a injeção da fluoresceína; intenso vazamento intrarretiniano do corante pelos vasos alterados.

CAPÍTULO 11
OCLUSÃO ARTERIAL DA RETINA

A oclusão arterial da retina determina isquemia de suas camadas internas, cuja severidade relaciona-se com o grau e a duração do fenômeno oclusivo, podendo atingir o tronco da artéria central da retina ou seus ramos.

Na oclusão da artéria central, a visão altera-se abruptamente, reduzida à percepção de vultos, percepção luminosa ou mesmo amaurose total com arreflexia pupilar.

Quando a oclusão atinge um ramo da artéria central ou mesmo uma subdivisão, haverá um defeito no campo visual correspondente à área privada do suprimento sanguíneo.

Se houver uma artéria ciliorretiniana, a zona de retina suprida por este vaso não se altera, preservando sua coloração e funções normais.

OCLUSÃO DA ARTÉRIA CENTRAL DA RETINA

O exame oftalmoscópico mostra, em casos recentes, um quadro isquêmico: o disco óptico pálido com suas margens indistintas, as artérias estreitadas e os pequenos ramos, às vezes, de trajetos dificilmente delineáveis. A pulsação arterial está ausente mesmo com a compressão do globo ocular, a menos que a oclusão não seja total.

As veias estão mais estreitas que o normal e contêm alguma quantidade de sangue incapaz de deixar o olho. Quando se comprime o globo ocular, a coluna sanguínea encontra-se fragmentada, com movimento de vaivém.

A retina perde sua transparência devido ao edema intra e extracelular, especialmente das camadas mais internas, tomando uma coloração branco-leitosa, comumente numa extensão circular que abarca mácula e papila.

Na região macular, onde as camadas internas se interrompem, fica patente o reflexo avermelhado da coroide que, em contraste com a retina vizinha opacificada, toma o aspecto conhecido como "mancha vermelho-cereja".

Raramente se observam hemorragias retinianas.

Se o processo isquêmico é duradouro, após alguns dias, a retina retoma sua transparência normal, embora com suas camadas internas degeneradas; em alguns meses, os vasos retinianos mostram-se embainhados por degeneração de suas paredes e o disco óptico atrofia-se.

O sítio da obstrução da artéria central da retina é comumente por trás ou ao nível da lâmina crivosa.

OCLUSÃO DE RAMO DA ARTÉRIA CENTRAL DA RETINA
Neste caso, a opacidade isquêmica restringe-se à área nutrida pela artéria ocluída.

A oclusão arterial pode ser causada por embolismo, trombose e endarterite obliterativa ou angiospasmo, fatores que podem atuar isolados ou combinados.

Pode-se carregar um êmbolo pela circulação a partir de placas ateromatosas da artéria carótida ou da aorta, de lesões valvulares cardíacas (endocardites), de uma trombose mural (infarto do miocárdio).

Menos frequentes são os êmbolos gasosos (síndrome da descompressão), êmbolos gordurosos (fraturas, esmagamentos), êmbolos por discrasias sanguíneas (policitemia, trombocitemia, disproteinemias etc.), êmbolos iatrogênicos (cateterismo cardíaco, angiografia carotidiana etc.).

A trombose resulta de uma diminuição progressiva do lúmen arterial devido a um processo de endarterite obliterativa.

A arteriosclerose é a causa mais comum de trombose; não muito raras são a panarterite das células gigantes (doença de Horton), a tromboangeíte obliterante (doença de Büerger), a arterite infecciosa etc.

Quando prolongados, os espasmos arteriais podem causar dano irreversível à retina. Podem associar-se a distúrbios vasomotores, à doença de Raynaud, às crises agudas de hipertensão arterial, a traumatismos etc. (Fig. 11-1).

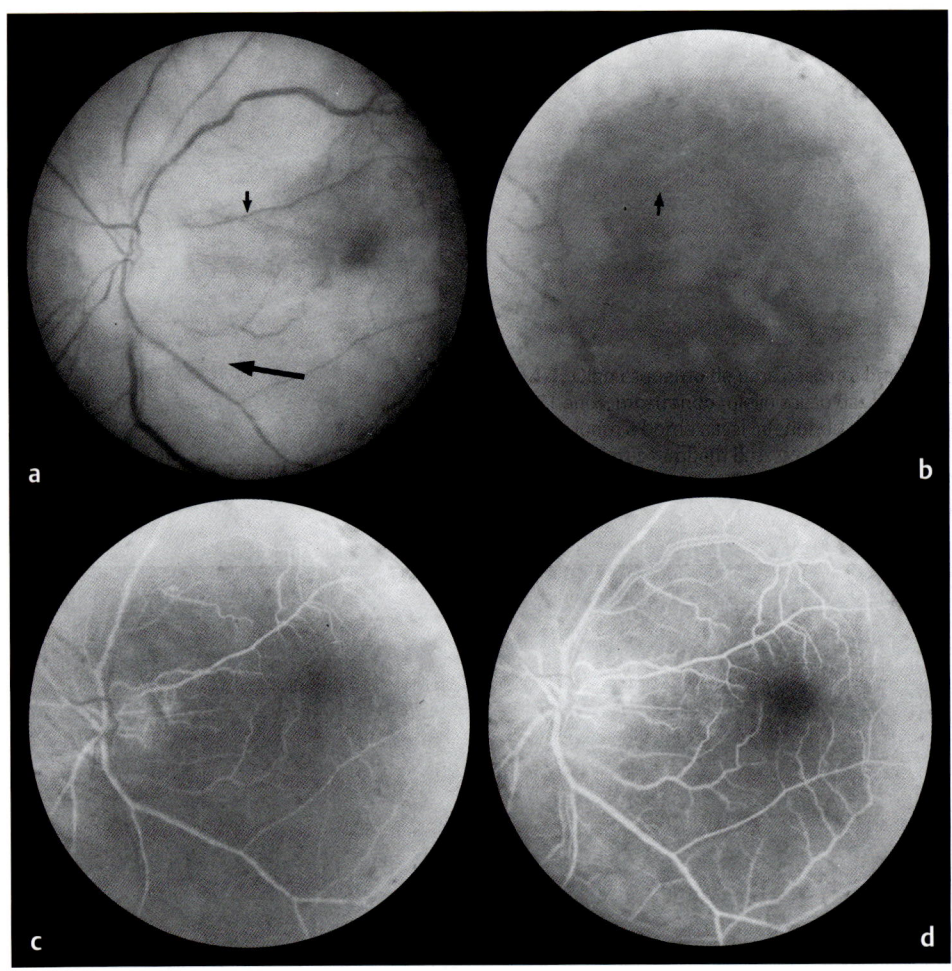

Fig. 11-1. Retinografia simples do olho esquerdo de um paciente branco, com 65 anos. Queixa de baixa visual súbita há uma semana. Acuidade visual de 20/400. É hipertenso não controlado e teve infarto do miocárdio há seis meses. (**a**) A seta maior mostra o edema de retina extenso, com exceção da área do feixe papilomacular, irrigada por uma artéria ciliorretiniana patente (seta menor). (**b**) Dez segundos após injeção intravenosa de fluoresceína. Início do enchimento da artéria ciliorretiniana (seta). (**c**) Quarenta e nove segundos após a injeção do corante, o enchimento atrasado da artéria central semi-ocluída. (**d**) Cinquenta e oito segundos após a injeção do corante. *(Continua.)*

OCLUSÃO ARTERIAL DA RETINA

Fig. 11-1. *(Cont.)* (**e**) Sessenta e quatro segundos após a injeção do corante. (**f-h**) Mostram a sequência da fase venosa da angiografia. (**i**) Final da angiografia, 10 minutos após a injeção do corante.

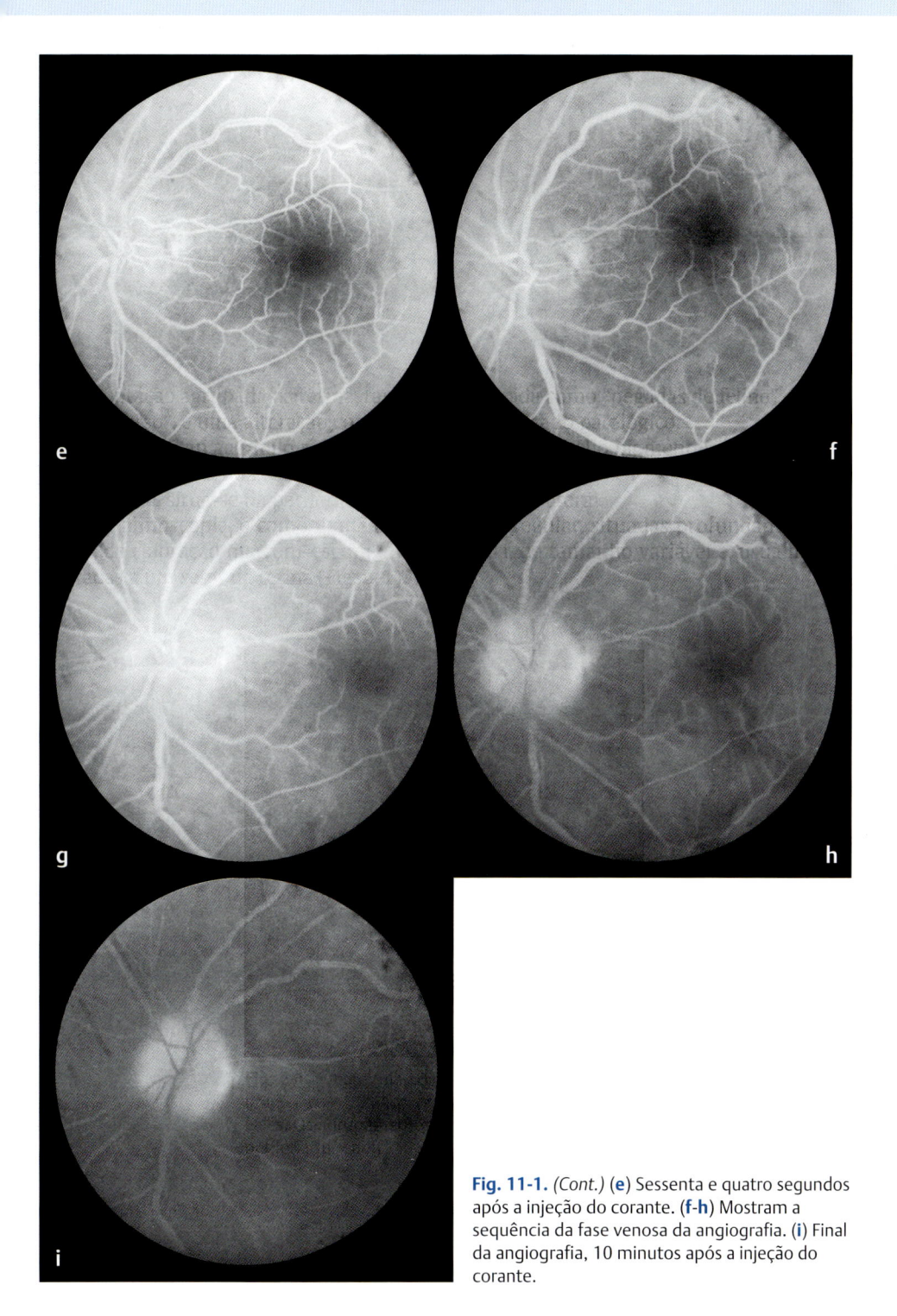

CAPÍTULO 12
SÍNDROME DE COATS

Divide-se a síndrome de Coats em dois grupos patológicos, de acordo com os achados fundoscópicos: a) a retinopatia exsudativa massiva e b) os aneurismas múltiplos de Leber.

Basicamente, a síndrome deve-se a alterações vasculares que acometem os vasos da retina, com um começo insidioso e um curso progressivo, podendo permanecer estacionário após atingir um determinado estágio em alguns casos. Atinge, com maior frequência, adolescentes do sexo masculino, aparentemente com boa saúde geral. Usualmente, nos estágios iniciais, a sintomatologia visual é escassa, mas, com a progressão do mal, a visão compromete-se seriamente, chegando mesmo à perda completa, na dependência da extensão e da localização do processo, e também das complicações que podem advir, como descolamento de retina, catarata e hipertensão ocular secundárias.

Em geral, o acometimento é unilateral.

RETINOPATIA EXSUDATIVA MASSIVA
À oftalmoscopia, observam-se exsudatos esbranquiçados ou amarelados, isolados ou confluentes, situados profundamente à retina, localizados preferencialmente próximos ao disco óptico ou à região macular. Comumente, a exsudação forma uma massa principal com manchas ou placas exsudativas satélites. Podem-se ver hemorragias espalhadas pela retina. Na periferia retiniana, é frequente o encontro de alterações na árvore vascular da retina, notadamente do lado arterial, como dilatações localizadas, tortuosidades e embainhamento. Turvação do humor vítreo pode estar presente. Com a progressão do processo, a exsudação estende-se a amplas áreas da retina.

ANEURISMAS MILIARES DE LEBER
Fundoscopicamente, observam-se dilatações aneurismáticas vasculares, de preferência arteriais, na fase inicial do processo. Os vasos encontram-se com uma tortuosidade exagerada em alguns setores da retina. Embainhamento vascular também é encontradiço. Os exsudatos pouco a pouco vão se formando, para que, no final, tomem o aspecto indistinguível do primeiro grupo patológico (Figs. 12-1 a 12-3).

SÍNDROME DE COATS

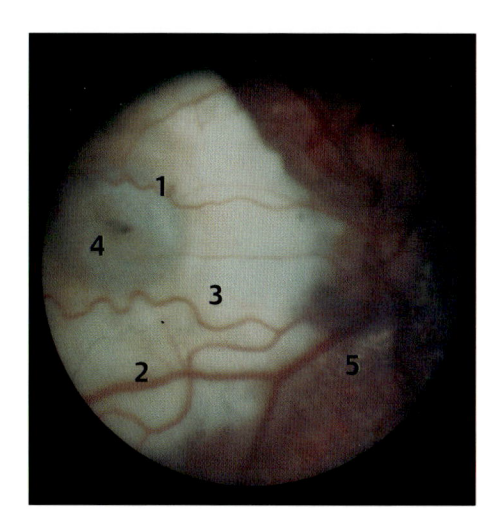

Fig. 12-1. Olho direito de uma criança do sexo masculino, com três anos. A mãe relata estrabismo (endotropia) e "clarão" branco na pupila. É um caso em que diagnóstico diferencial com retinoblastoma deve ser feito. Em (1), vemos a tortuosidade vascular. Em (2), alterações do calibre venoso. Em (3), a lesão exsudativa já substituída por tecido cicatricial (fibrose retiniana massiva). Em (4), vemos a proliferação pigmentar. Em (5), exsudatos "duros" na retina.

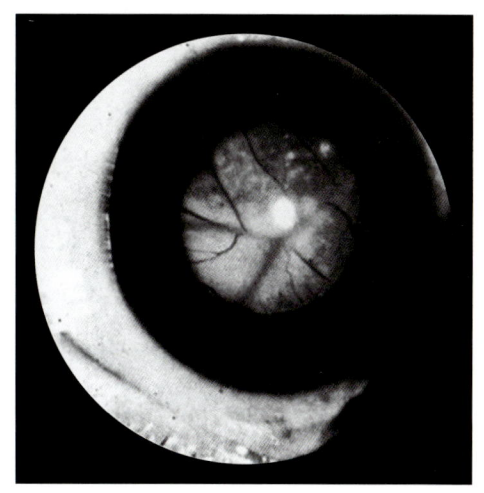

Fig. 12-2. Fotografia externa do olho direito de uma paciente branca, com 18 anos, queixando-se de mancha branca no olho, há três anos. Acuidade visual zero. Veem-se descolamento total da retina e exsudatos esbranquiçados.

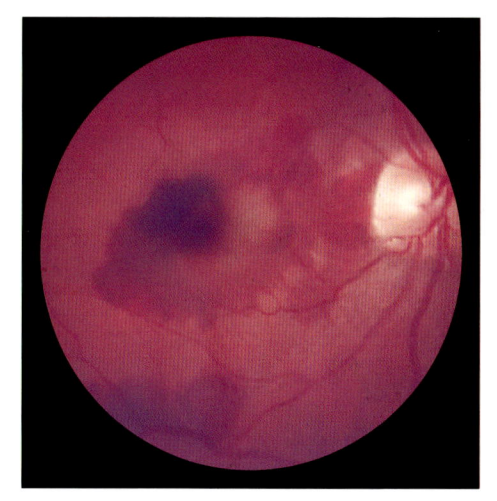

Fig. 12-3. Olho direito de um paciente branco, com 40 anos, mostrando a placa exsudativa macular. (Caso do Prof. Carlos Américo Paiva Gonçalves Filho.)

CAPÍTULO 13
FIBROPLASIA RETROCRISTALINIANA

Uma vez estabelecida, a fibroplasia retrocristaliniana, também conhecida como retinopatia do prematuro, é uma doença iatrogênica causada por uma oclusão vascular de uma retina imatura, devido a uma alta concentração de oxigênio nas incubadoras. Seguem-se uma neovascularização e fibrose, formando uma membrana retrocristaliniana e um descolamento de retina. O retorno do bebê ao ambiente atmosférico normal determina a anóxia relativa que provoca a neoformação vascular e a fibrose.

A doença atinge prematuros aparentemente normais, nascidos entre 26 e 31 semanas da gestação, com peso variando entre 800 e 1.500 gramas, colocados em um ambiente de alta concentração de oxigênio nas incubadoras.

A fase ativa da doença ocorre cinco a 10 semanas após a remoção do bebê da incubadora. Deve-se examinar o fundo de olho 4 a 5 semanas pós-parto. Os primeiros sinais fundoscópicos são o estreitamento vascular e a atenuação de suas ramificações na periferia da retina; seguem-se uma dilatação e tortuosidade vascular e uma fina neovascularização na periferia, acompanhada por uma turvação vítrea exsudativa.

Nas áreas de neovascularização, encontra-se edema retiniano, podendo surgir um descolamento de retina.

Na maior parte dos casos, o processo finda nesse estágio e inicia a fase de regressão, com desaparecimento dos vasos neoformados e um certo grau de cicatrização na periferia da retina. Mantém-se uma visão satisfatória, embora miopia seja uma sequela frequente.

Outros casos caminham para a fase cicatricial, que se estende do 3º ao 5º mês pós-natal. O tecido fibroso se organiza e contrai-se, podendo formar uma prega de retina que se estende do disco óptico à periferia, formando uma massa branca vascularizada por detrás do cristalino.

Podem ocorrer complicações, como neoformação vascular da íris, sinéquias periféricas e hipertensão ocular. No estágio final, a contração fibrosa pode levar a *phtisis bulbi*.

Alterações neurológicas e retardo mental podem acompanhar o quadro clínico.

Outras complicações, em casos mais favoráveis, são miopia, tortuosidade e retração dos vasos retinianos, usualmente em direção temporal.

Para todo recém-nascido prematuro colocado em incubadora, a concentração de oxigênio não deve ultrapassar 30%, quantidade satisfatória às necessidades vitais da criança (Figs. 13-1 e 13-2).

FIBROPLASIA RETROCRISTALINIANA 43

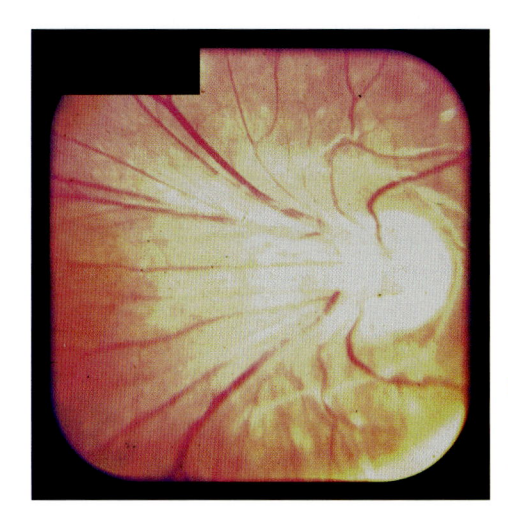

Fig. 13-1. Olho direito de uma paciente de 12 anos, nascida de parto prematuro, colocada em incubadora. Acuidade visual de 20/40 (miopia de es-1,50 d.e). Observar o tracionamento dos vasos em direção temporal.

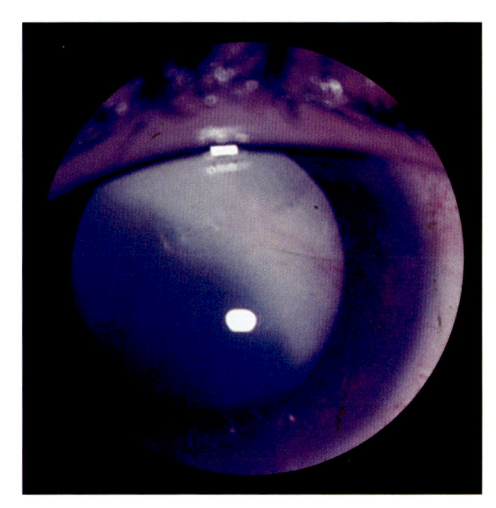

Fig. 13-2. Fibroplasia retrocristaliniana. Observar a massa fibrovascular esbranquiçada por trás do cristalino. Este é um caso de leucocoria, exigindo o diagnóstico diferencial de outras doenças causadoras deste fenômeno. (Caso do Prof. Carlos Américo Paiva Gonçalves Filho.)

CAPÍTULO 14

PERIVASCULITE RETINIANA

A perivasculite é um processo vascular inflamatório que, quando afeta as veias, é conhecido por periflebite; quando as artérias são comprometidas, chama-se periarterite. A primeira condição é mais frequente, embora, às vezes, ambas possam coexistir.

As perivasculites podem ser primárias (doença de Eales) ou secundárias a uveítes e doenças sistêmicas (doença de Behçet, tuberculose, sífilis, esclerose múltipla, colite ulcerativa, doença de Crohn, sarcoidose, doença de Eales).

Na doença de Eales, a inflamação dos vasos parece originar-se de uma resposta tecidual não específica a antígenos, principalmente de procedência bacteriana. Alguns pacientes apresentam tuberculose em atividade; outros não portam doença ativa, e atribui-se então a causa a um processo tuberculoalérgico.

A incidência maior da doença é em homens jovens, entre 20 e 30 anos.

Em geral, é uma afecção que envolve ambos os olhos.

O quadro oftalmoscópico mostra (usualmente na periferia retiniana) um ou mais focos exsudativos esbranquiçados, envolvendo o vaso, em forma de placas ou embainhando-o. Próximo ao vaso afetado podem existir hemorragias. O processo inflamatório pode determinar oclusão do vaso ou alterar a sua permeabilidade, causando exsudação e/ou hemorragia junto às suas paredes ou expande-se à retina ou mesmo ao vítreo. Estas hemorragias tendem ser recidivantes.

Outras vezes, os vasos afetados tornam-se fibróticos e tomam o aspecto de cordões esbranquiçados.

Neoformação vascular e fibrose podem surgir no plano da retina ou vítreo, cuja retração leva ao descolamento de retina.

Em alguns casos, o sistema nervoso central também está envolvido (Figs 14-1 a 14-7).

A sintomatologia ocular relaciona-se com complicações (hemorragias, descolamento de retina, retinopatia proliferante, catarata e hipertensão ocular secundárias).

PERIVASCULITE RETINIANA

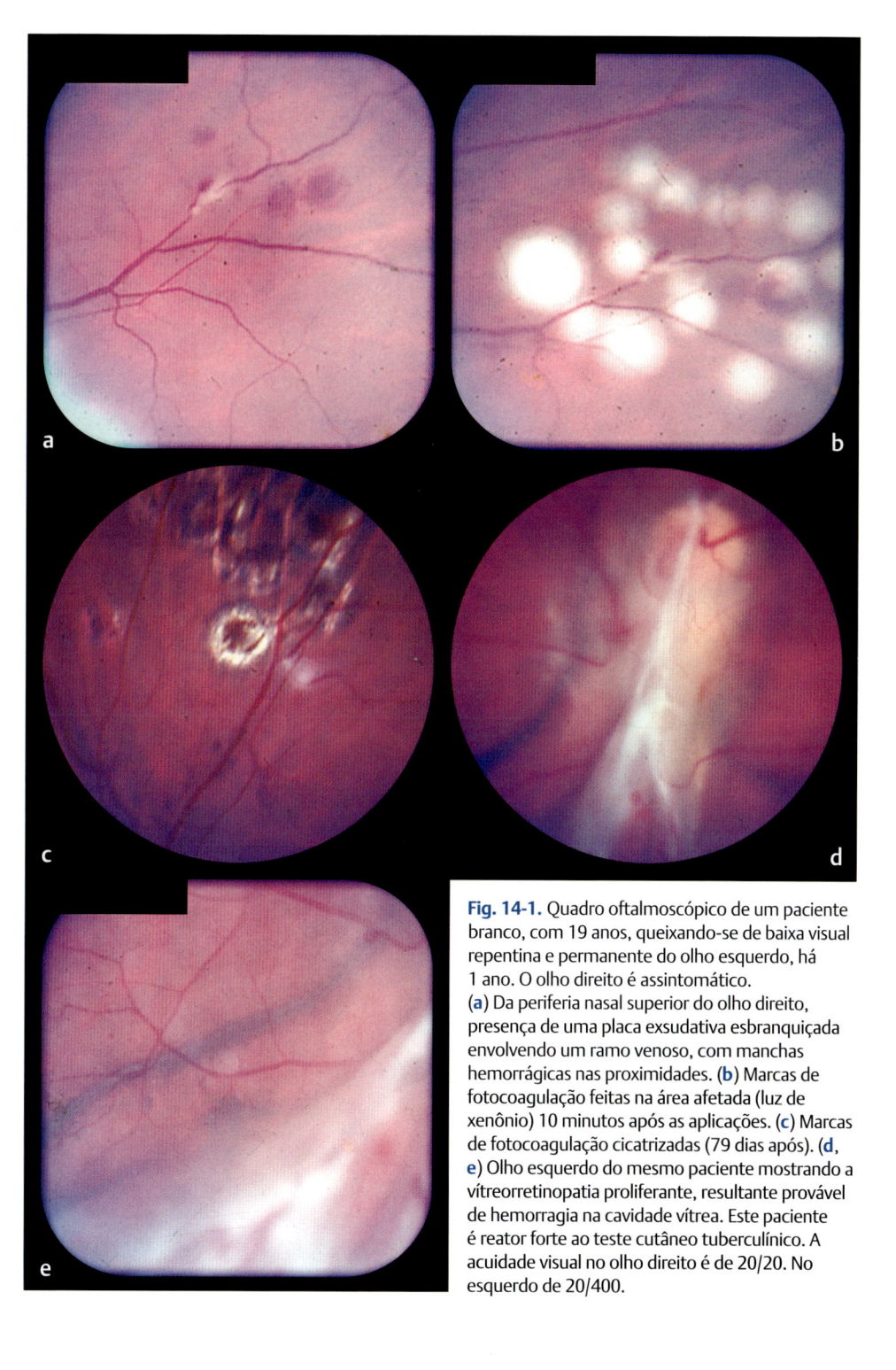

Fig. 14-1. Quadro oftalmoscópico de um paciente branco, com 19 anos, queixando-se de baixa visual repentina e permanente do olho esquerdo, há 1 ano. O olho direito é assintomático.
(**a**) Da periferia nasal superior do olho direito, presença de uma placa exsudativa esbranquiçada envolvendo um ramo venoso, com manchas hemorrágicas nas proximidades. (**b**) Marcas de fotocoagulação feitas na área afetada (luz de xenônio) 10 minutos após as aplicações. (**c**) Marcas de fotocoagulação cicatrizadas (79 dias após). (**d**, **e**) Olho esquerdo do mesmo paciente mostrando a vítreorretinopatia proliferante, resultante provável de hemorragia na cavidade vítrea. Este paciente é reator forte ao teste cutâneo tuberculínico. A acuidade visual no olho direito é de 20/20. No esquerdo de 20/400.

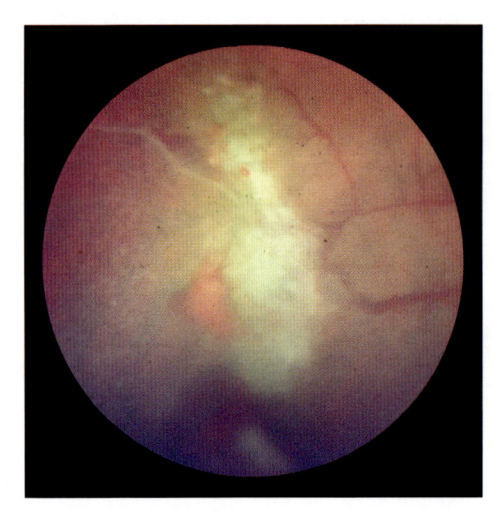

Fig. 14-2. Olho direito de um paciente branco, com 40 anos de idade, gozando de boa saúde. A fotografia é da periferia temporal. Notar as alterações venosas, hemorragias, proliferação fibrosa pré-retiniana, exsudatos e o foco de periflebite.

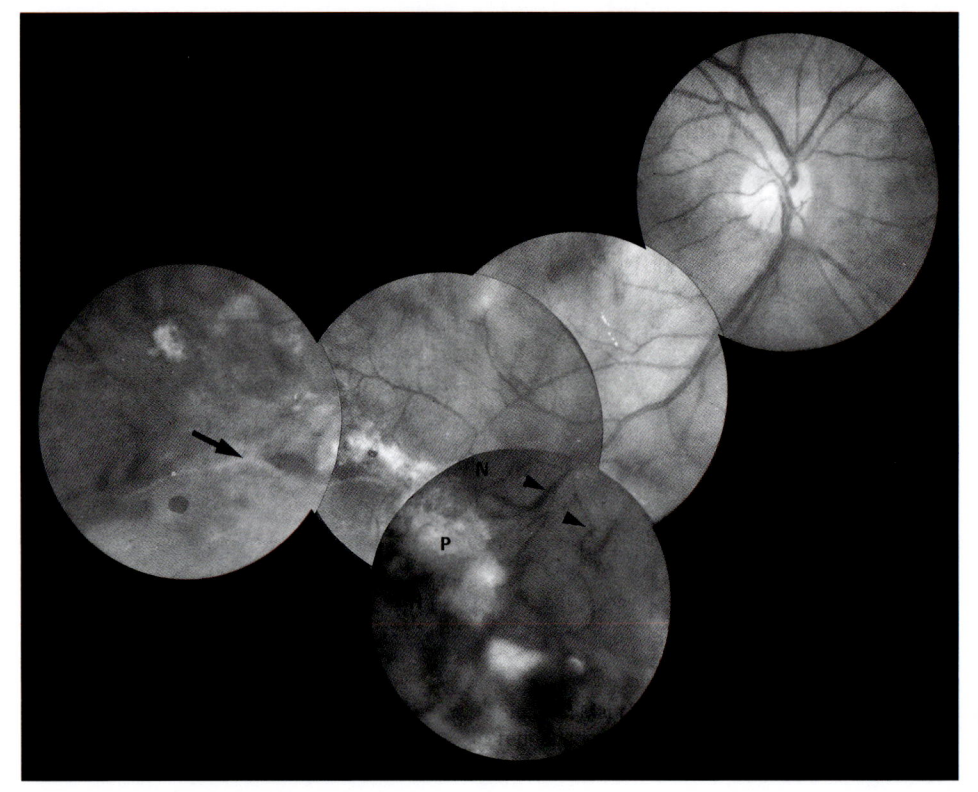

Fig. 14-3. Montagem fotográfica do *fundus* direito. A seta mostra o processo periflebítico. As pontas de setas indicam alterações venosas (de calibre e trajeto); observam-se proliferação pré-retiniana (P), hemorragias (H) e neoformações vasculares (N).

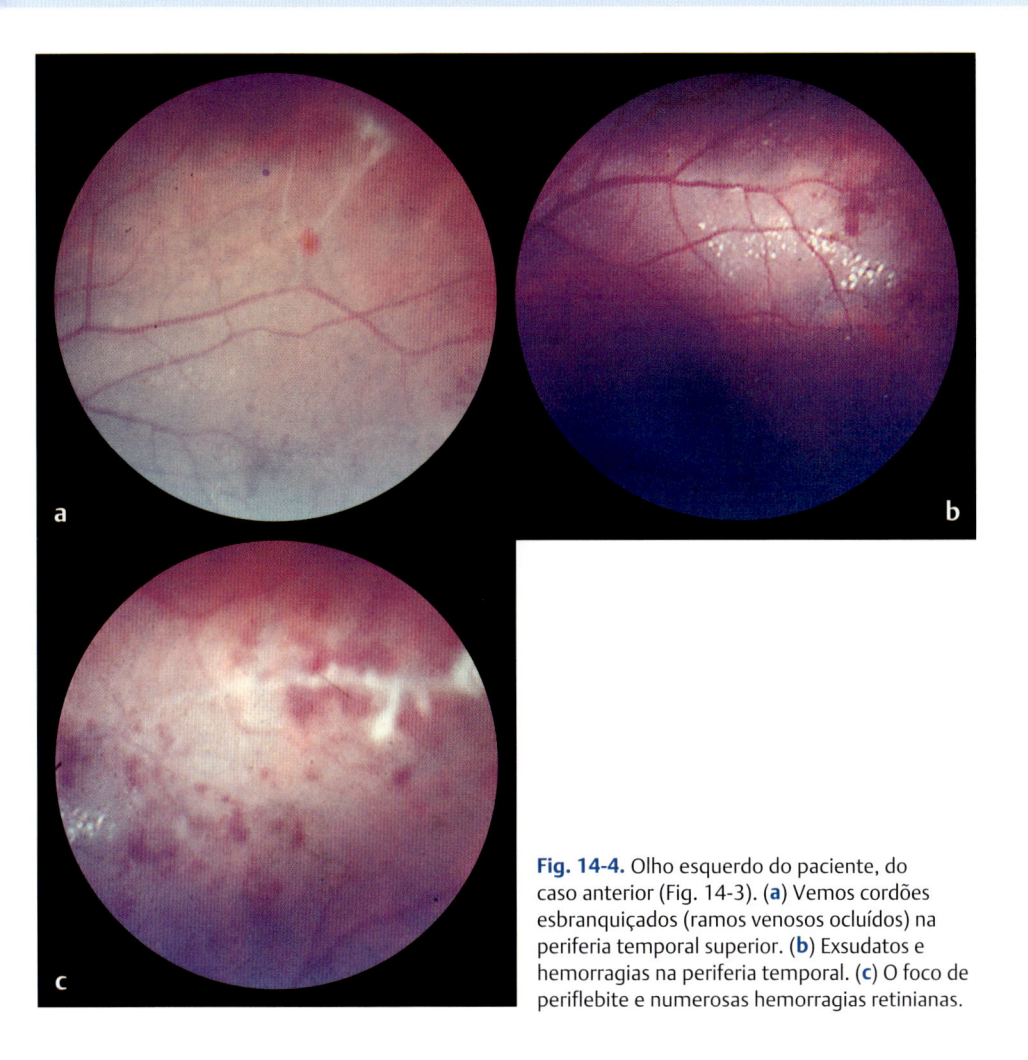

Fig. 14-4. Olho esquerdo do paciente, do caso anterior (Fig. 14-3). (**a**) Vemos cordões esbranquiçados (ramos venosos ocluídos) na periferia temporal superior. (**b**) Exsudatos e hemorragias na periferia temporal. (**c**) O foco de periflebite e numerosas hemorragias retinianas.

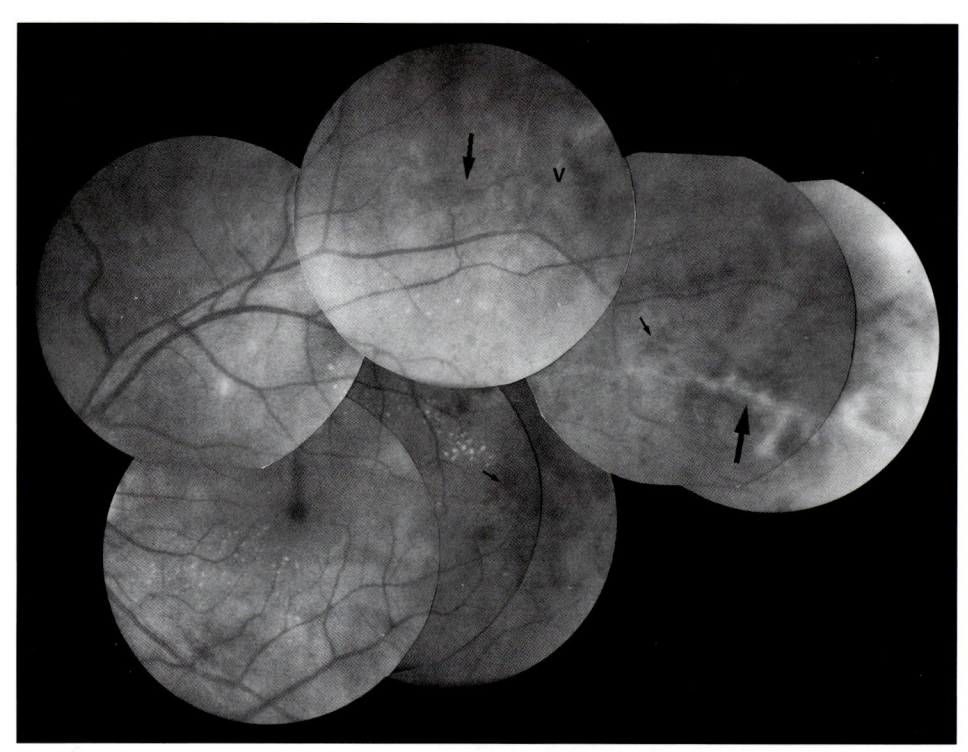

Fig. 14-5. Montagem fotográfica do *fundus* esquerdo (periferia temporal superior). A seta maior mostra o foco de periflebite; a seta média mostra ramos venosos colaterais formados devido a oclusões de ramos venosos (V). As setas menores mostram hemorragias. Exsudatos duros aparecem no polo posterior.

PERIVASCULITE RETINIANA

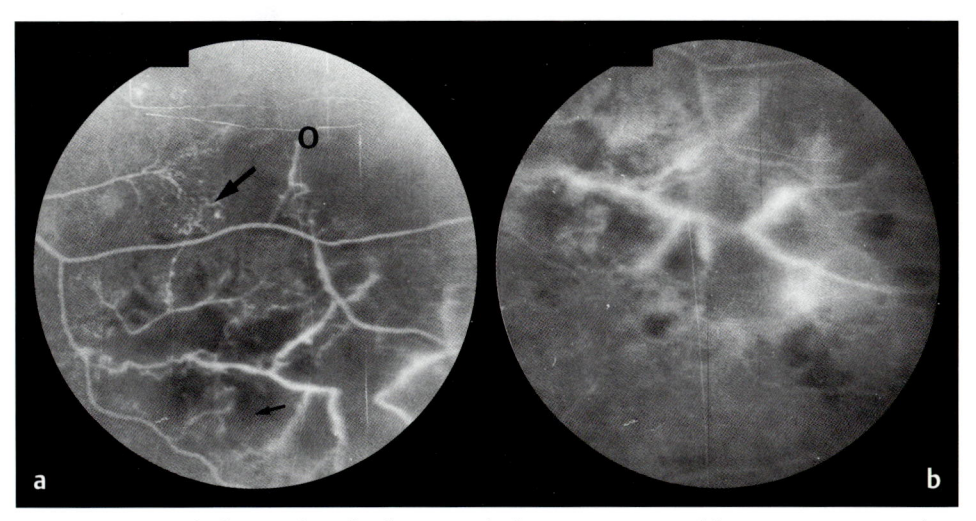

Fig. 14-6. Angiografia fluoresceínica do olho esquerdo do mesmo paciente. (**a**) Vemos o vazamento da fluoresceína no foco de periflebite; a seta maior mostra a proliferação capilar; a seta menor indica uma zona de oclusão capilar; um ramo venoso está ocluído (O). (**b**) Seis minutos após a injeção do corante, intenso vazamento. As manchas escuras são hemorragias.

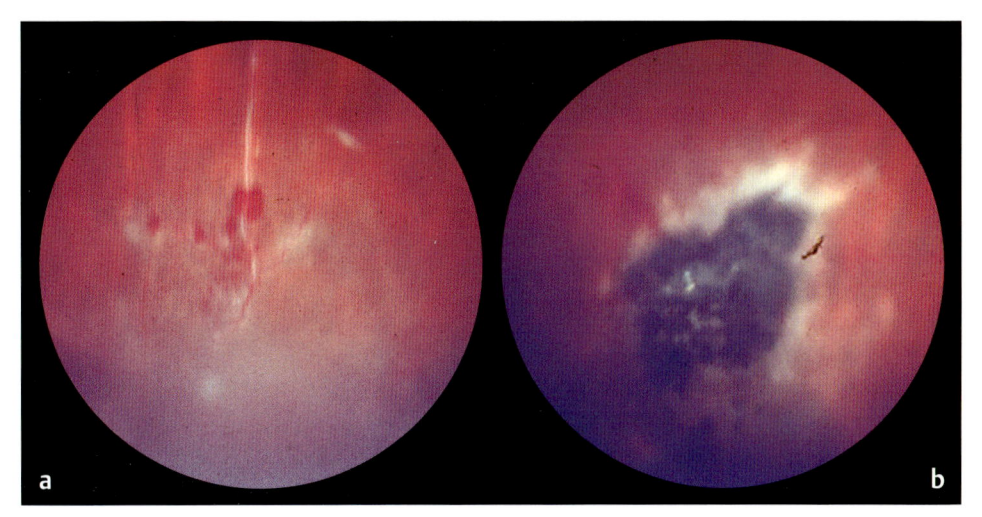

Fig. 14-7. Olho direito de uma paciente branca, de 54 anos, queixando-se de baixa visual. Há cerca de um ano, começou a sentir moscas volantes seguidas de turvação visual com progressiva melhora. Acuidade visual de 20/60. (**a**) Foco de periflebite retiniana e algumas hemorragias retinianas profundas na retina nasal superior. (**b**) Foco cicatrizado de coriorretinite na retina temporal, provavelmente responsável pela turvação visual há um ano relatada pela paciente. Portadora de bursite no ombro direito.

RETINOPATIA HIPERTENSIVA

Na hipertensão arterial, o exame fundoscópico é de grande importância, permitindo o estudo "ao vivo" das alterações arteriolares, as quais refletem, de certa forma, a evolução e o prognóstico da doença hipertensiva.

As alterações produzidas pela hipertensão arterial (HA) manifestam-se conforme a evolução crônica ou a instalação aguda.

Na HA de evolução crônica, surgem alterações progressivas das arteríolas retinianas, determinando a fase vasculopática ou arteriosclerótica da retinopatia. Com a progressão das alterações, surgem lesões retinianas, caracterizando a fase organopática ou retinopática da doença.

SINAIS DA FASE ARTERIOSCLERÓTICA OU VASCULOPÁTICA

A) Redução do calibre arteriolar atingindo ou todas as arteríolas ou ramificações ou segmentos das mesmas.
B) Aumento do brilho dorsal arteriolar até o aspecto em "fio de cobre" e "fio de prata", conforme o grau da arteriorosclerose.
C) Tortuosidade arteriolar proveniente de alongamento do vaso.
D) Sinais nos cruzamentos arteriovenosos:
- Sinal de Gunn: consiste em uma depressão da veia pela arteríola, sem alterar a visibilidade daquela aquém e além do cruzamento.
- Sinal de Sallus: sinal de progressão da arteriolosclerose, em que a veia deixa de ser visível aquém e além do cruzamento, em maior ou menor extensão.
- Cruzamento com represamento do retorno venoso.
- Cruzamento com alteração do trajeto da veia: causada pelo arrastamento da veia pela arteríola que se alonga.

SINAIS DA FASE ORGANOPÁTICA OU RETINOPÁTICA

A) Hemorragias retinianas.
B) Edema retiniano.
C) Manchas brancas duras.
D) Manchas brancas algodoadas.
E) Edema do disco óptico: ponto culminante da evolução do processo hipertensivo, decorrente do edema cerebral e da hipertensão intracraniana. Uma vez instalado o edema do disco óptico, o prognóstico vital é reservado.

Na HA de instalação aguda, o aparecimento de edema do disco óptico pode se dar em algumas semanas, ao contrário da HA de evolução crônica, e sem o significado sombrio desta última.

A glomerulonefrite aguda, a pré-eclâmpsia, a eclâmpsia, o feocromocitoma etc. são causas mais comuns de HA de instalação aguda.

O quadro fundoscópico caracteriza-se por espasmos focais ou difusos das arteríolas (funcionais), edema de retina, hemorragias retinianas, manchas brancas duras, manchas brancas algodoadas e edema do disco óptico (Figs. 15-1 a 15-9).

As classificações mais empregadas na retinopatia hipertensiva são a) de Wagner-Keith, correlacionada com o prognóstico Quod vitam e, b) de Gerome Gans, que dissocia os componentes arterioscleróticos (A) e hipertensivos (H).

Classificação de Wagner-Keith
- *Grau I:* leve estreitamento arteriolar (esclerose leve).
- *Grau II:* estreitamento generalizado ou localizado com moderada ou marcada esclerose das arteríolas, com fenômenos de cruzamento.
- *Grau III:* as alterações acima mais edema de retina, exsudatos algodonosos, hemorragias retinianas.
- *Grau IV:* as alterações do grau III adicionadas de edema de papila.

Classificação de Gerome Gans
- *A1:* arteriosclerose discreta — aumento do brilho arteriolar, fenômenos de cruzamento discretos, irregularidades do calibre arteriolar.
- *A2:* arteriosclerose severa — arteríolas em fio de cobre ou de prata; acentuados fenômenos de cruzamento.
- *A3:* esclerose severa com insuficiência vascular focal – os sinais anteriores e sinais de oclusões venosas de ramo.
- *H1:* espasmos arteriolares focais, discreto edema de retina.
- *H2:* os sinais acima acrescidos de hemorragias e exsudatos.
- *H3:* os sinais supra com edema de papila.

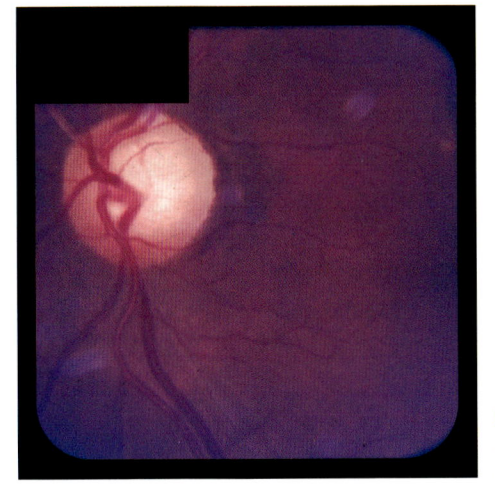

Fig. 15-1. Paciente branca, com 51 anos, portadora de hipertensão arterial crônica. Aumento do brilho arteriolar.

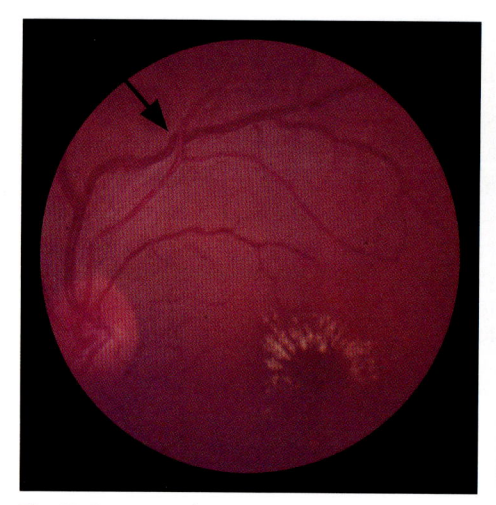

Fig. 15-2. Paciente branca, com 48 anos, portadora de hipertensão arterial crônica. A seta mostra o sinal de Gunn. Veem-se estreitamento arteriolar e as manchas brancas duras.

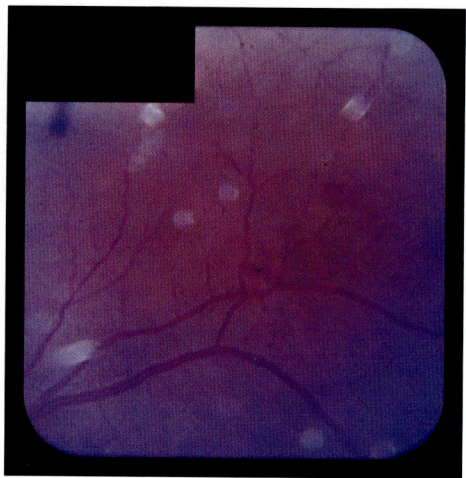

Fig. 15-3. Hipertensão arterial crônica. Presença de hemorragias.

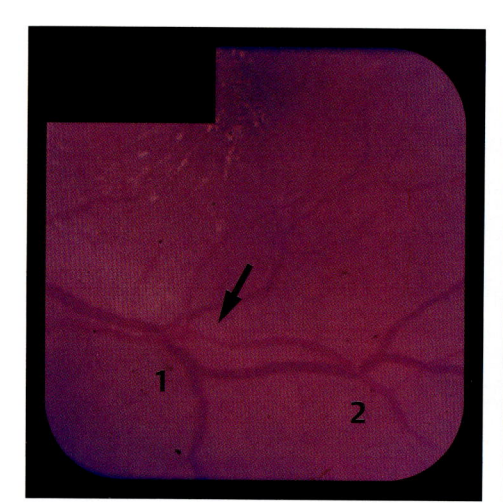

Fig. 15-4. Paciente branco, com 51 anos, portador de hipertensão arterial crônica. A seta mostra a alteração do calibre arteriolar. O cruzamento (1) mostra o sinal de Sallus e o represamento do retorno venoso, com dilatação venosa aquém do cruzamento. O cruzamento (2) mostra a alteração do trajeto venoso. (Caso do Dr. Renê Acosta Sbrissa.)

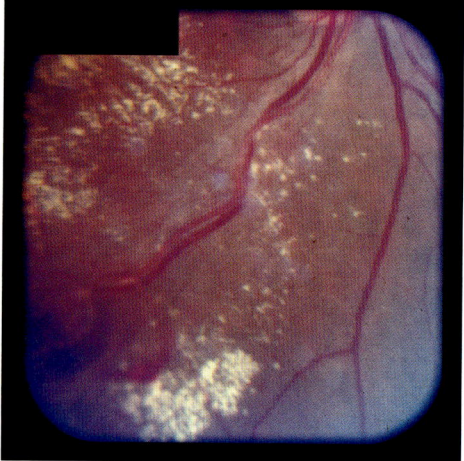

Fig. 15-5. Hipertensão arterial crônica mostrando a redução do calibre arteriolar, os exsudatos duros e sinais de oclusão de ramo venoso.

RETINOPATIA HIPERTENSIVA

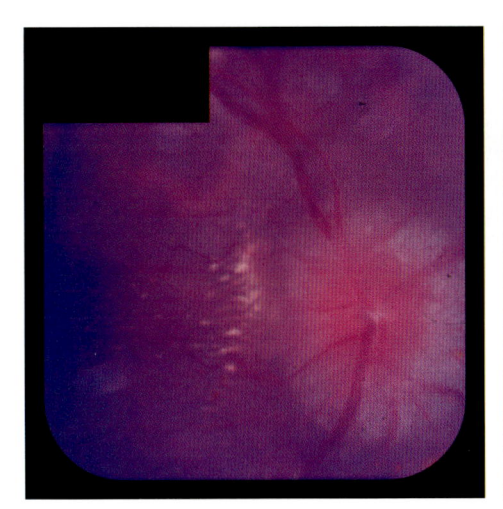

Fig. 15-6. Hipertensão arterial crônica com redução do calibre arteriolar, exsudatos duros e edema papilar.

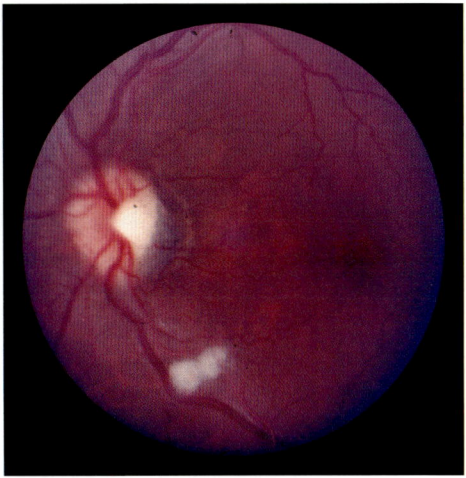

Fig. 15-7. Hipertensão arterial crônica. Veem-se a tortuosidade arteriolar, sinais de cruzamentos, aumento do brilho arteriolar e manchas brancas algodoadas.

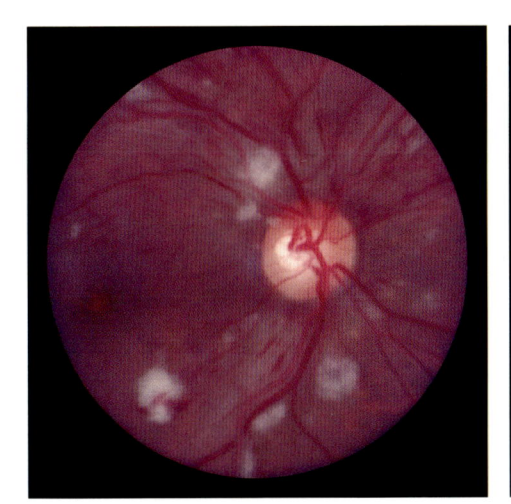

Fig. 15-8. Hipertensão arterial de instalação aguda. Caso de glomerulonefrite aguda. Presença de hemorragias retinianas e manchas brancas algodoadas.

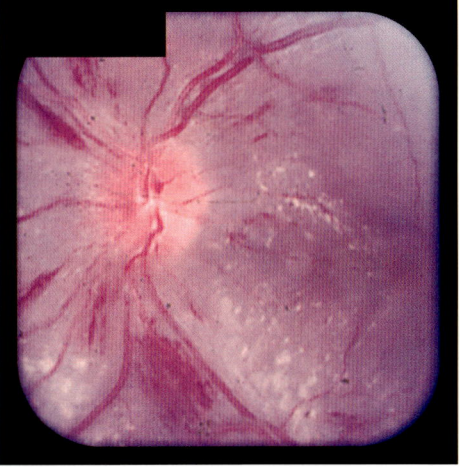

Fig. 15-9. Hipertensão de evolução aguda em um paciente branco, com 32 anos. Presença de hemorragias retinianas, manchas brancas duras e edema do disco óptico.

RETINOPATIA LEUCÊMICA

Nas leucemias, particularmente nas formas mielogênicas com grande proporção de células imaturas, a retinopatia acompanha frequentemente o quadro clínico.

Tanto nas formas agudas como nas crônicas, os achados fundoscópicos são característicos, mais presentes nas primeiras.

As veias encontram-se ingurgitadas, tortuosas, com segmentações, conferindo o aspecto "em salsicha"; são evidentes sinais acentuados de compressão arteriolar nos cruzamentos e podem acontecer embainhamento das paredes venosas e manifestações oclusivas.

O disco óptico pode mostrar graus variados de edema.

As hemorragias retinianas são lesões frequentes e podem tomar o mais variado aspecto, dependendo da localização, usualmente com um centro pálido nas de localização superficial. Aparecem e desaparecem no decurso da doença. A hemorragia pode fender as camadas retinianas e passar ao espaço pré-retiniano ou mesmo para o vítreo. As lesões hemorrágicas situam-se mais comumente no polo posterior.

Outros sinais também podem ser vistos, como as manchas brancas algodoadas e palidez retiniana (Fig. 16-1).

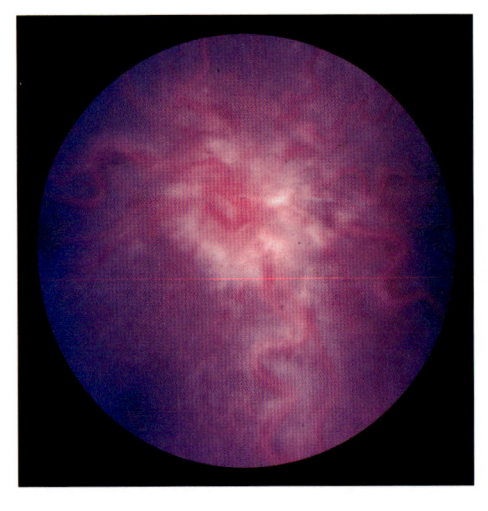

Fig. 16-1. Fundo de olho em um caso de leucemia aguda. Notar a extrema turgidez venosa e o edema do disco óptico. (Caso do Prof. Carlos Américo Paiva Gonçalves Filho.)

MANCHAS DE ROTH

CAPÍTULO 17

As manchas de Roth representam focos hemorrágicos na retina, profundos ou superficiais, que têm uma forma arredondada ou em chama de vela, respectivamente, com uma descoloração central ou excêntrica esbranquiçada.

A descoloração parece ser composta por uma agregação de fibrina e células brancas.

É um achado quase constante na endocardite bacteriana subaguda, mas pode estar presente em outras condições, como discrasias sanguíneas, septicemias e, mais raramente, no diabetes melito e na hipertensão arterial (Fig. 17-1).

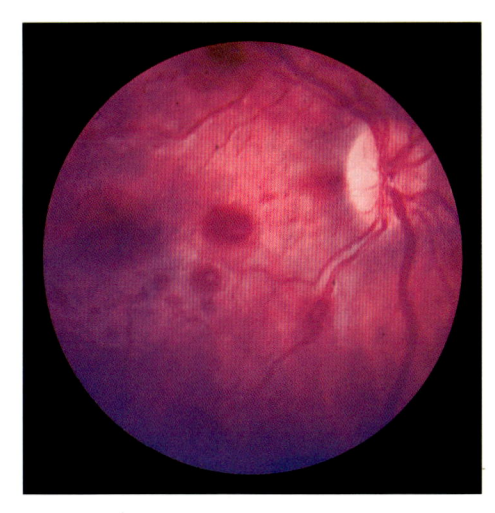

Fig. 17-1. Fundo de olho direito de uma criança branca, com oito meses de idade, acometida de meningite cerebrospinal. Algumas das hemorragias têm o centro esbranquiçado.

RETINOPATIA DIABÉTICA

Como resultado dos avanços terapêuticos, a vida média dos pacientes diabéticos tornou-se mais prolongada, e a retinopatia parece ter aumentado sua incidência nestes indivíduos, pois a ocorrência e a severidade das lesões fundoscópicas sugere muitas vezes uma relação com a duração da doença.

No grupo dos diabéticos jovens, a retinopatia raramente ocorre antes dos 18 anos de idade. Nos diabéticos de mais idade, a retinopatia pode assentar mesmo antes de a doença ser clinicamente reconhecida.

De um modo geral, a retinopatia manifesta-se em cerca de 50% dos pacientes diabéticos. Em diabetes com duração de 15 anos, no mínimo, a retinopatia afeta cerca de 30 a 80% dos casos, sendo maior a incidência nos casos mal controlados.

As mulheres parecem ser mais atingidas que os homens.

CLASSIFICAÇÃO E QUADRO CLÍNICO

A retinopatia diabética pode ser classificada em três grupos:

1. *Estágio pré-retinopático*: nesta fase, o processo não revela alterações fundoscópicas visíveis. No início, estas podem ser unicamente evidenciadas pelo estudo histológico. Nas fases finais deste estágio, a angiografia fiuoresceínica pode detectar oclusões capilares localizadas e microaneurismas.

   Histologicamente, as lesões iniciais constam de espessamento e vacuolização da membrana basal dos capilares e degeneração e diminuição numérica dos pericitos ou células murais dos capilares.

2. *Retinopatia diabética simples*: as lesões oftalmoscópicas não seguem necessariamente uma sequência, podendo ocorrer concomitantemente, muitas vezes com predominância de um determinado tipo de alteração. As lesões situam-se, principalmente, na parte posterior do *fundus*.

   O primeiro sinal da retinopatia é o microaneurisma, que é visto como um pequeno ponto arredondado, com bordas bem demarcadas, de coloração vermelho-escura, frequentemente com um reflexo central. Origina-se do lado venoso da circulação capilar. Seu número varia da unidade às centenas e podem se achar isolados ou agrupados.

   As hemorragias retinianas localizam-se comumente nos planos profundos (trama capilar profunda), mostrando uma coloração vermelho-escura. Inicialmente, são punctiformes, isoladas ou confluentes. Com a progressão do quadro aumentam de tamanho e número. Nas fases mais avançadas, podem romper a retina e alcançar o espaço sub-hialóideo ou mesmo o vítreo. Quando as hemorragias predominam sobre os outros sinais fundoscópicos, chamamos de retinopatia hemorrágica.

Os exsudatos duros ou céreos são depósitos branco-amarelados nas camadas profundas da retina, com tamanho variando de um pequeno ponto a extensas placas. Inicialmente, acham-se isolados ou agrupados, tornando-se mais numerosos e coalescentes, não raro de maneira circinada, à medida que o processo progride. Parecem resultar de depósitos do líquido de edema e de produtos da degeneração tecidual, resultante da hipóxia retiniana. Chamamos de retinopatia exsudativa quando os exsudatos predominam no quadro fundoscópico. Exsudatos algodonosos ou moles são encontrados menos frequentemente.

As veias retinianas inicialmente podem estar túrgidas, tornando-se tortuosas, encurvadas, enroladas sobre si mesmas, nas fases avançadas. As alterações de calibre são também observadas, chegando a formar dilatações segmentares com aspecto de salsichas.

3. *Retinopatia proliferante:* este estágio grave da retinopatia diabética pode sobrepor-se a uma retinopatia simples em qualquer grau de severidade. Sua característica principal é a neoformação vascular, seja no plano retiniano, seja no vítreo.

O sítio mais comum da neoformação vascular é ao redor do disco óptico, mas pode localizar-se em conexão com vasos retinianos em qualquer zona da retina. Inicialmente, os vasos neoformados intravítreos formam pequenos tufos que aumentam de tamanho e são cercados de tecido conjuntivo fibroso, até formar extensas membranas fibrovasculares na cavidade vítrea. A angiografia fluoresceínica demonstra a aumentada permeabilidade desses vasos, que têm grande propensão a originar hemorragias. A proliferação vascular retiniana também origina exsudação e hemorragias de gravidade variável.

Finalmente sobrevém o estágio de cicatrização das membranas, com tendência à regressão dos vasos neoformados, e o aumento em densidade do tecido fibroso, com possível contração e tração consequente na retina, podendo originar novas hemorragias e descolamento de retina.

Os sintomas causados pela retinopatia diabética dependem da extensão e localização das lesões e das complicações resultantes. Quando interessar à região macular, a visão torna-se comprometida (Figs. 18-1 a 18-4).

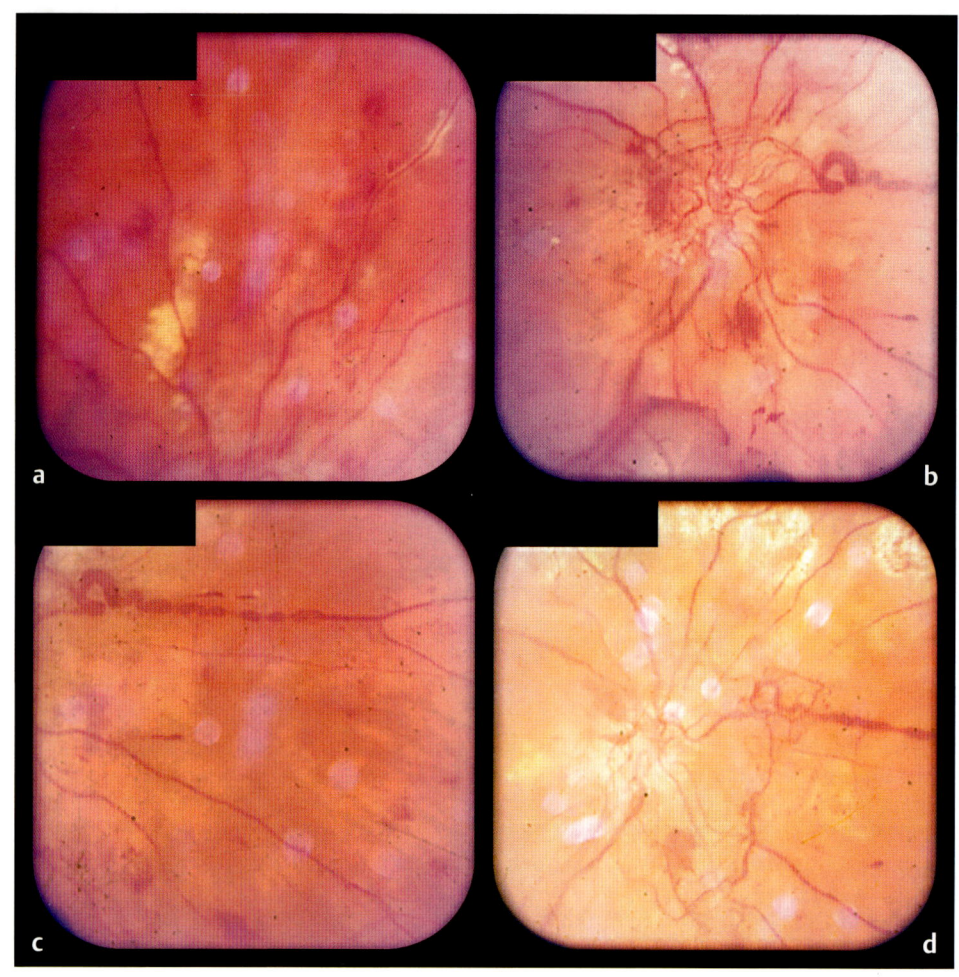

Fig. 18-1. Olho direito de uma paciente branca diabética (diagnóstico feito há dois anos). Acuidade visual de conta dedos a 50 cm. (**a**) Retina superior ao disco óptico: manchas hemorrágicas, exsudatos duros e alterações venosas. (**b**) Neoformação vascular do disco óptico, alterações venosas (flebopatia) e hemorragias. (**c**) Deformidades venosas. (**d**) Aspecto após fotocoagulação pelo xenônio (2 meses após). *(Continua.)*

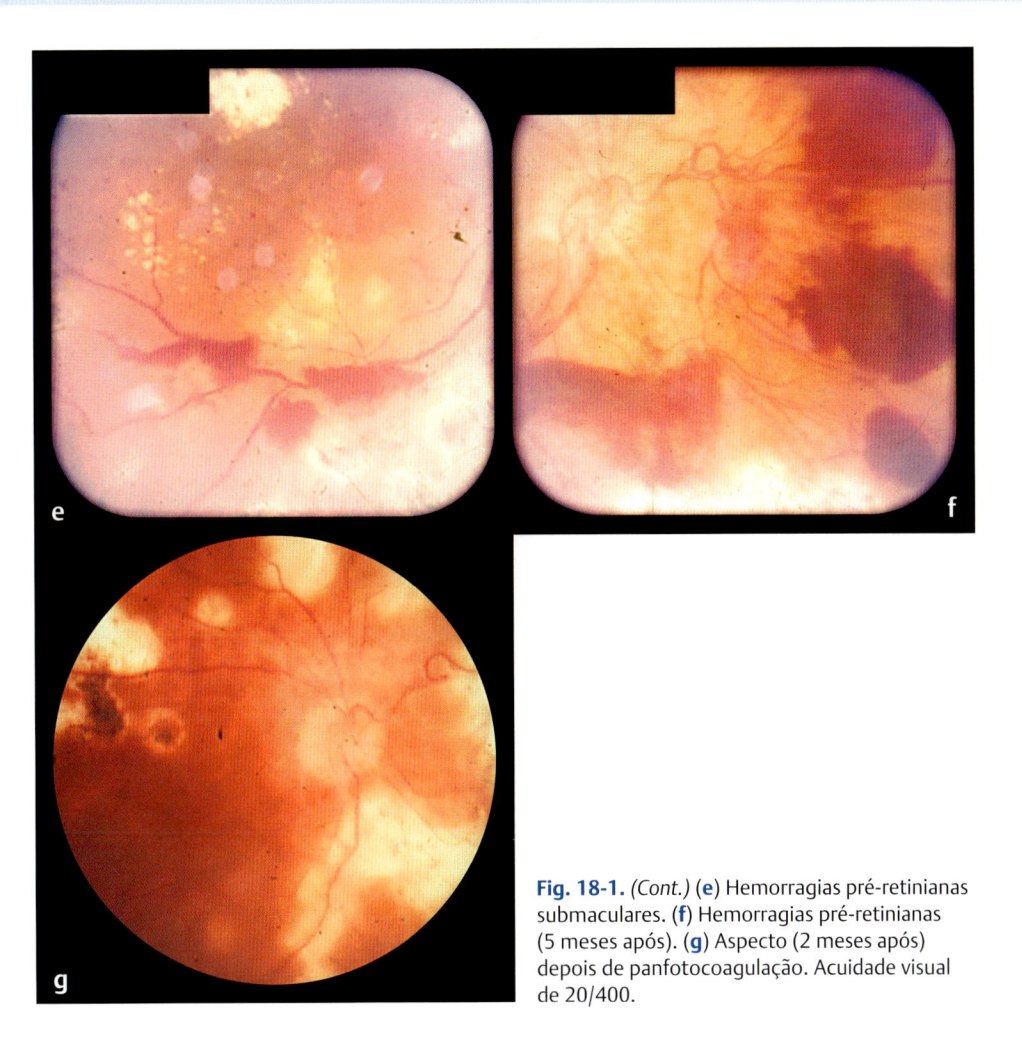

RETINOPATIA DIABÉTICA

Fig. 18-1. *(Cont.)* (**e**) Hemorragias pré-retinianas submaculares. (**f**) Hemorragias pré-retinianas (5 meses após). (**g**) Aspecto (2 meses após) depois de panfotocoagulação. Acuidade visual de 20/400.

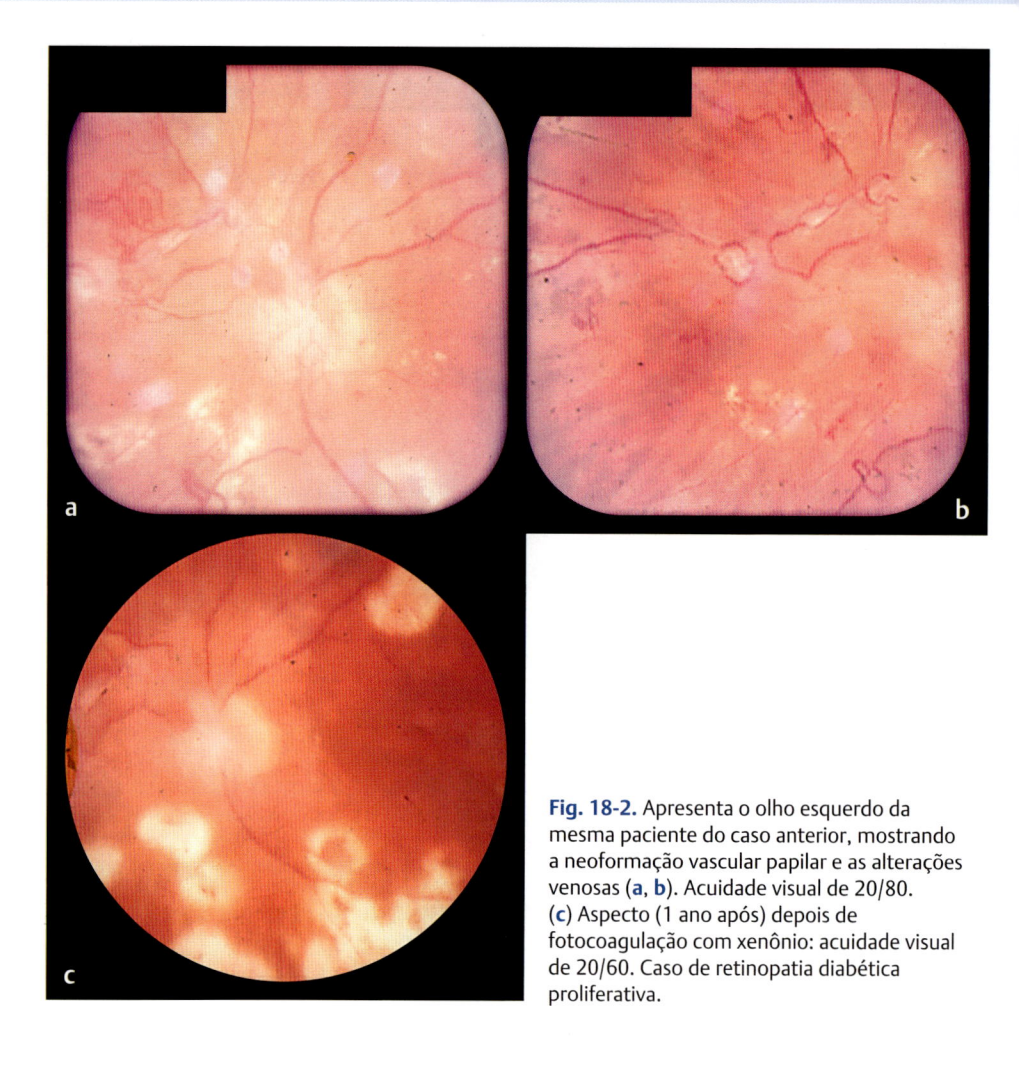

Fig. 18-2. Apresenta o olho esquerdo da mesma paciente do caso anterior, mostrando a neoformação vascular papilar e as alterações venosas (**a**, **b**). Acuidade visual de 20/80. (**c**) Aspecto (1 ano após) depois de fotocoagulação com xenônio: acuidade visual de 20/60. Caso de retinopatia diabética proliferativa.

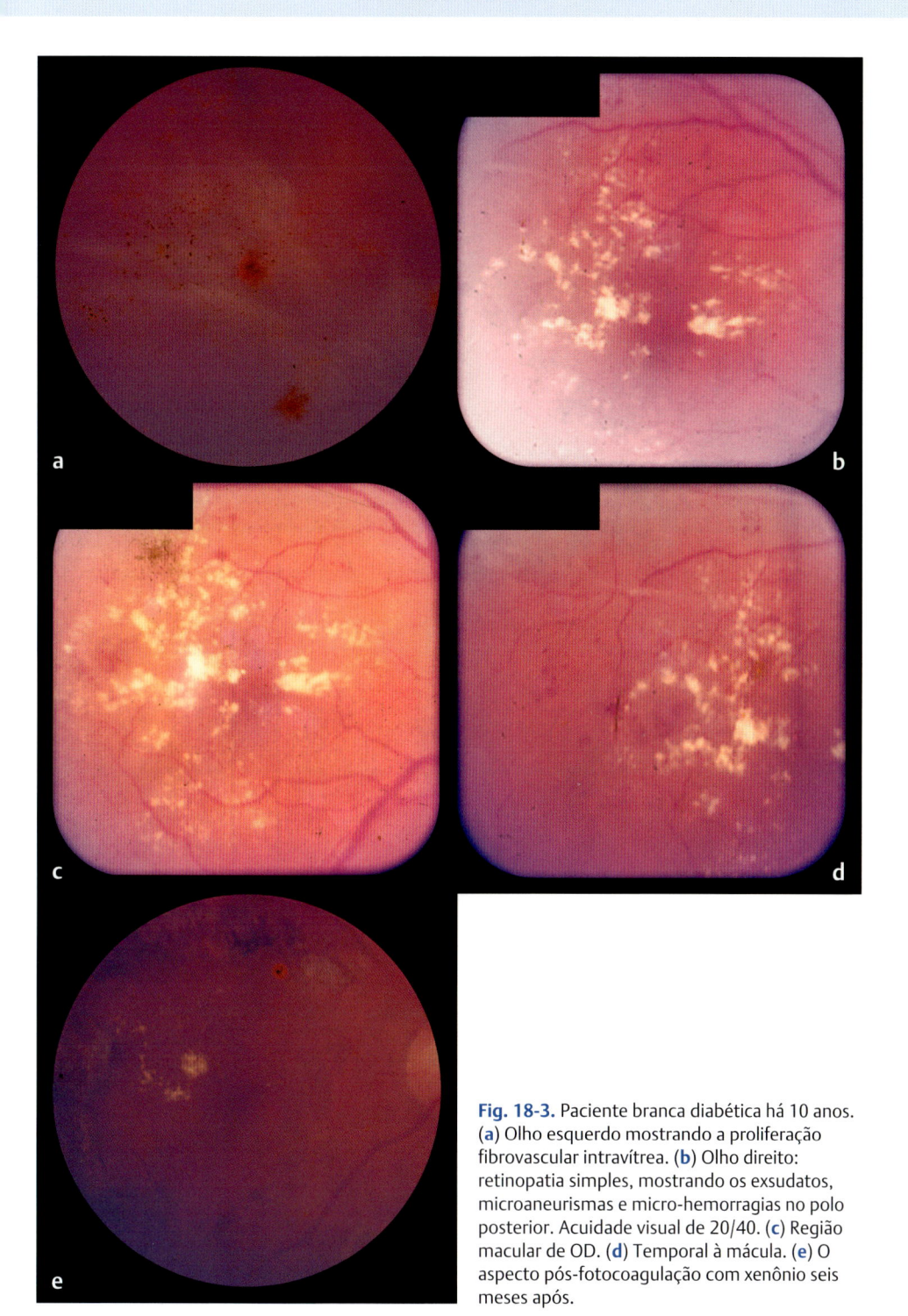

Fig. 18-3. Paciente branca diabética há 10 anos. (**a**) Olho esquerdo mostrando a proliferação fibrovascular intravítrea. (**b**) Olho direito: retinopatia simples, mostrando os exsudatos, microaneurismas e micro-hemorragias no polo posterior. Acuidade visual de 20/40. (**c**) Região macular de OD. (**d**) Temporal à mácula. (**e**) O aspecto pós-fotocoagulação com xenônio seis meses após.

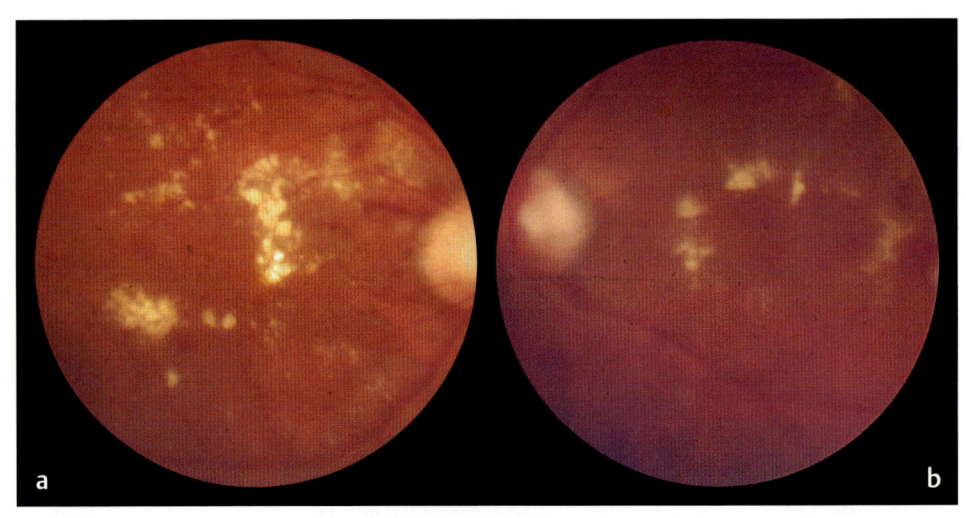

Fig. 18-4. Paciente diabética há 8 anos. Olho direito (**a**) e olho esquerdo (**b**): notar os exsudatos de distribuição circinada, hemorragias e microaneurismas. (Caso do Dr. Pedro Augusto Costa Reis.)

ALTERAÇÕES ANGIOGRÁFICAS COMUNS DA RETINOPATIA DIABÉTICA

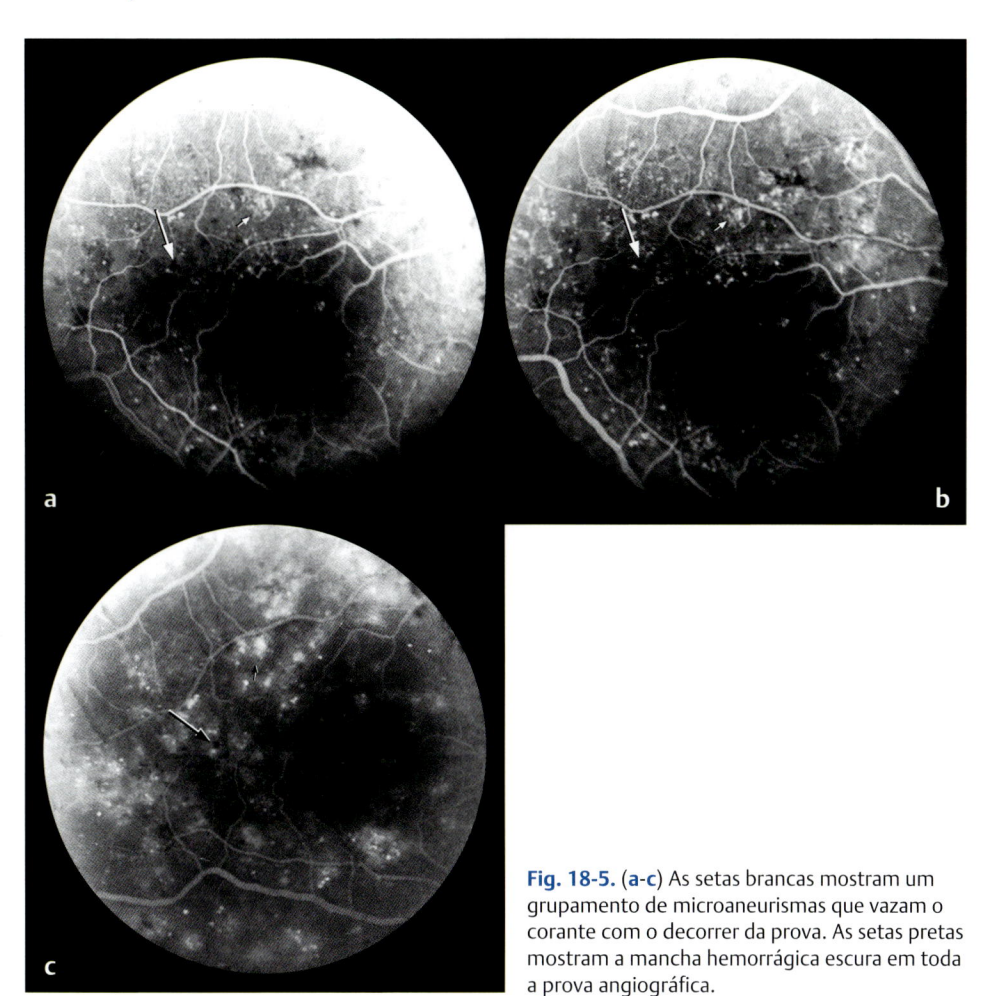

Fig. 18-5. (a-c) As setas brancas mostram um grupamento de microaneurismas que vazam o corante com o decorrer da prova. As setas pretas mostram a mancha hemorrágica escura em toda a prova angiográfica.

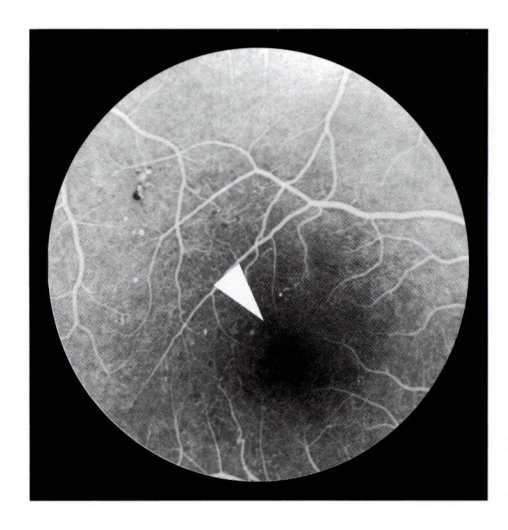

Fig. 18-6. A ponta de seta mostra uma zona de oclusão capilar perifoveal, uma das lesões iniciais da retinopatia.

RETINOPATIA DIABÉTICA

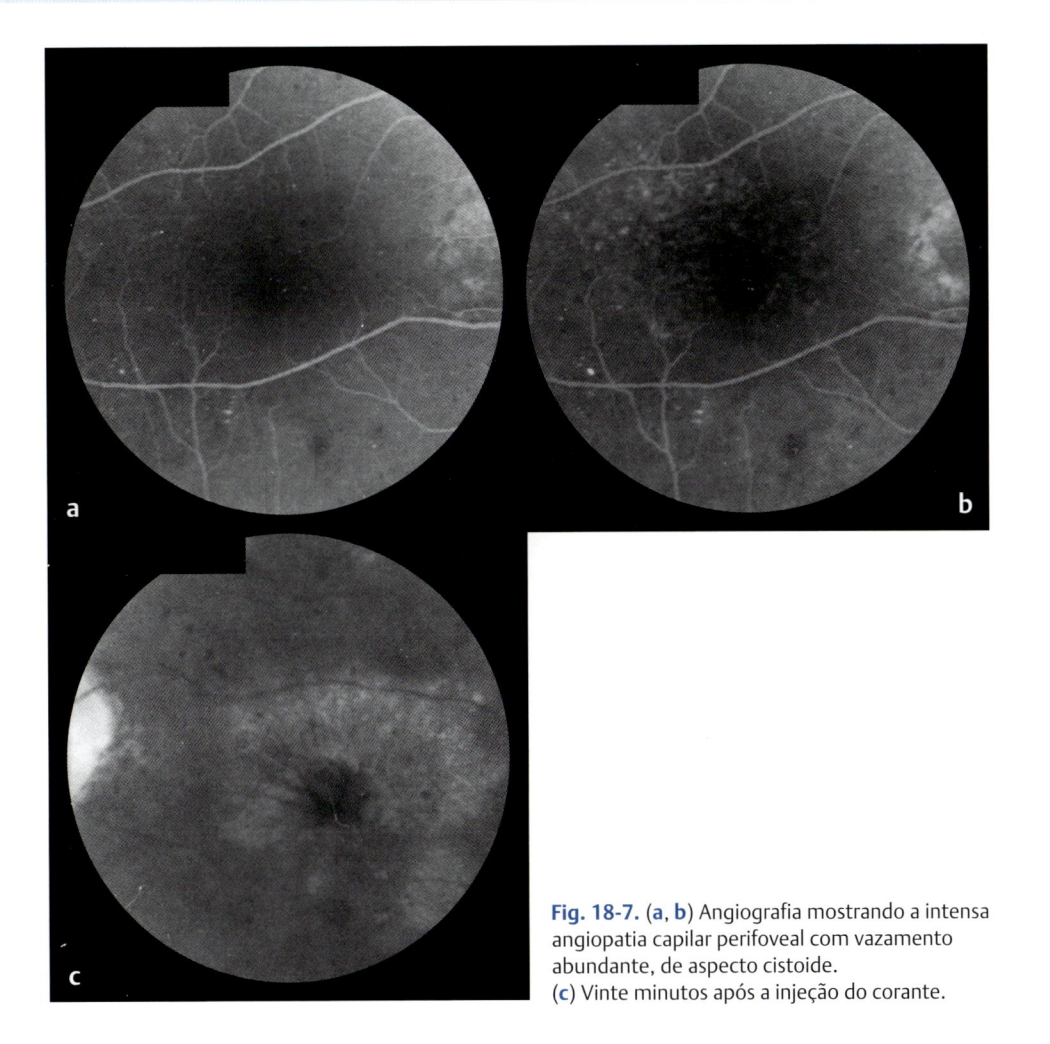

Fig. 18-7. (**a**, **b**) Angiografia mostrando a intensa angiopatia capilar perifoveal com vazamento abundante, de aspecto cistoide.
(**c**) Vinte minutos após a injeção do corante.

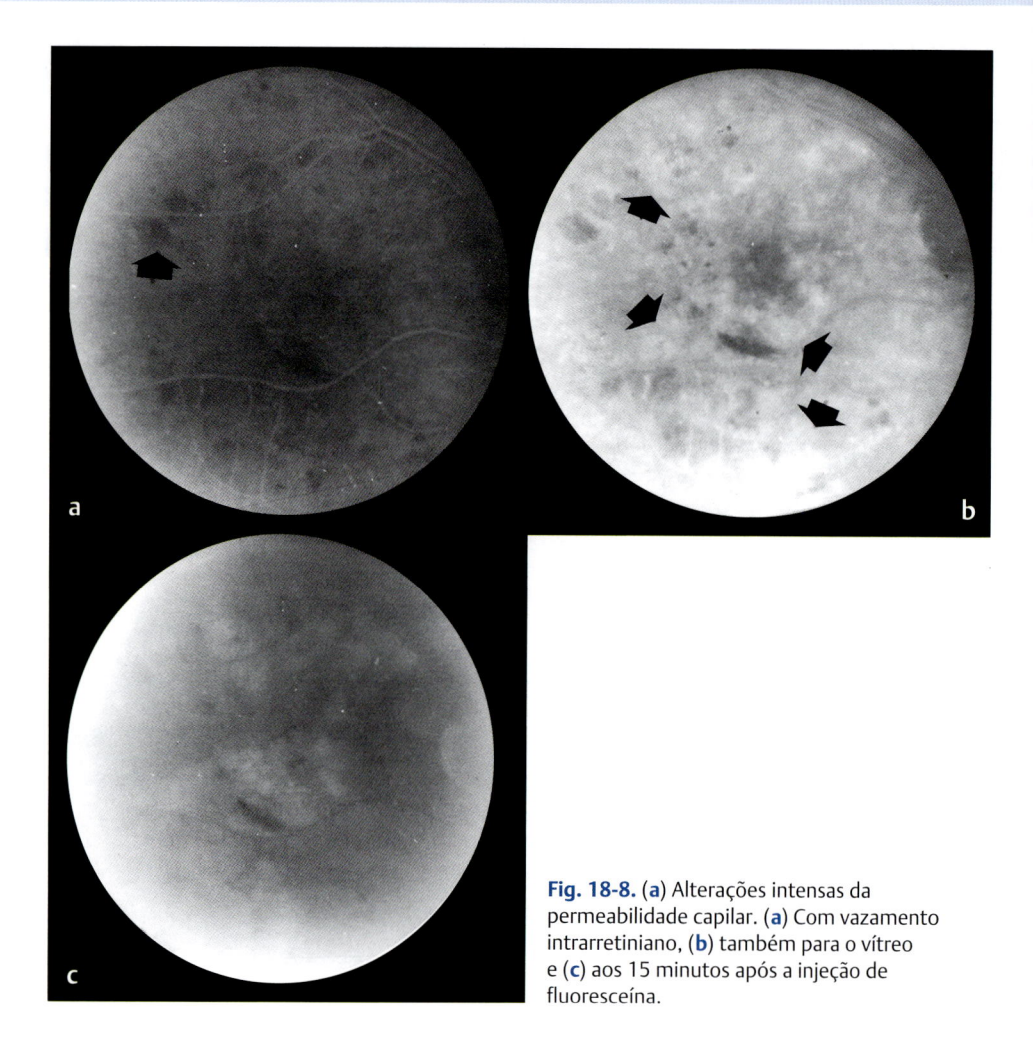

Fig. 18-8. (**a**) Alterações intensas da permeabilidade capilar. (**a**) Com vazamento intrarretiniano, (**b**) também para o vítreo e (**c**) aos 15 minutos após a injeção de fluoresceína.

CORIORRETINOPATIA SEROSA CENTRAL

CAPÍTULO 19

A coriorretinopatia serosa central (CRSC), conhecida também como retinite central recorrente, descolamento plano idiopático da mácula, retinopatia central angiospástica, descolamento seroso disciforme da mácula, é uma afecção de causa ainda desconhecida, usualmente unilateral (podendo ser bilateral), caracterizada por um descolamento seroso da retina macular.

Atinge, com mais frequência, adultos jovens entre 20 e 45 anos de idade, sendo o sexo masculino mais afetado que o feminino.

Muitos fatores são incriminados na etiologia desta doença: influências psicogênicas, alergia, instabilidade vasomotora, fotossensibilidade, fatores hormonais.

Usualmente, a história médica pregressa, a história familial e o exame físico geral nada revelam.

Os sintomas acusados pelo paciente são distúrbios visuais, turvação da visão, acompanhada de metamorfopsia e escotoma positivo.

A perda da acuidade visual geralmente é moderada e pode ser levada a nível próximo do normal com uma correção hipermetrópica pequena.

Demonstra-se a metamorfopsia no retículo de Amsler. O exame campimétrico mostra um escotoma central circular ou irregular.

O exame fundoscópico mostra, na região macular, uma elevação da retina de forma circular ou ovalada, circundada por um reflexo, mostrando uma coloração levemente mais escura que o normal; o reflexo foveal está ausente.

Ao biomicroscópio com a lente de Hruby ou com o cristal de Goldman, observam-se ausência de células inflamatórias no vítreo e a separação da retina do epitélio pigmentar por um líquido claro, muitas vezes com precipitados (proteicos) na superfície da retina descolada ou na face anterior do epitélio pigmentar. O vazamento seroso, ao que tudo indica, parece ser proveniente da coroide subjacente.

Ainda ao exame biomicroscópico, é possível a visualização, comumente na área da retina descolada, de uma ou mais manchas ou elevações de forma circular ou ovalada, de coloração amarelo-esbranquiçada, representando um descolamento focal seroso do epitélio pigmentar da retina (DSEP).

O DSEP, em geral, situa-se na metade superior da retina descolada, mas pode estar além do limite superior desta área.

A angiografia fluoresceínica é de grande utilidade para demonstrar o sítio de um descolamento focal do epitélio pigmentar.

Em outros casos, o DSEP pode ser de proporções maiores, muitas vezes com um descolamento plano marginal da retina circundante.

A CRSC é usualmente uma doença de bom prognóstico, e a acuidade visual costuma retornar aos níveis normais com a resolução do processo, que se faz num prazo de um a três meses.

A região macular volta ao seu aspecto normal, mas podem permanecer manchas discrômicas nos locais do DSEP. Raramente resulta a degeneração cistoide da mácula (Figs. 19-1 a 19-10).

A recorrência é em torno de 10 a 20% dos casos.

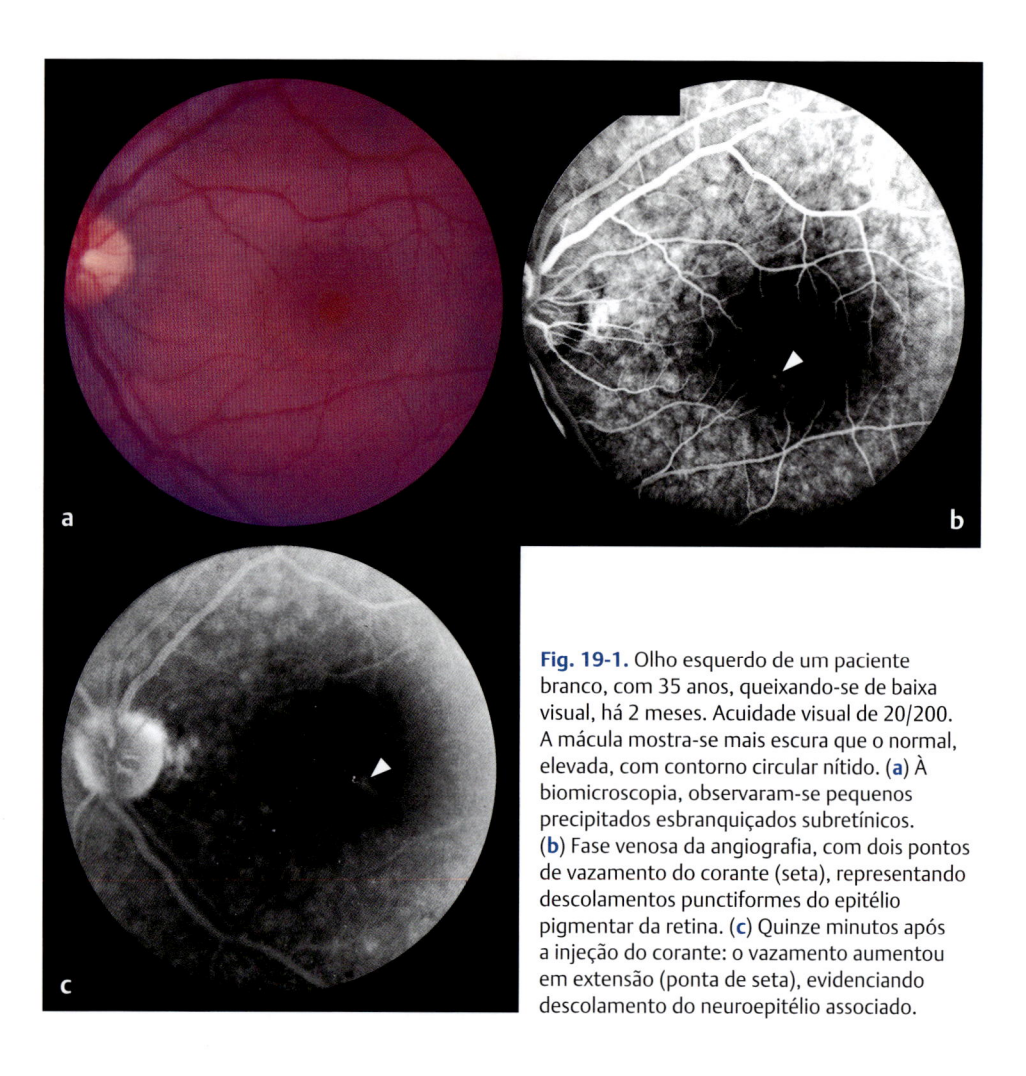

Fig. 19-1. Olho esquerdo de um paciente branco, com 35 anos, queixando-se de baixa visual, há 2 meses. Acuidade visual de 20/200. A mácula mostra-se mais escura que o normal, elevada, com contorno circular nítido. (**a**) À biomicroscopia, observaram-se pequenos precipitados esbranquiçados subretínicos. (**b**) Fase venosa da angiografia, com dois pontos de vazamento do corante (seta), representando descolamentos punctiformes do epitélio pigmentar da retina. (**c**) Quinze minutos após a injeção do corante: o vazamento aumentou em extensão (ponta de seta), evidenciando descolamento do neuroepitélio associado.

CORIORRETINOPATIA SEROSA CENTRAL

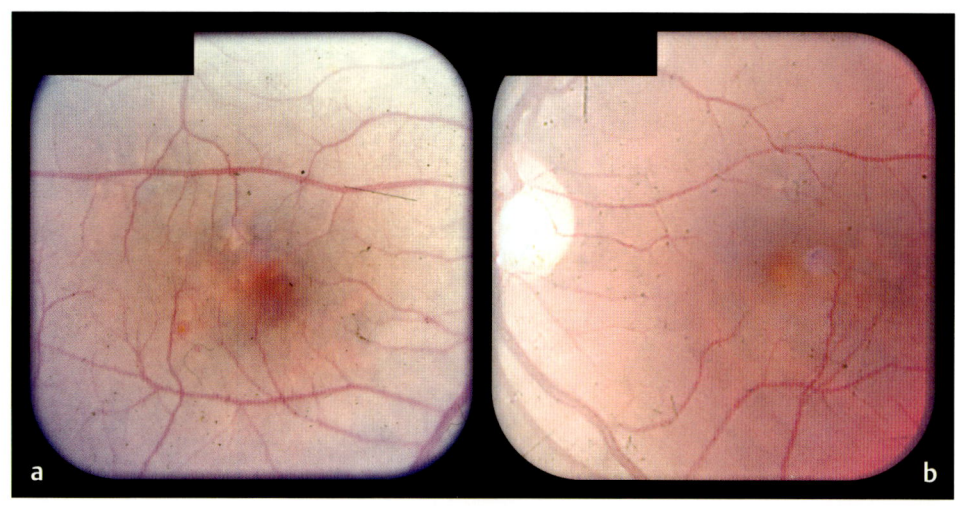

Fig. 19-2. (**a**) Olho direito de um paciente branco, de 39 anos, queixando-se de baixa visual, há um mês. Acuidade visual de 20/30. Uma vez por ano, há quatro anos, relata os mesmos sintomas. A mácula mostra manchas discrômicas. (**b**) Quadro semelhante do olho esquerdo, com elevação da mácula. Visão de 20/25. Queixa-se, neste olho, de metamorfopsia e mancha rósea na visão central.

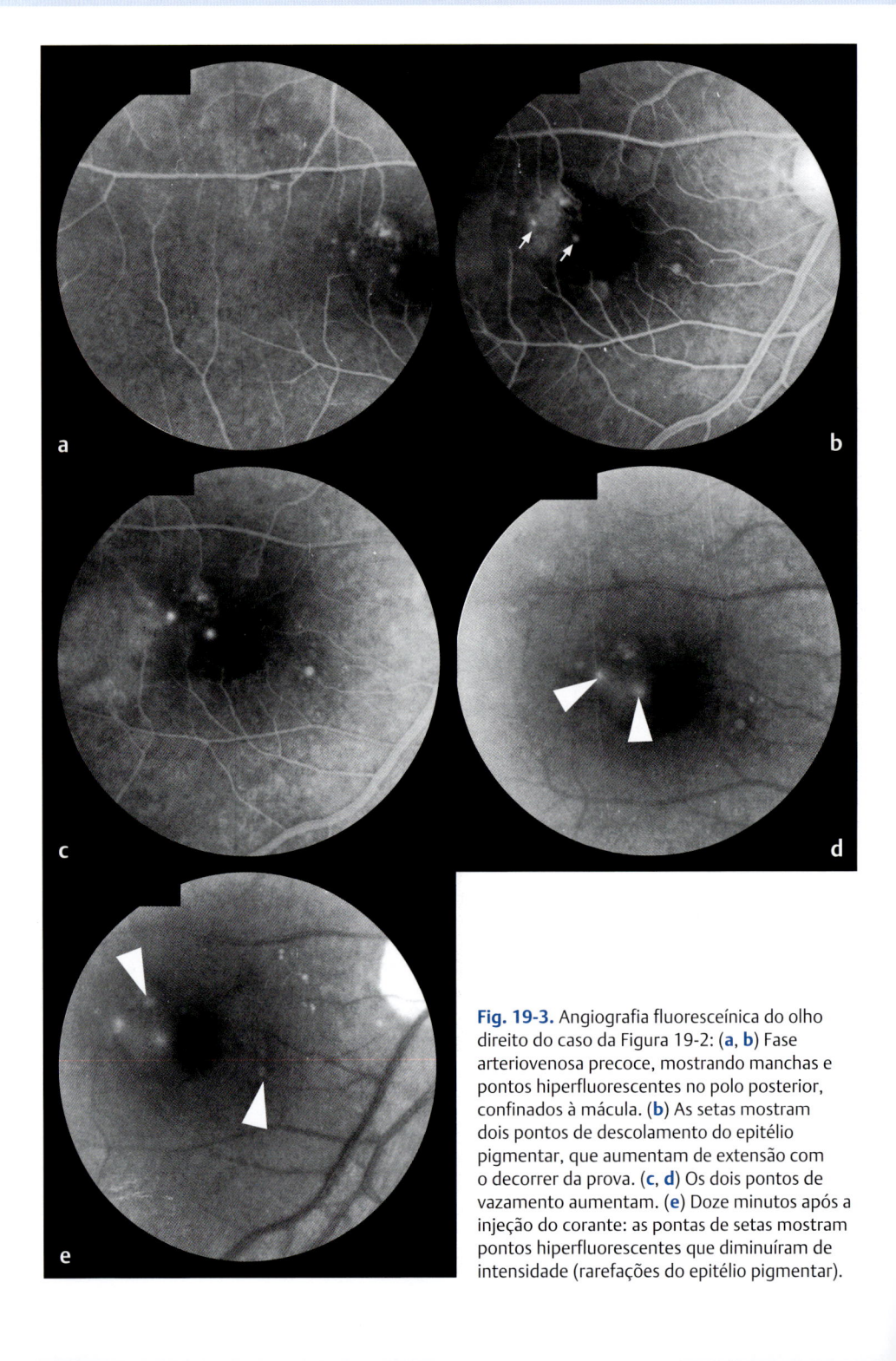

Fig. 19-3. Angiografia fluoresceínica do olho direito do caso da Figura 19-2: (**a**, **b**) Fase arteriovenosa precoce, mostrando manchas e pontos hiperfluorescentes no polo posterior, confinados à mácula. (**b**) As setas mostram dois pontos de descolamento do epitélio pigmentar, que aumentam de extensão com o decorrer da prova. (**c**, **d**) Os dois pontos de vazamento aumentam. (**e**) Doze minutos após a injeção do corante: as pontas de setas mostram pontos hiperfluorescentes que diminuíram de intensidade (rarefações do epitélio pigmentar).

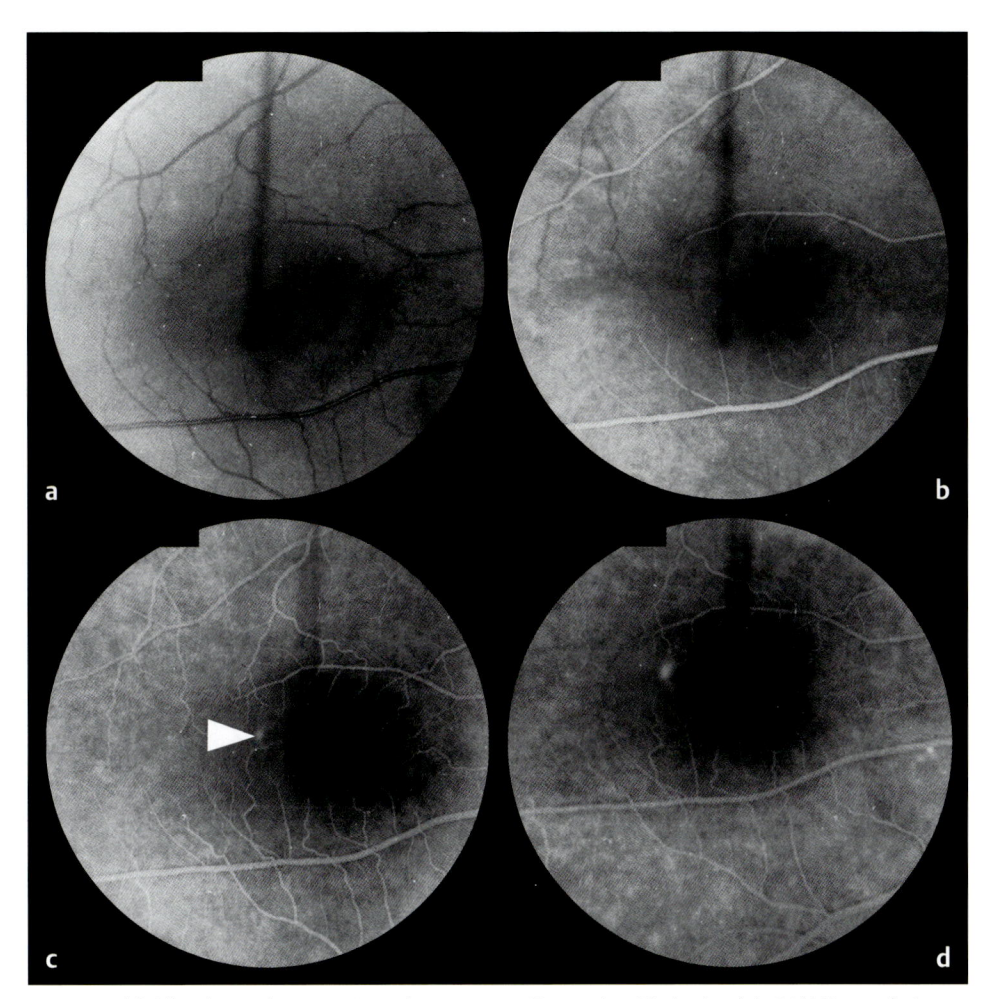

Fig. 19-4. (**a**) Olho direito de um paciente branco, com 42 anos (acuidade visual de 20/60), com baixa visual há 15 dias. A mácula mostra-se elevada, circundada por um reflexo circular. (**b-f**) Mostram a angiografia fluoresceínica. (**b**) Fase arterial. (**c**) Fase arteriovenosa precoce: a ponta de seta indica um ponto de vazamento (descolamento do epitélio pigmentar da retina). (**d**) Fase venosa tardia: o ponto aumenta de extensão. *(Continua.)*

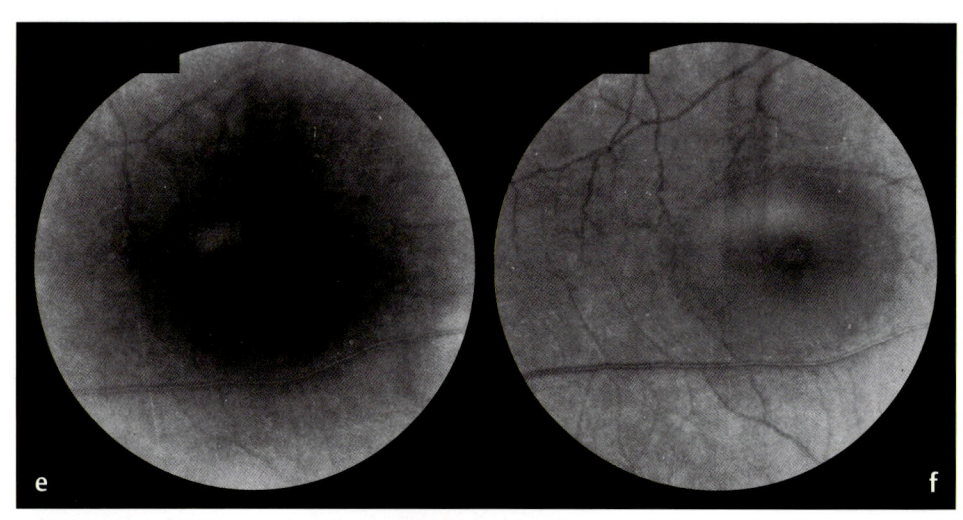

Fig. 19-4. *(Cont.)* (**e**) Um minuto após a injeção do corante. (**f**) Vinte minutos após a injeção: a extensão do vazamento indica descolamento do neuroepitélio associado.

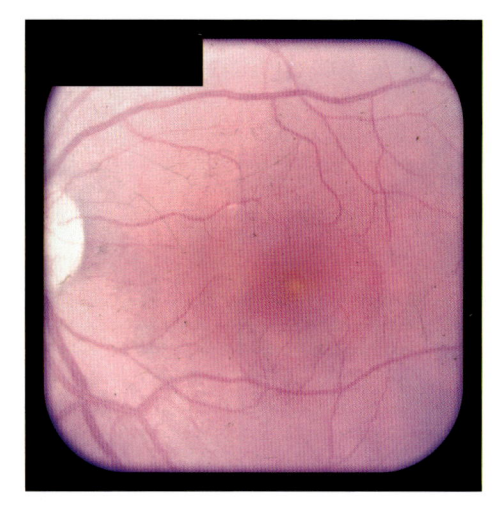

Fig. 19-5. Olho esquerdo de um paciente com CRSC, branco, 32 anos. Acuidade visual de 20/60. Queixa de visão deformada (metamorfopsia).

CORIORRETINOPATIA SEROSA CENTRAL

Fig. 19-6. (a-e) Sequência angiográfica. (c) Dois pontos de vazamento (pontas de setas) mostram o descolamento do epitélio pigmentar da retina.

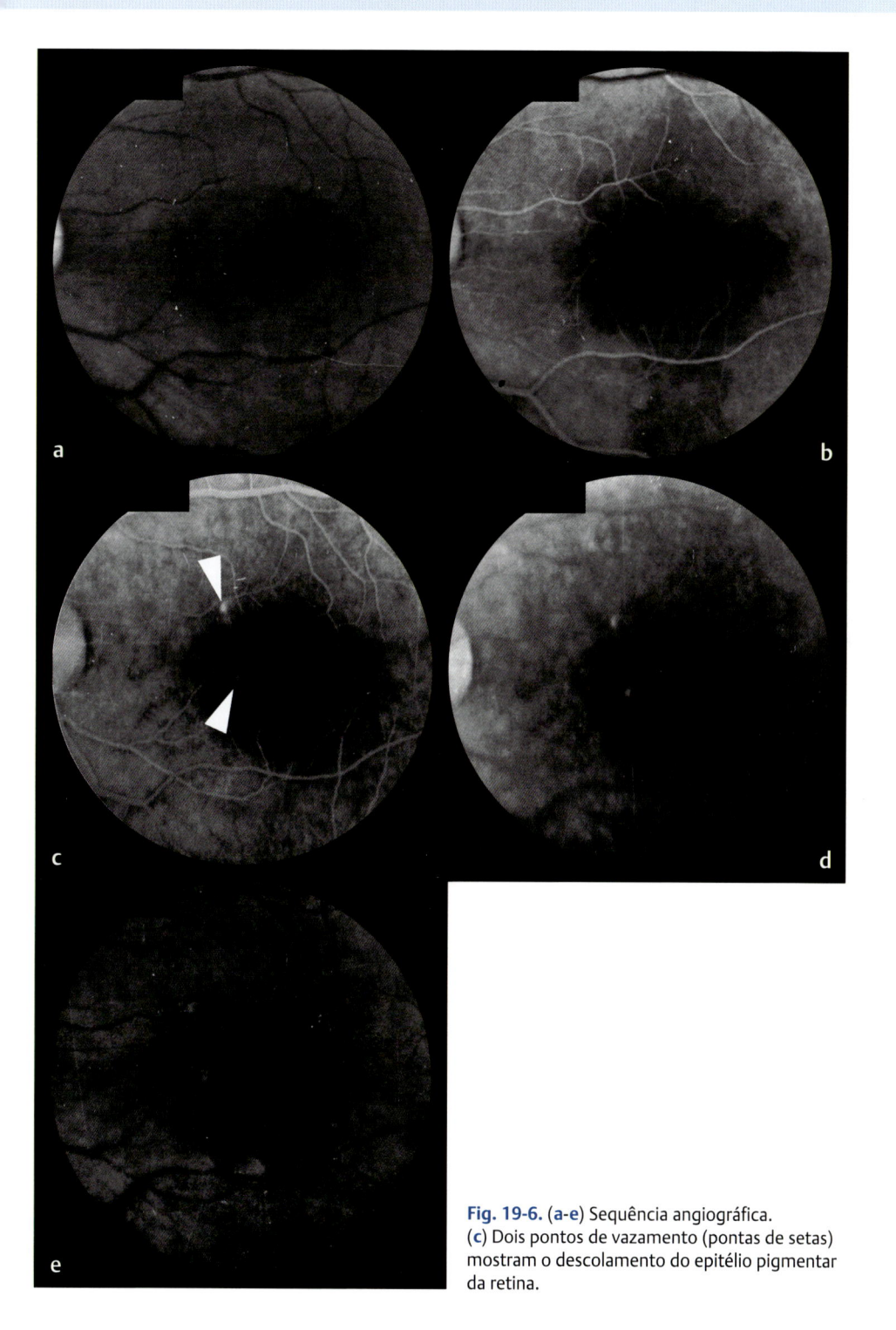

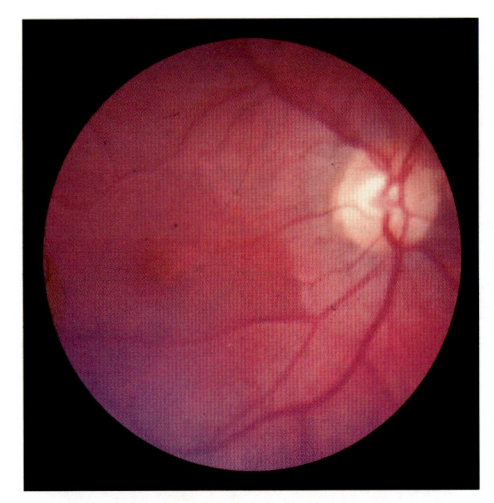

Fig. 19-7. Olho direito de uma paciente branca, com 34 anos, com CRSC. Acuidade visual 20/40. Sintomas de mancha na visão e baixa visual há quatro meses. Observar os precipitados puntiformes sub-retínicos proteicos.

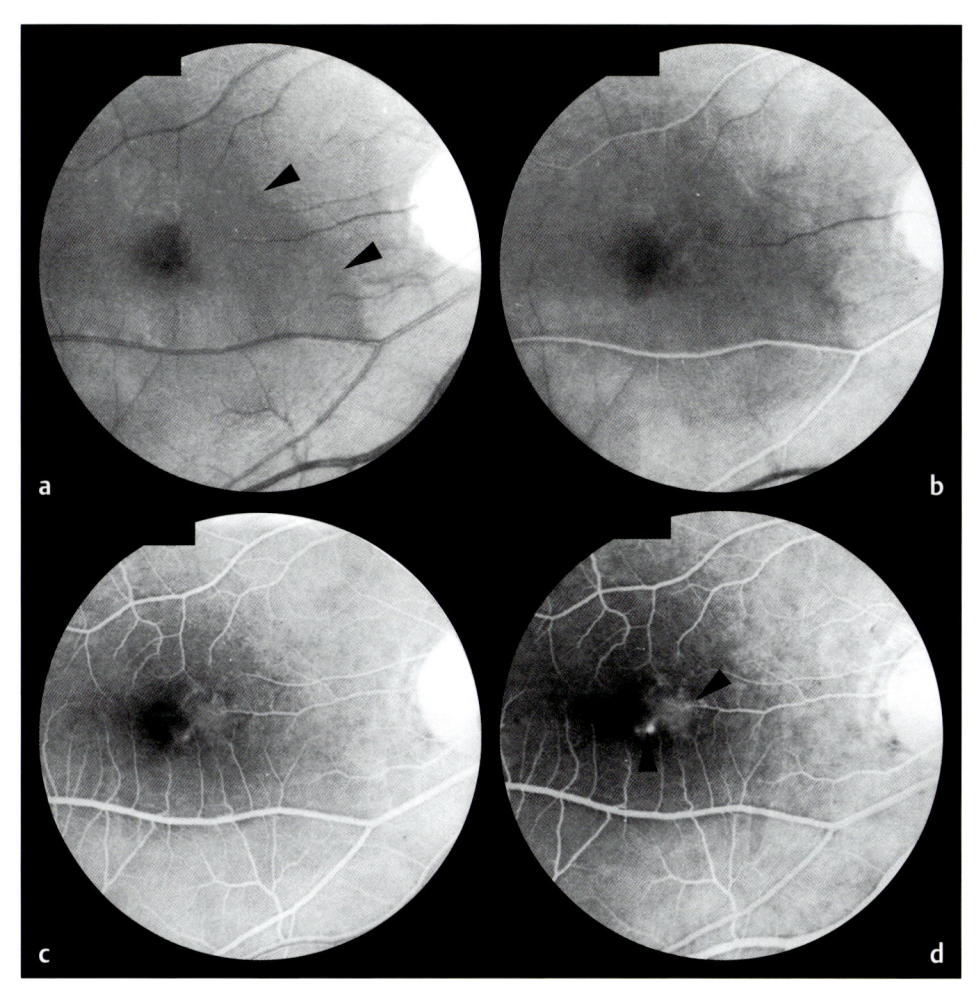

Fig. 19-8. Angiografia fluoresceínica. (**a**) Fotografia prévia: as pontas de setas mostram os limites da elevação retiniana. (**b**) Fase arterial. (**c**) Fase arteriovenosa precoce: pontos e manchas hiperfluorescentes nasais à fóvea. (**d**) Fase arteriovenosa: as pontas de setas indicam 2 pontos fluorescentes (descolamentos do epitélio pigmentar) que aumentam de extensão no decorrer da angiografia. *(Continua.)*

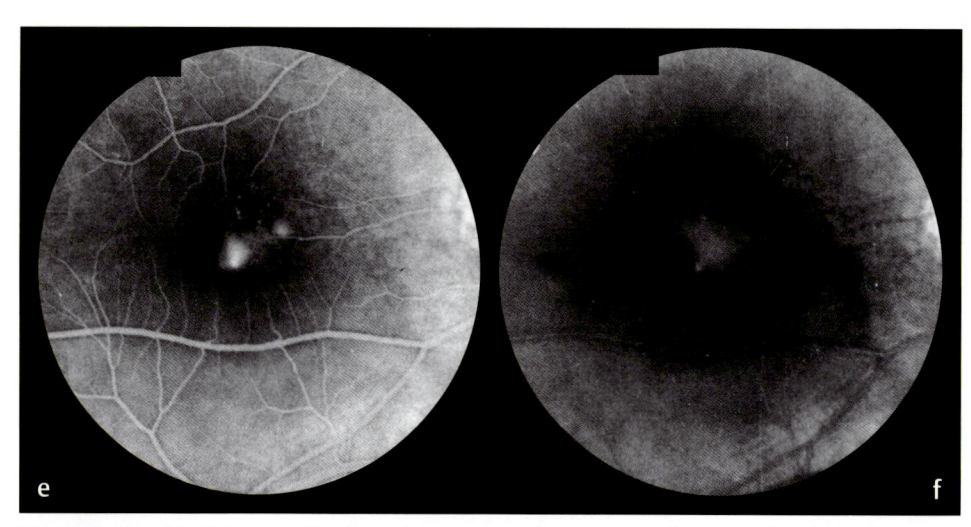

Fig. 19-8. *(Cont.)* (**e, f**) Fases tardias do angiograma: os vazamentos espalham-se pela mácula. (**f**) Vinte minutos após a injeção do corante.

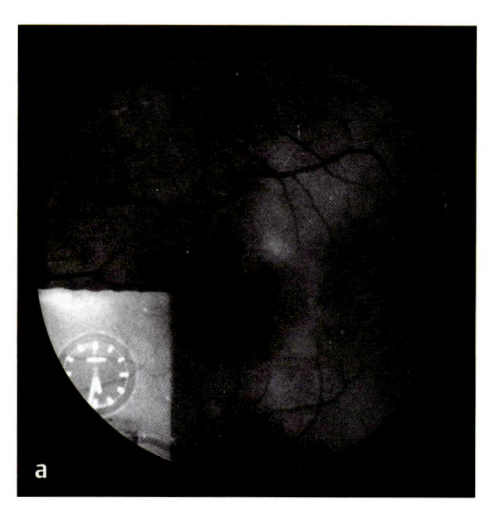

Fig. 19-9. (**a**) Olho esquerdo de um paciente branco, de 34 anos, com baixa visual há 15 dias, com coriorretinopatia serosa central. *(Continua.)*

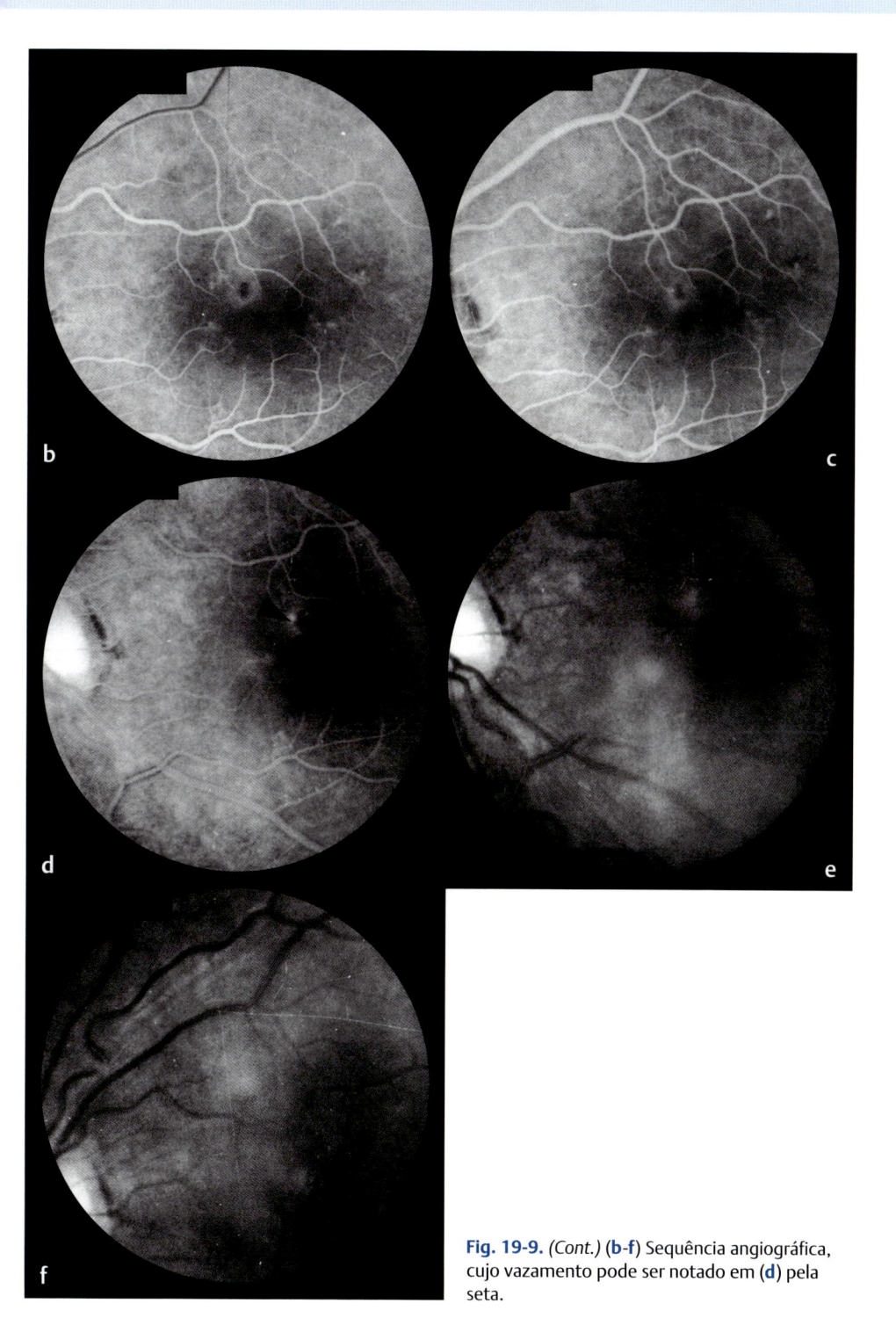

Fig. 19-9. *(Cont.)* (**b-f**) Sequência angiográfica, cujo vazamento pode ser notado em (**d**) pela seta.

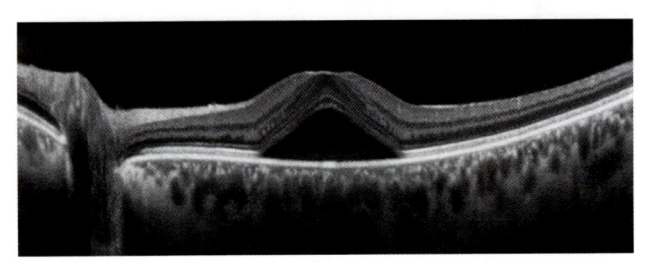

Fig. 19-10. OCT de coriorretinopatia serosa central em paciente feminina de 28 anos de idade. Observar o líquido sub-retiniano descolando a retina sensorial do epitélio pigmentar. (Imagem cedida pelo Dr. Sérgio Murilo Barcelos Corrêa.)

EDEMA TRAUMÁTICO DA RETINA

CAPÍTULO 20

O edema traumático da retina é um quadro clínico conhecido também como edema de Berlin, *Commotio retinae*, edema de concussão. Seu análogo é o edema de concussão cerebral.

Resulta, usualmente, de um traumatismo por concussão do globo ocular; o edema surge, em geral, 24 ou 48 horas após o acidente.

A hipótese mais aceita para explicar as alterações retinianas é a que considera que, no momento do traumatismo, há uma vasoconstricção capilar seguida de uma vasodilatação parética, causadora de uma transudação nos tecidos retinianos.

O exame oftalmoscópico mostra a zona edematosa usualmente na região macular ou perimacular. Às vezes, pequenas hemorragias estão presentes.

A coloração vermelho-cereja central da mácula sobressai-se na zona de edema, de modo que o aspecto fundoscópico lembra o da oclusão da artéria central da retina (Fig. 20-1).

A lesão costuma regredir em cerca de 10 dias. Alguns casos podem deixar sequelas como alterações pigmentares, cisto e buraco macular.

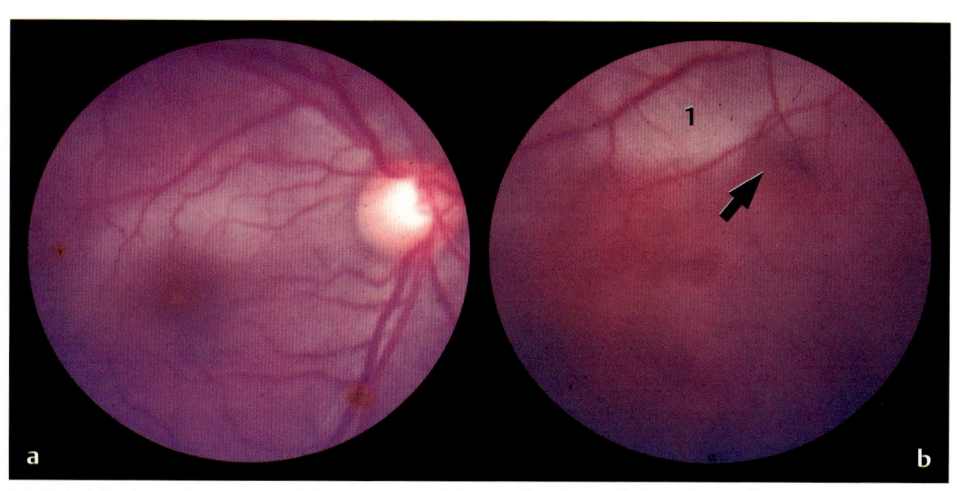

Fig. 20-1. Paciente branco, com 31 anos, contundido no olho direito (bola de futebol), há 24 horas. Acuidade visual: 0,6; tensão intraocular de 5 mmHg. (**a**) Aspecto fundoscópico mostrando edema da região perimacular. (**b**) Na região temporal à mácula, veem-se áreas edematosas (1), hemorragias superficiais retinianas (seta). No vítreo inferior, havia pequenos coágulos sanguíneos. Com a reabsorção do edema e das hemorragias, a acuidade retornou à normalidade, o mesmo ocorrendo com a tensão intraocular.

CAPÍTULO 21
HELIOTRAUMATISMO RETINIANO

O heliotraumatismo da retina ocorre geralmente durante os eclipses solares por falta de proteção na observação dos mesmos. A lesão é a resultante da transformação da energia luminosa em calor, ao nível das camadas pigmentadas (epitélio pigmentar e coroide). A mácula é a sede das lesões, pois, pela refração do olho, os raios luminosos aí se concentram; destarte, os emétropes e os fracos amétropes são mais vulneráveis. Os amétropes altos protegem-se parcialmente.

O mecanismo da produção da lesão é semelhante ao da fotocoagulação, tendo início com um edema e degeneração subsequente dos elementos visuais. Os primeiros sintomas são pós-imagens, metamorfopsias, fotofobia, cromatopsia. Quase 24 horas depois, aparece um escotoma central relativo ou absoluto transitório ou definitivo. De saída, o exame oftalmoscópico pode não demonstrar nada; com a lesão estabelecida, pode-se notar o edema macular acompanhado ou não de hemorragias punctiformes.

Com a evolução, pigmentação e cicatrização podem ocorrer. O edema cístico pode também originar um buraco macular (Fig. 21-1).

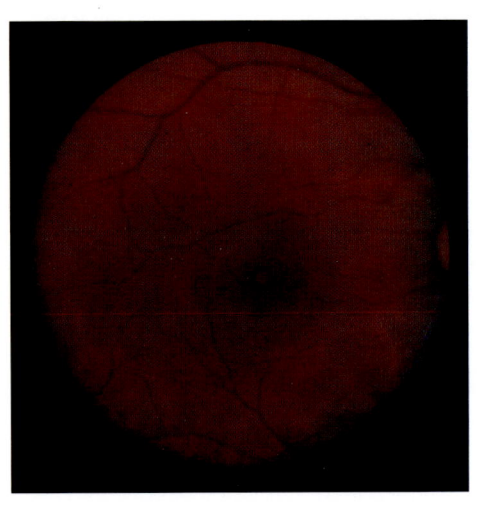

Fig. 21-1. Olho esquerdo de um paciente branco, de 19 anos, seis meses após lesão macular por raios solares durante a observação de um eclipse. Presença de escotoma central. Acuidade visual de 20/60. Vê-se uma lesão cística na região macular. Caso do Dr. Cláudio Acosta Sbrissa.

RETINOSE *PUNCTATA ALBESCENS*

A retinose *punctata albescens*, também conhecida como distrofia albipunctata, é uma afecção caracterizada por cegueira noturna e pela presença de minúsculos e brilhantes pontos brancos, espalhados por todo o *fundus*, mais numerosos no polo posterior, geralmente poupando a área macular.

Usualmente, é bilateral, e as alterações situam-se profundamente na retina, provavelmente, ao nível do epitélio pigmentar, enquadrando-se, por isso, dentro das distrofias tapetorretinianas.

Duas formas clínicas desta afecção são conhecidas:

1. A distrofia albipunctata progressiva, onde se observam alterações campimétricas com contração concêntrica progressiva, cegueira noturna, baixa da acuidade visual, anomalias na visão de cores, alterações pigmentares da retina, podendo alcançar até a atrofia óptica com vasos retinianos atenuados. Os sintomas costumam aparecer na infância.
2. O *fundus albipunctatus* é uma forma estacionária da distrofia. Não compromete a acuidade visual, os campos visuais são normais, embora haja cegueira noturna, assim como é normal a visão das cores. Seu aparecimento também se faz na infância (Figs. 22-1 e 22-2).

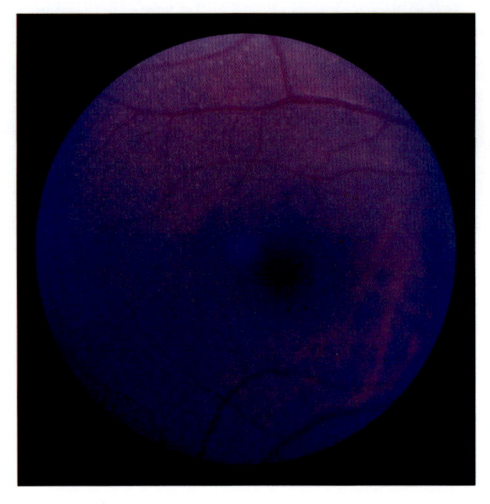

Fig. 22-1. Olho direito de um paciente branco, com 41 anos, acuidade visual de 20/20, queixando-se de cegueira noturna. Caso de *fundus albipunctatus*.

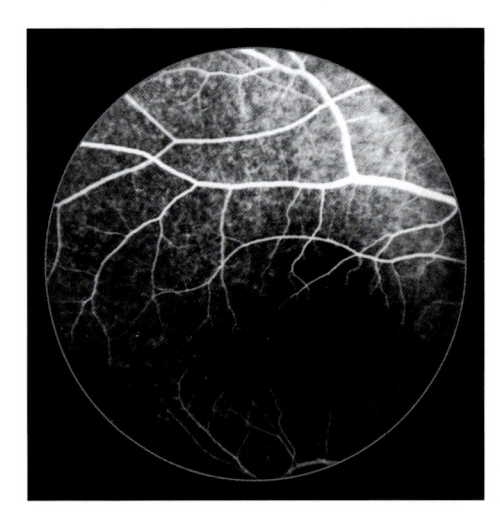

Fig. 22-2. Angiografia fluoresceínica (fase arteriovenosa) do mesmo caso; as pequenas manchas fluorescentes denotam a despigmentação do epitélio pigmentar da retina, mostrando o efeito de transmissão.

RETINOSE PIGMENTAR

A retinose pigmentar é uma distrofia retiniana de etiologia desconhecida, com tendência hereditária, pertencente ao grupo das distrofias tapetorretinianas. Segue uma evolução crônica e progressiva.

Clinicamente, ocorre como uma alteração fundoscópica isolada ou associada a doenças oculares ou sistêmicas.

Usualmente, é uma doença bilateral, mais ou menos simétrica. Há, ainda, formas unilaterais. Os homens são mais afetados que as mulheres.

À parte os casos típicos, podem ocorrer as formas centrais e as formas onde apenas um setor do *fundus* está afetado; também são conhecidas formas com pouco ou sem pigmento.

As formas típicas de retinose pigmentar caracterizam-se por alterações pigmentares na retina, atenuação dos vasos retinianos e palidez do disco óptico, podendo chegar à atrofia óptica.

A pigmentação anormal ocorre inicialmente na periferia da retina, em agregações que lembram os "corpúsculos ósseos", principalmente ao redor dos vasos retinianos. Com a evolução da doença, as alterações pigmentares avançam para a parte posterior do *fundus*.

Os sintomas incluem cegueira noturna e limitação progressiva do campo visual até a formação do campo tubular.

A visão central, normalmente, só é afetada nas fases finais da doença (Figs. 23-1 a 23-3).

Alterações oculares ocasionalmente presentes:

1. Miopia.
2. Glaucoma.
3. Catarata.
4. Degeneração macular.
5. Microftalmia.
6. Microcórnea.
7. Ceratocone etc.

Associação com alterações sistêmicas:

1. Síndrome de Laurence-Moon-Biedl-Bardet.
2. Síndrome de Cockayne.
3. Síndrome de Alport.
4. Síndrome de Refsum.
5. Idiotia amaurótica juvenil.
6. Surdez etc.

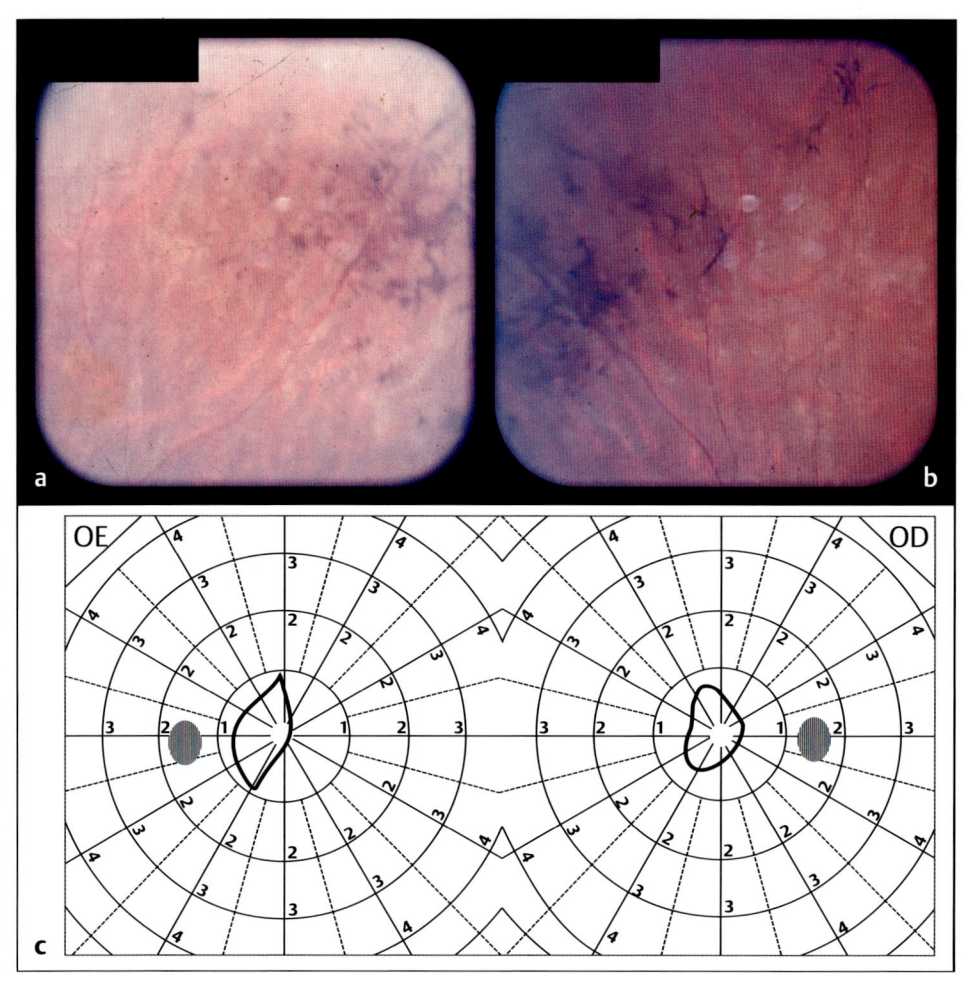

Fig. 23-1. Retinose pigmentar em uma paciente branca, com 42 anos, queixando-se de cegueira noturna desde a adolescência, com piora da acuidade visual nos 10 últimos anos. Acuidade em ambos os olhos de 20/300. Refração: miopia de 1.25 DE. (**a**) Periferia nasal superior do olho direito. (**b**) Periferia superior do olho esquerdo. (**c**) Mostra o campo tubular em ambos os olhos. *(Continua.)*

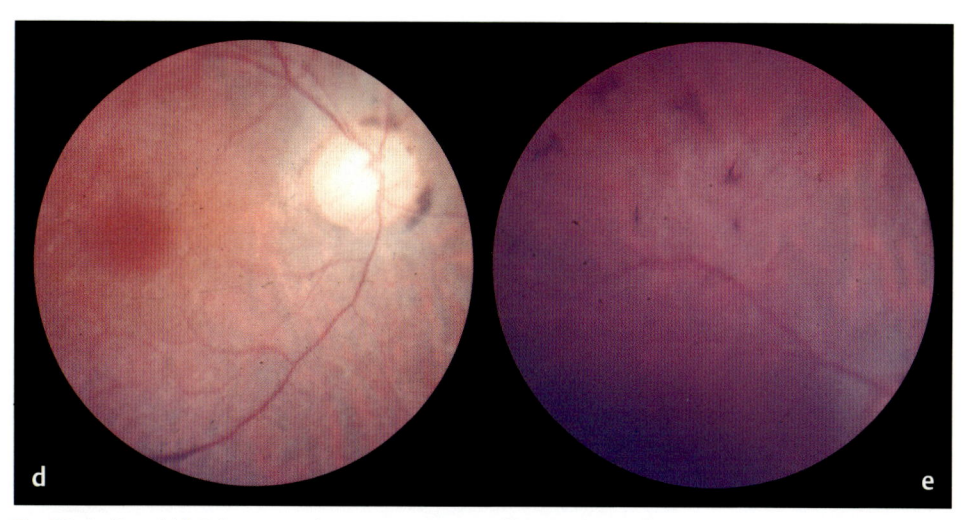

Fig. 23-1. *(Cont.)* (**d**) Três anos após. Piora progressiva da visão (conta dedos a 2 metros). Observar a palidez do disco óptico, o estreitamento vascular com embainhamento, principalmente próximo ao disco, e a pigmentação perivenosa (veia temporal inferior) no olho direito. No olho oposto, o quadro é idêntico. (**e**) Aspecto da periferia superior do olho direito.

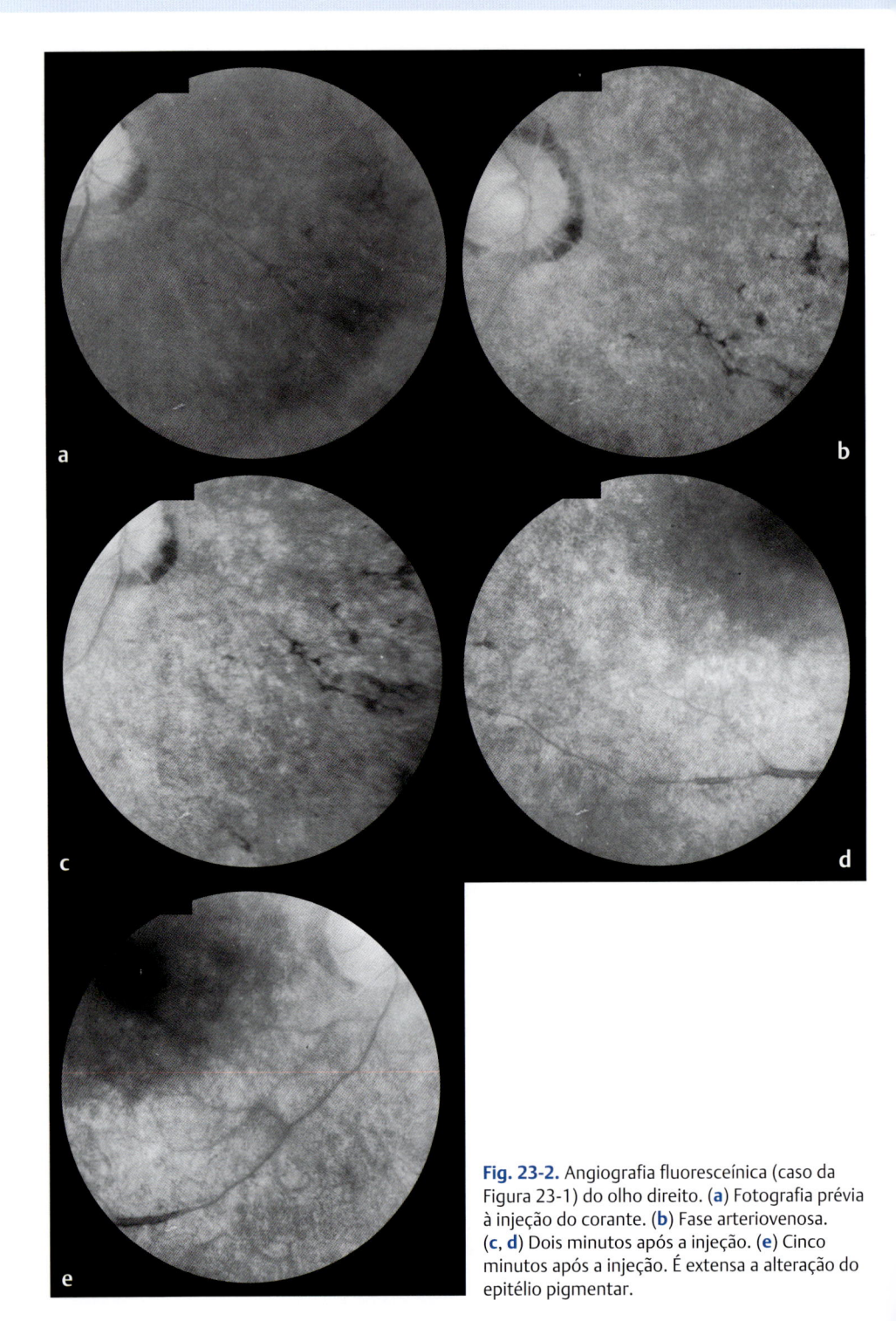

Fig. 23-2. Angiografia fluoresceínica (caso da Figura 23-1) do olho direito. (**a**) Fotografia prévia à injeção do corante. (**b**) Fase arteriovenosa. (**c, d**) Dois minutos após a injeção. (**e**) Cinco minutos após a injeção. É extensa a alteração do epitélio pigmentar.

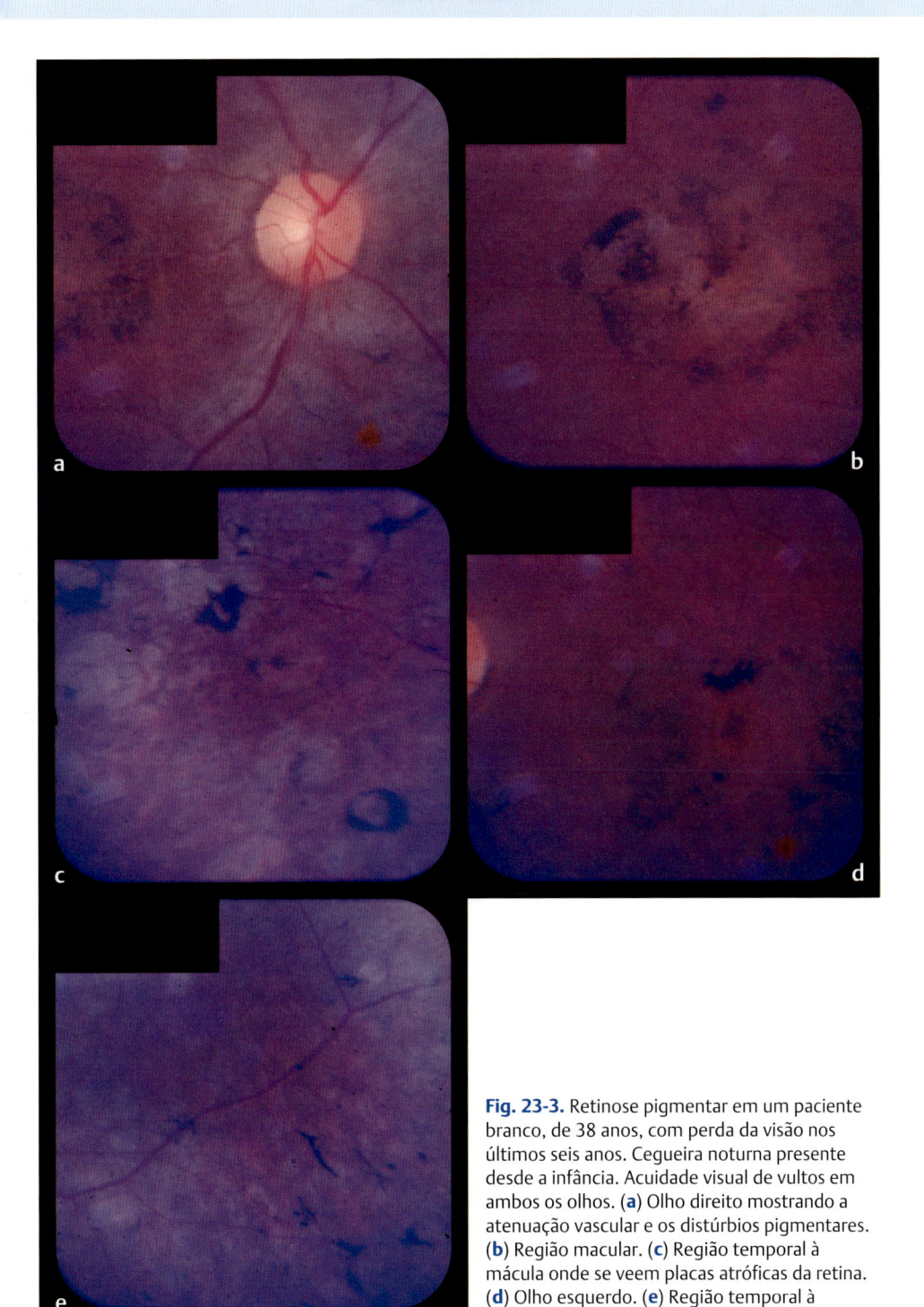

Fig. 23-3. Retinose pigmentar em um paciente branco, de 38 anos, com perda da visão nos últimos seis anos. Cegueira noturna presente desde a infância. Acuidade visual de vultos em ambos os olhos. (**a**) Olho direito mostrando a atenuação vascular e os distúrbios pigmentares. (**b**) Região macular. (**c**) Região temporal à mácula onde se veem placas atróficas da retina. (**d**) Olho esquerdo. (**e**) Região temporal à mácula.

CAPÍTULO 24
EPITELIOPATIA SERPIGINOSA OU GEOGRÁFICA

Esta entidade também conhecida como coroidite serpiginosa ou geográfica é de etiologia ainda desconhecida, daí a variação da denominação topográfica, na qual as alterações parecem ter lugar na junção coriorretiniana, conforme sugerem os achados da angiografia fluoresceínica.

A epiteliopatia geográfica possui caracteres clínicos semelhantes aos da epiteliopatia em placa multifocal posterior, sendo que, atualmente, há uma tendência a se enquadrar a primeira como forma mais grave, atípica da segunda. Haveria uma forma clínica intermediária, a epitelite aguda, que afeta a região macular, repercutindo espetacularmente na acuidade visual, mas com evolução funcional favorável.

Sem predominância de sexo, a epiteliopatia geográfica acomete indivíduos com idade ao redor dos 30 anos, sendo geralmente unilateral, menos frequentemente simultânea ou simétrica, com intervalo entre o acometimento dos dois olhos.

A mácula é atingida pela lesão com mais frequência; às vezes, podem-se encontrar lesões periféricas. A evolução do processo lembra características inflamatórias das lesões. O exame eletroculográfico mostra alterações.

Parecem ser responsáveis na etiologia da doença alterações vasculares e mecanismos de autoimunidade localizados.

Os sinais funcionais revelam, em geral, uma síndrome macular, com baixa da acuidade visual, fosfenos, metamorfopsias e escotomas centrais.

O exame fundoscópico mostra lesões branco-amareladas, não salientes, de situação profunda, por trás dos vasos retinianos, que tomam a forma geográfica ou serpiginosa, podendo mostrar rarefações ou acúmulos pigmentares no centro das lesões. Usualmente, as lesões situam-se no polo posterior.

A angiografia fluoresceínica mostra, na fase arteriovenosa precoce, uma hipofluorescência das lesões ativas ("silêncio" coroidiano); hiperfluorescência nas áreas de resolução das lesões, devido a rarefações do epitélio pigmentar (efeito de "transmissão"); áreas com hiperpigmentação bloqueiam a fluorescência de *background* da coroide, aparecendo escuras na angiografia.

Nas fases tardias da angiografia, as lesões antes hipofluorescentes tornam-se hiperfluorescentes (*staining*).

A observação da dinâmica angiográfica sugere que a hipofluorescência das lesões se origina de uma alteração isquêmica da coriocapilar ou uma infiltração inflamatória ao nível da coriocapilar ou do epitélio pigmentar da retina (Figs. 24-1 e 24-2).

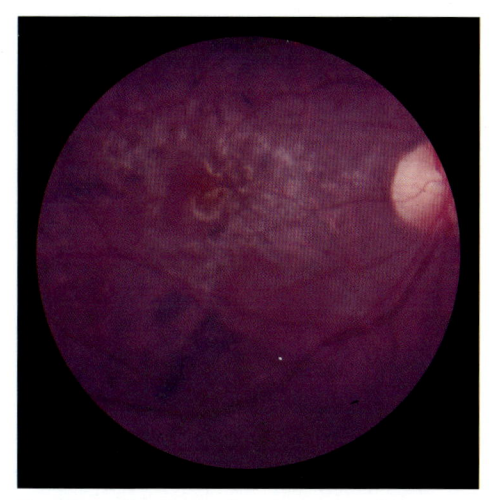

Fig. 24-1. Olho direito de uma paciente branca, com 33 anos, de boa saúde geral, queixando-se de baixa visual progressiva e metamorfopsias, há cerca de seis meses. Acuidade visual de 20/200. Observar as lesões "geográficas" localizadas no polo posterior, principalmente entre os vasos temporais.

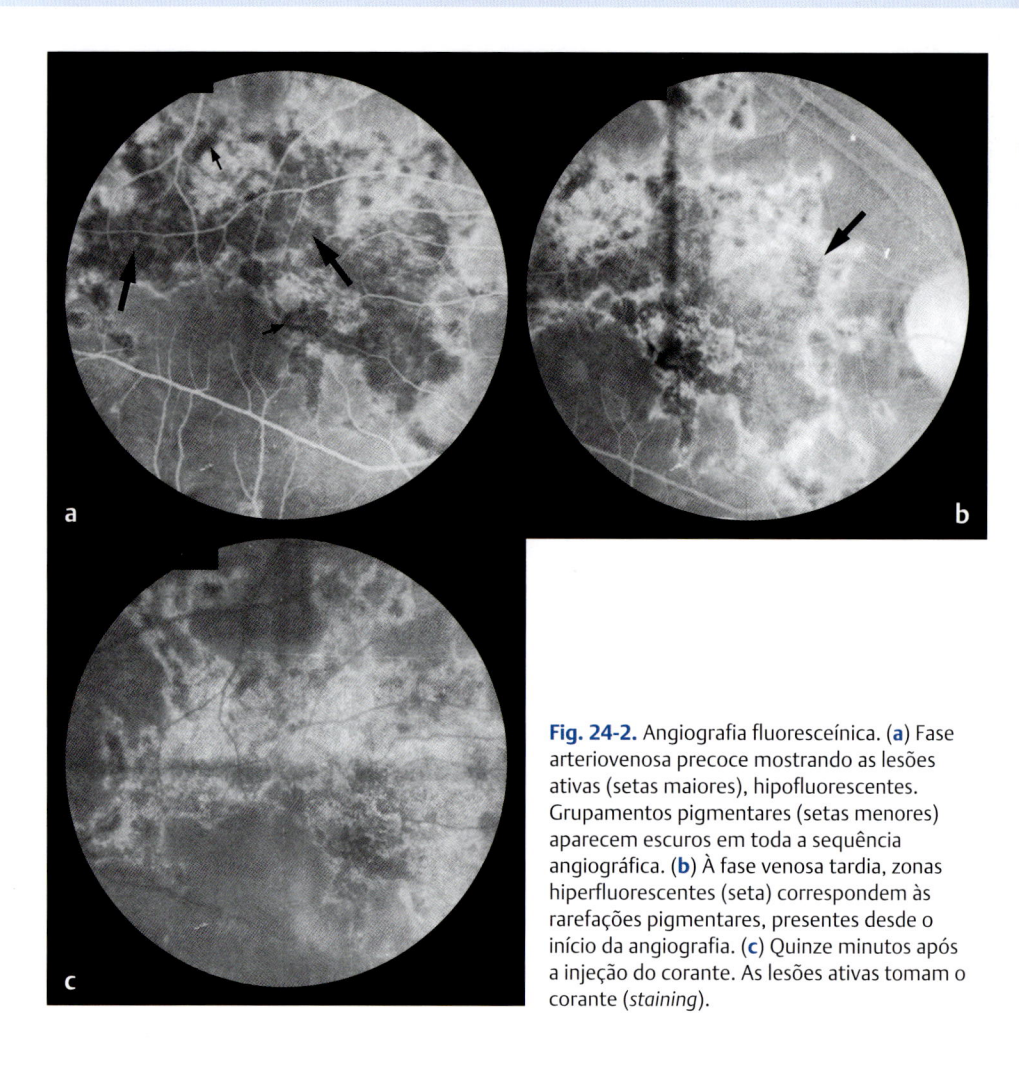

Fig. 24-2. Angiografia fluoresceínica. (**a**) Fase arteriovenosa precoce mostrando as lesões ativas (setas maiores), hipofluorescentes. Grupamentos pigmentares (setas menores) aparecem escuros em toda a sequência angiográfica. (**b**) À fase venosa tardia, zonas hiperfluorescentes (seta) correspondem às rarefações pigmentares, presentes desde o início da angiografia. (**c**) Quinze minutos após a injeção do corante. As lesões ativas tomam o corante (*staining*).

BURACO MACULAR

O buraco macular resulta de um processo degenerativo da retina central, de etiologia variada (traumático, senil, inflamatório, miópico, por tração vítrea, vascular etc.), usualmente precedido por edema e degeneração cística.

O exame oftalmoscópico mostra uma lesão de forma circular ou elíptica, de coloração vermelho-escura, situada na região macular.

Ao exame biomicroscópio com o cristal de contato, usando fenda estreita, a sua observação é facilitada, e somente assim se pode diferençá-lo de um cisto macular. No buraco, não se nota a presença da linha de perfil anterior.

O sintoma acusado pelo paciente é a baixa da acuidade visual central. O exame capimétrico pode revelar um escotoma central.

Raramente, o buraco macular dá origem a um descolamento de retina (Figs. 25-1 e 25-2).

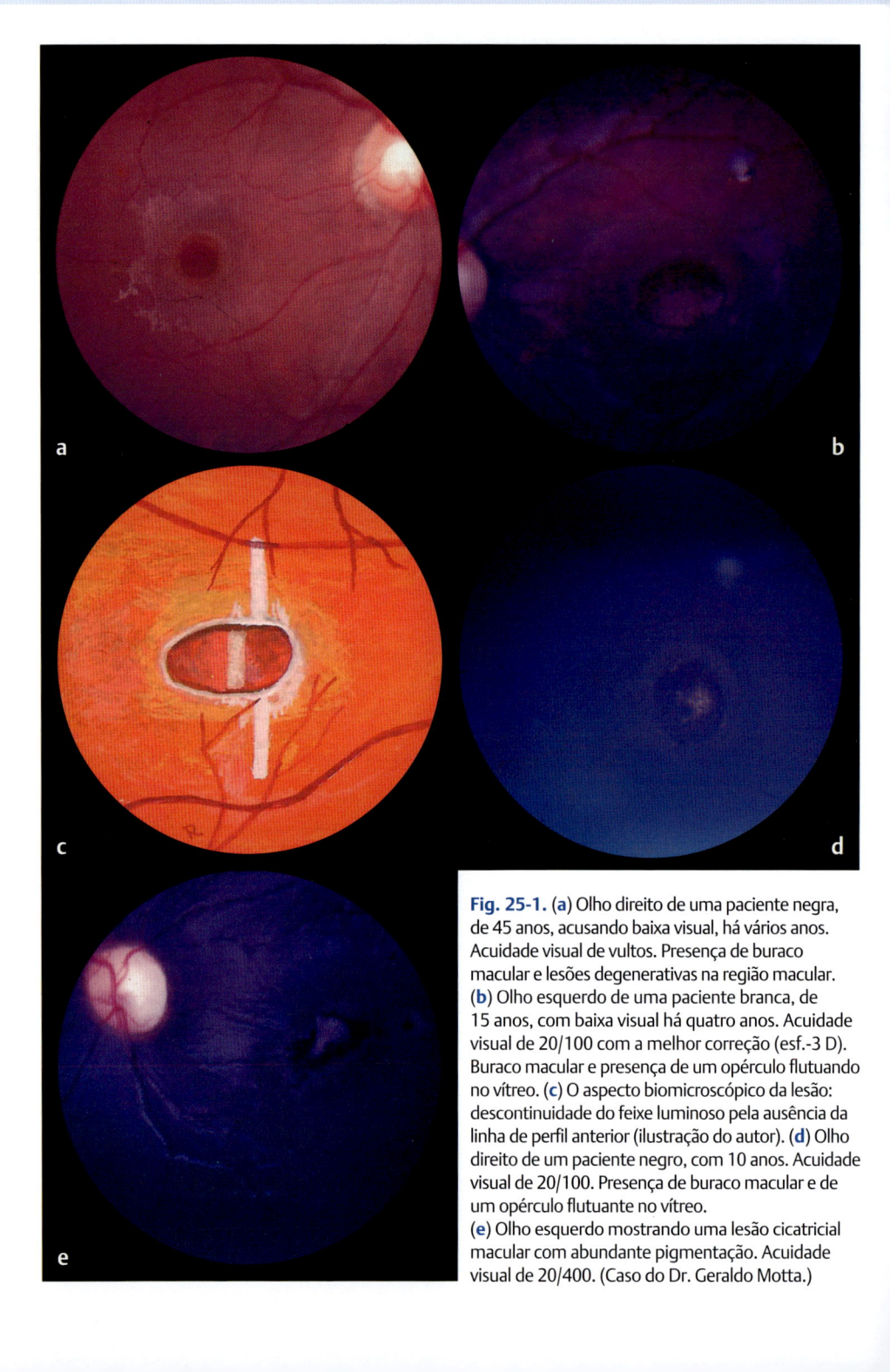

Fig. 25-1. (a) Olho direito de uma paciente negra, de 45 anos, acusando baixa visual, há vários anos. Acuidade visual de vultos. Presença de buraco macular e lesões degenerativas na região macular. **(b)** Olho esquerdo de uma paciente branca, de 15 anos, com baixa visual há quatro anos. Acuidade visual de 20/100 com a melhor correção (esf.-3 D). Buraco macular e presença de um opérculo flutuando no vítreo. **(c)** O aspecto biomicroscópico da lesão: descontinuidade do feixe luminoso pela ausência da linha de perfil anterior (ilustração do autor). **(d)** Olho direito de um paciente negro, com 10 anos. Acuidade visual de 20/100. Presença de buraco macular e de um opérculo flutuante no vítreo.
(e) Olho esquerdo mostrando uma lesão cicatricial macular com abundante pigmentação. Acuidade visual de 20/400. (Caso do Dr. Geraldo Motta.)

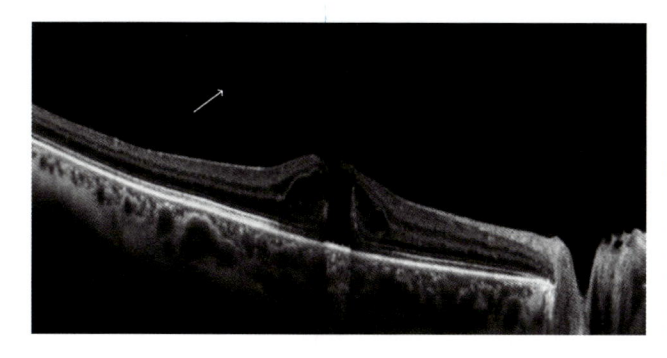

Fig. 25-2. OCT de buraco macular em paciente de 58 anos de idade. Observar as cavidades císticas intrarretinianas e a tração vítrea (seta). (Imagem cedida pelo Dr. Sérgio Murilo Barcelos Corrêa.)

FUNDUS FLAVIMACULATUS

O *fundus flavimaculatus* é uma distrofia retiniana que se caracteriza pela presença de manchas amareladas ou branco-amareladas, de forma irregular (frequentemente em "rabo de peixe"), situadas principalmente no polo posterior.

São alterações geralmente bilaterais. A sintomatologia e o diagnóstico são usualmente notados na 1ª ou 2ª décadas. Faz-se a transmissão hereditária de forma autossômica recessiva.

As lesões situam-se profundamente na retina, provavelmente ao nível do epitélio pigmentar.

A lesão inicial representa um depósito de material mucopolissacáride ácido na porção apical do epitélio pigmentar.

Estas lesões iniciais costumam não fluorescer à angiografia fluoresceínica.

Quando se tornam fluorescentes, significa que houve reabsorção do material mucopolissacáride, que deixa o epitélio pigmentar parcialmente atrófico e despigmentado.

As manchas podem ser pigmentadas no centro ou nas bordas.

O paciente é assintomático ou tem baixa visual central pela invasão das manchas na mácula ou distrofia macular atrófica (tipo Stargardt), que ocorre em 50% dos casos e pode inclusive preceder o aparecimento das manchas (Figs. 26-1 e 26-2).

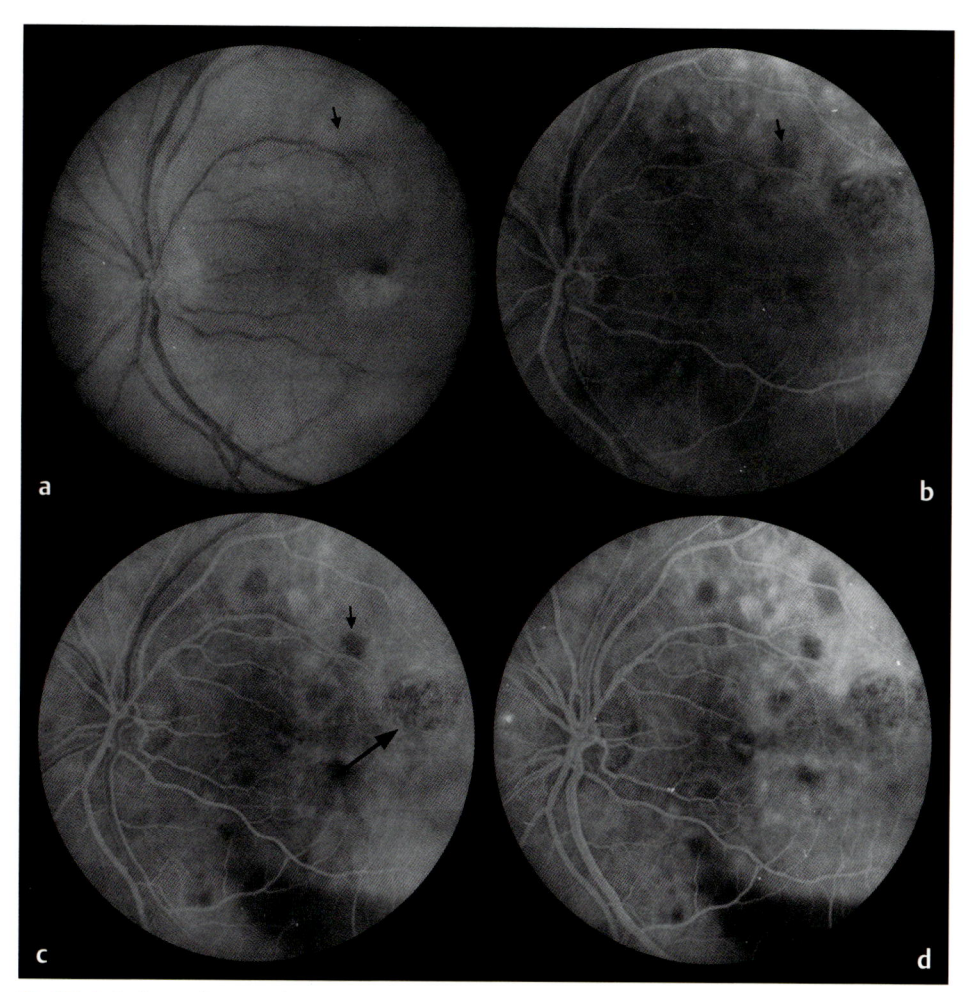

Fig. 26-1. Retinografia antes da injeção intravenosa de fluoresceína mostrando lesões em um paciente branco, de 35 anos, com baixa acentuada da acuidade visual no olho esquerdo. (**a**) As lesões (seta) são branco-amareladas, manchas situadas profundamente na retina. Alterações discrômicas maculares, estão presentes. (**b**) Fase arterial da angiografia fluoresceínica, observamos a lesão (seta) escura, bloqueando a fluorescência coroidiana (lesão ativa). Alterações do epitélio pigmentar estão presentes (manchas hiperfluorescentes) pela despigmentação. (**c**) Fase arteriovenosa precoce. Observar uma placa atrófica retiniana (seta maior), através da qual se vê a circulação coroidiana. (**d**) Fase arteriovenosa. *(Continua.)*

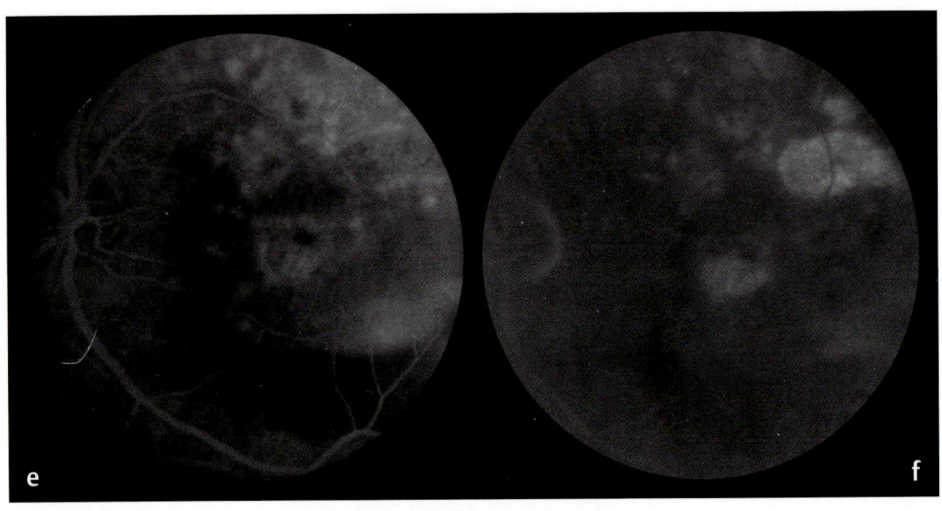

Fig. 26-1. *(Cont.)* (**e**) Fase arteriovenosa tardia. (**f**) Dez minutos após injeção de contraste.

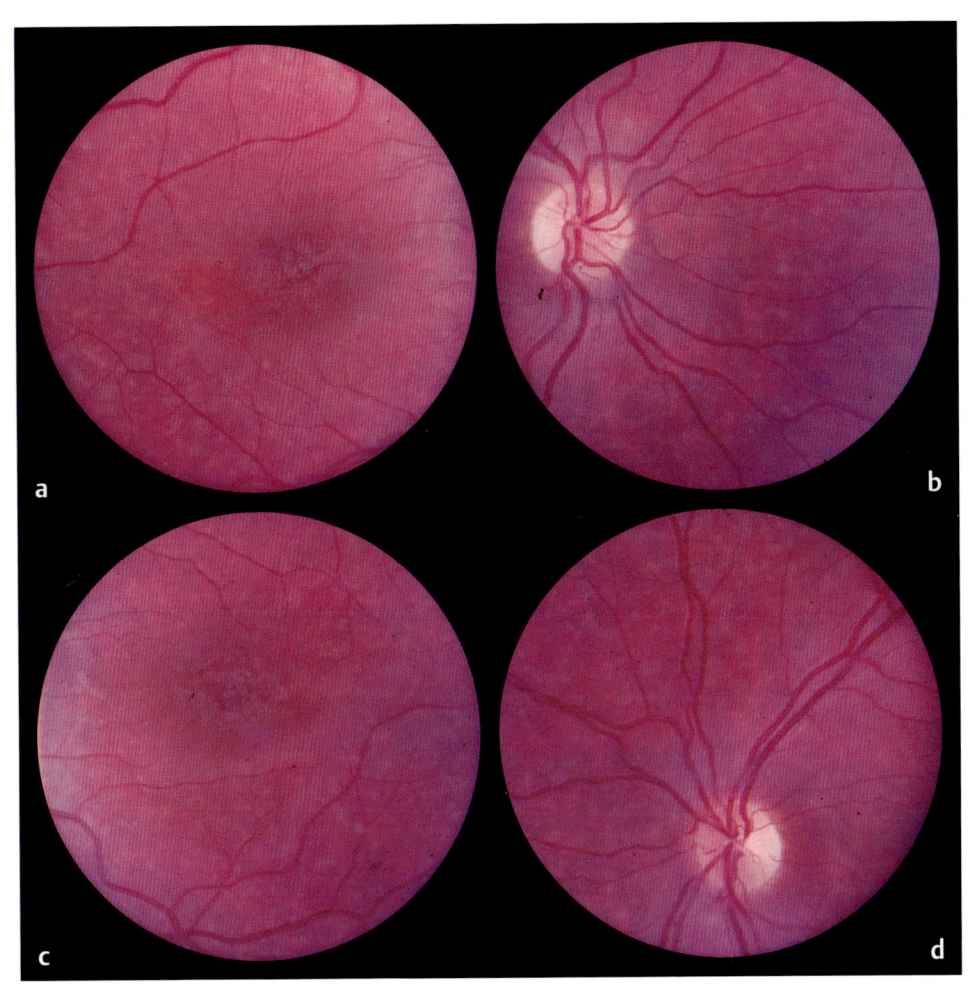

Fig. 26-2. Paciente branca, com 16 anos, queixando-se de baixa visual bilateral, há seis anos, progressiva. (**a**) Olho direito mostrando as manchas espalhadas no polo posterior. A mácula apresenta alterações pigmentares (rarefações e agrupamentos pigmentares). Acuidade visual de 20/400. Caso de doença de Stargardt associada a *fundus flavimaculatus*. A irmã de nove anos tem semelhante lesão macular. (**b**) A retina nasal do olho direito. (**c, d**) O aspecto do olho esquerdo.

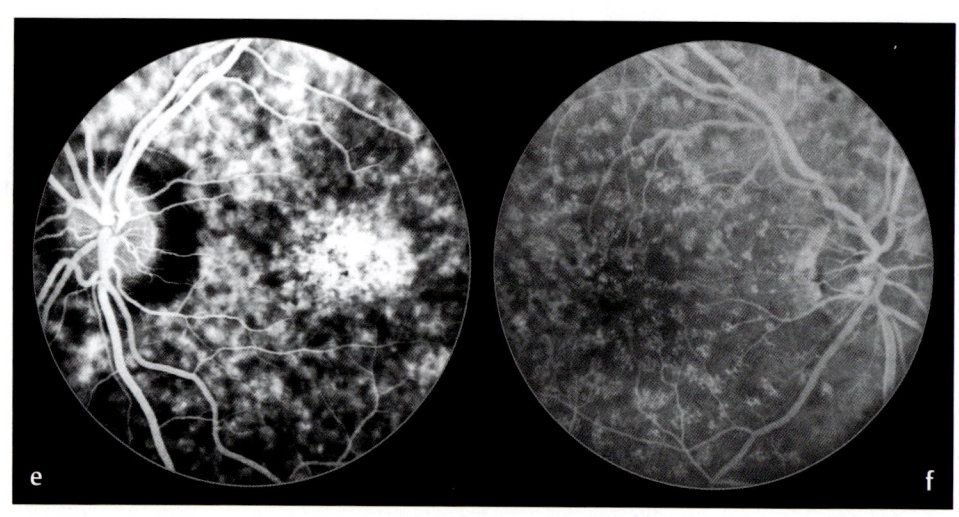

Fig. 26-2. *(Cont.)* (**e**) Fase arteriovenosa da angiografia fluoresceínica do caso anterior. Veem-se lesões hiperfluorescentes com rarefações do epitélio pigmentar da retina (efeito de transmissão) do olho esquerdo. (**f**) Angiografia fluorescente (fase arteriovenosa) do olho direito de uma paciente branca, com 58 anos, mostrando as lesões hiperfluorescentes de *fundus flavimaculatus*. Acuidade visual de 20/20.

DOENÇA DE STARGARDT

CAPÍTULO 27

A doença de Stargardt é uma das degenerações heredomaculares, condição autossômica recessiva, que aparece entre as idades de oito e 14 anos, sem predominância de sexo, bilateral e de progressão lenta.

Os sintomas incluem baixa da acuidade visual, lenta e progressiva, e alterações do senso cromático. Em torno dos 30 anos, a doença está bem estabelecida.

O aspecto fundoscópico mostra ausência do reflexo foveal ou uma tonalidade grisácea do mesmo. Pontilhado pigmentar aparece na mácula com uma distribuição irregular. Segue-se uma área de distribuição circular de despigmentação e áreas de atrofia coriorretiniana na mácula. Raramente ocorrem hemorragias na área da lesão (Fig. 27-1).

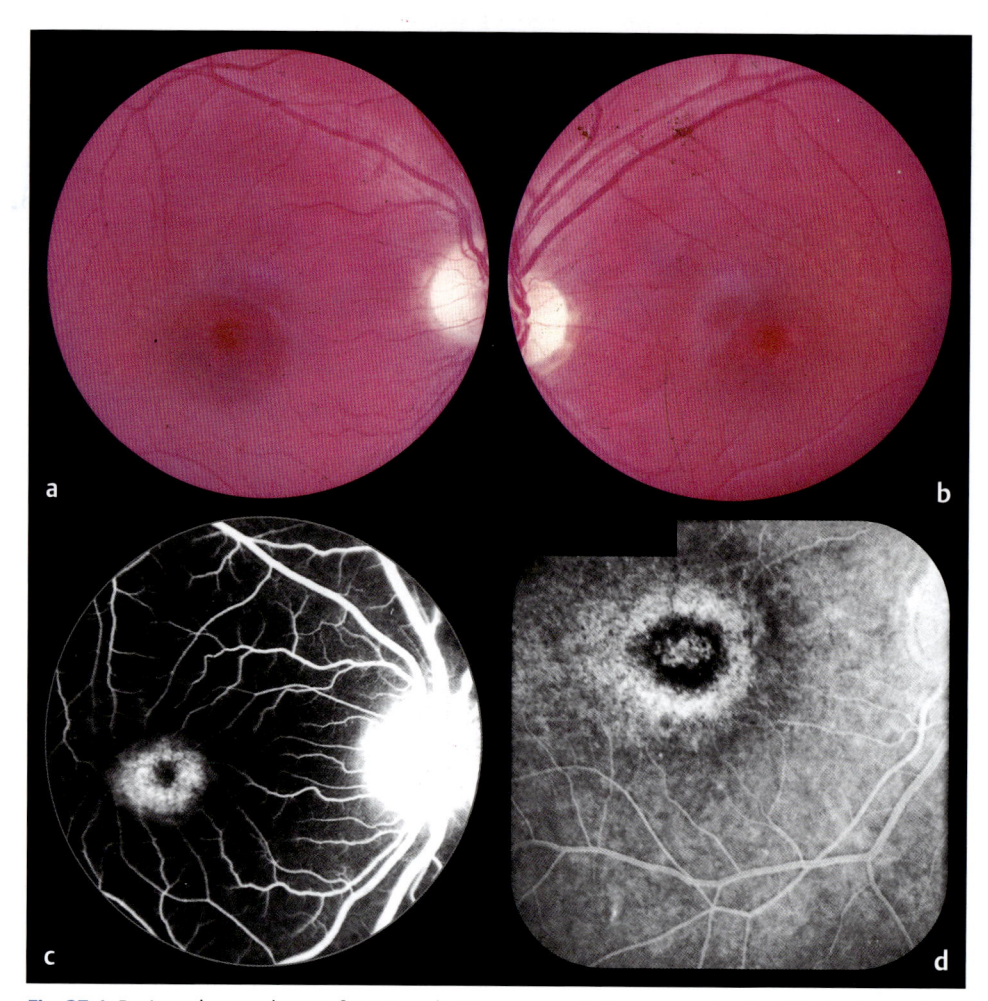

Fig. 27-1. Paciente branca do sexo feminino, de 11 anos, com baixa progressiva da visão desde os seis anos. Irmã de 16 anos com lesões semelhantes associadas com *fundus flavimaculatus*. (**a**) Olho direito: Acuidade visual de 20/100. (**b**) Olho esquerdo: Acuidade visual de 20/100. (**c**) Angiografia fluoresceínica olho direito na fase arteriovenosa: os pontos hiperfluorescentes denotam despigmentação do epitélio pigmentar da retina (efeito de transmissão). (**d**) Angiografia fluoresceínica do olho direito de uma paciente branca, de 17 anos. Irmã de oito anos de idade com o mesmo padecimento. Acuidade visual de 20/70. Início dos padecimentos aos nove anos. Olho esquerdo com acuidade de 20/200. Notar as áreas de despigmentação (hiperfluorescência) e proliferação pigmentares (hipofluorescência) maculares.

DISCO VITELIFORME DA MÁCULA

CAPÍTULO 28

O disco viteliforme da mácula é também conhecido como distrofia viteliforme da mácula, distrofia vitelina ou doença de Best. É uma distrofia heredomacular infantil, usualmente bilateral, diagnosticada entre os 5 e 15 anos de idade. A transmissão da doença é geralmente autossômica dominante.

A lesão tem forma arredondada ou ovalada, cobrindo a mácula ou situando-se próximo a ela. O tamanho varia de meio a quatro diâmetros do disco óptico. Mostra uma coloração amarelo-pálida ou avermelhada, ou mesmo alaranjada.

O aspecto pode permanecer estacionário durante muitos anos, sem queixas visuais, mas pode sofrer absorção do material viteliforme, com atrofia e pigmentação, determinando sérias alterações visuais. Nesta fase, o aspecto oftalmoscópico é indistinguível de outros tipos de degeneração macular. Desconhece-se a etiologia da doença, parecendo haver deposição de material ignorado ao nível do epitélio pigmentar da retina (Fig. 28-1).

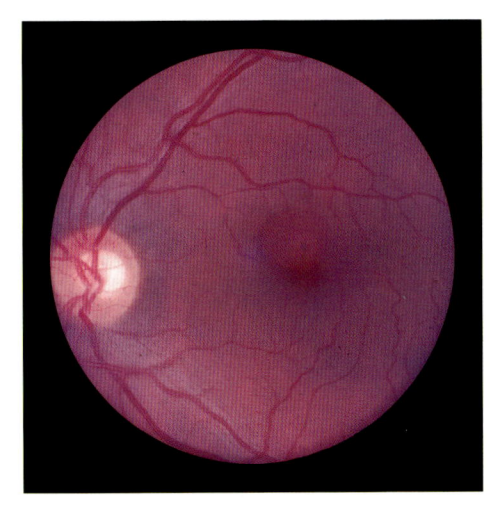

Fig. 28-1. Olho esquerdo de uma paciente branca, de 38 anos. Acuidade visual de 20/20 em AO. Presença do cisto viteliforme na mácula. O olho direito tinha lesão semelhante.

DISTROFIA DE DOYNE

A distrofia de Doyne é também conhecida como coroidose *guttata* central de Tay ou *malattia leventinese*.

Caracteriza-se por lesões coriorretinianas simétricas, acometendo pessoas de idade avançada ou mesmo jovens.

Excrecências coloides depositam-se na lâmina cuticular da membrana de Bruch do polo posterior, podendo determinar degeneração macular. São comuns casos em indivíduos da mesma família.

Oftalmoscopicamente, as lesões aparecem como manchas amarelo-esbranquiçadas, arredondadas e confluentes. Alterações pigmentares podem estar presentes, assim como zonas atróficas de retina. Hemorragias também podem ocorrer.

A acuidade visual decresce progressivamente e, nos casos avançados, um escotoma central está presente (Fig. 29-1).

DISTROFIA DE DOYNE

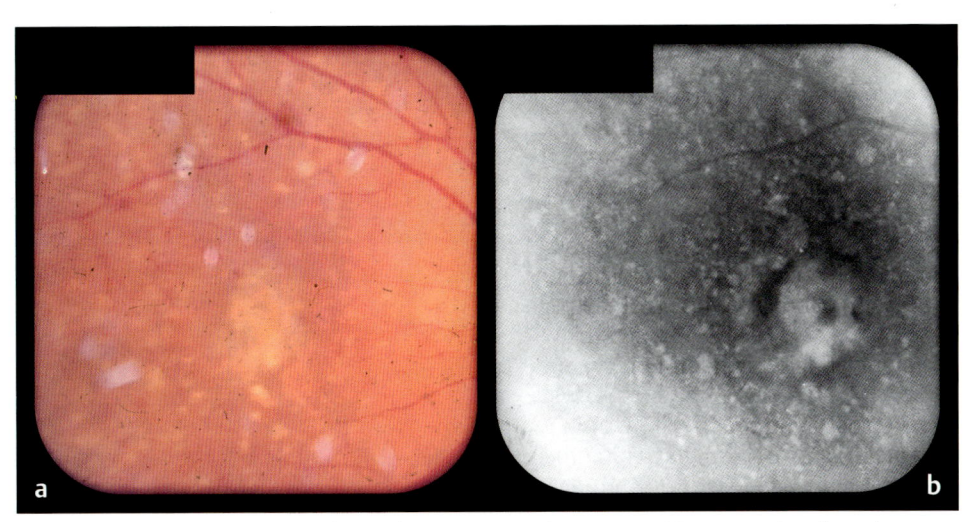

Fig. 29-1. (**a**) Retinografia do olho direito de uma paciente branca, com 68 anos, queixando-se de baixa visual progressiva, há 10 anos. Visão de 20/200. Olho esquerdo com lesão semelhante. Observar os corpos hialinos confluentes e a degeneração macular. (**b**) A angiografia fluoresceínica demonstra a extensa degeneração do epitélio pigmentar da retina. A paciente tem uma irmã de 60 anos com quadro semelhante.

EPITELIOPATIA EM PLACAS MULTIFOCAL POSTERIOR

A epiteliopatia em placas é uma alteração fundoscópica de causa ainda desconhecida, provavelmente envolvendo o epitélio pigmentar da retina.

A afecção tem uma predileção pelos adultos jovens do sexo feminino. Usualmente, afeta ambos os olhos, sendo um olho acometido depois do outro.

O quadro oftalmoscópico mostra as lesões, na fase aguda, esbranquiçadas ou branco-amareladas, placoides, não elevadas, em geral múltiplas, de aspecto suculento, mas sem edema de retina, localizadas no polo posterior. O vítreo costuma encontrar-se límpido.

Nesta fase, o paciente queixa-se de baixa da visão central.

O exame do campo periférico é normal, mas o campo central usualmente revela zonas escotomatosas múltiplas em torno do ponto de fixação.

Estas lesões iniciais, agudas, podem lembrar o aspecto de uma retinopatia central serosa ou de uma coroidite disseminada.

Com a resolução do processo, restam alterações do epitélio pigmentar da retina, como áreas de atrofia e acúmulos pigmentares. A acuidade visual melhora, podendo retornar aos níveis iniciais.

As sequelas funcionais são leves: discromatopsia adquirida moderada no eixo azul-amarelo, não constante, e escotomas pequenos disseminados.

Em alguns casos de epiteliopatia em placas, achados oculares têm sido relatados, como vasculite retiniana, descolamento seroso de retina, papilite e uveíte anterior.

Embora não se tenham encontrado fatores sistêmicos anormais, alguns casos se associavam ao quadro clínico de uma *influenza*, de eritema nodoso, com teste cutâneo à tuberculina fortemente positivo e aumento em número das células brancas no líquido cefalorraquidiano.

Até o presente, esta afecção não foi estudada histopatologicamente, e não se conhece o local primário do acometimento com absoluta certeza.

O diagnóstico baseia-se fundamentalmente na angiografia fluoresceínica.

As lesões agudas, nas fases iniciais da angiografia fluoresceínica, obscurecem a fluorescência coroidiana; nas fases tardias, elas mostram hiperfluorescência localizada (impregnação pelo corante, *staining*).

A fase ativa das lesões parece sugerir a existência de uma "turgescência" das células epiteliais, com alteração da nutrição da retina.

Esta "turgescência" explicaria a não excitação da fluorescência coroidiana nas fases iniciais da angiografia fluoresceínica (Figs. 30-1 a 30-3).

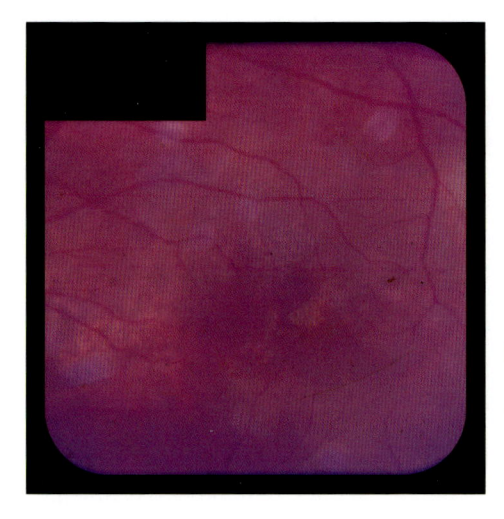

Fig. 30-1. Olho esquerdo de um paciente branco, com 45 anos, queixando-se de baixa visual indolor e progressiva, há 18 dias. Acuidade visual de 20/200. A retinografia mostra placas branco--amareladas na região macular, profundas na retina, formando uma ferradura.

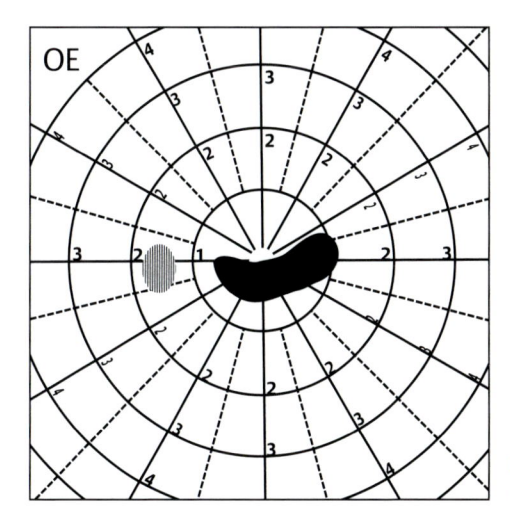

Fig. 30-2. Gráfico campimétrico que evidencia o escotoma central.

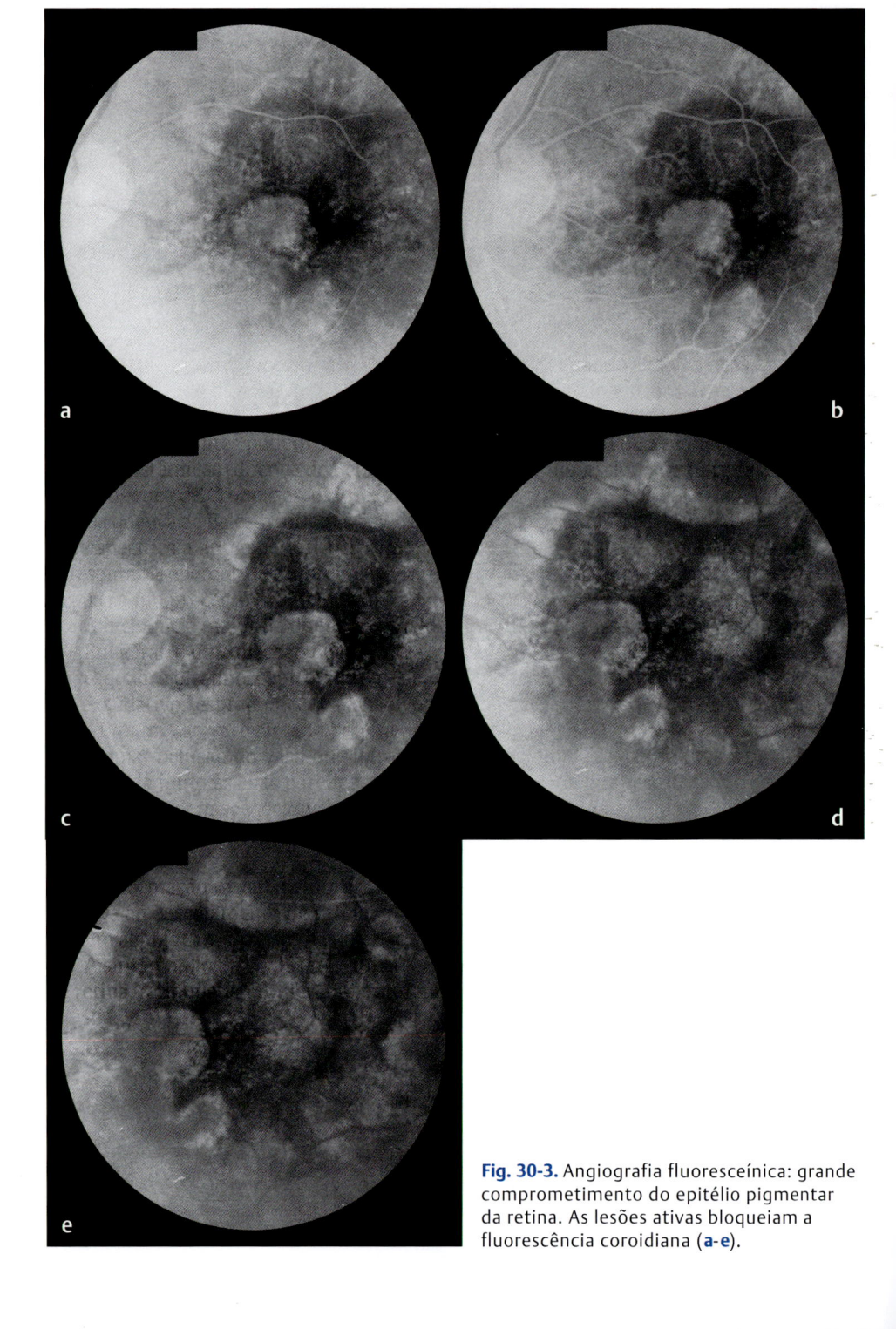

Fig. 30-3. Angiografia fluoresceínica: grande comprometimento do epitélio pigmentar da retina. As lesões ativas bloqueiam a fluorescência coroidiana (a-e).

RETINOPATIA CIRCINADA

A retinopatia circinada é uma alteração degenerativa senil da retina, caracterizada pela presença de manchas brancas ou branco-amareladas, localizadas no polo posterior, arranjadas de modo a formar um anel completo, ou não, que circunda a área central, limitado pelos vasos temporais da retina na maioria dos casos.

Em geral, as alterações são bilaterais, incidindo na maior parte das vezes no sexo feminino; frequentemente, um dos olhos é acometido primeiramente.

As manchas parecem ser depósitos lipídicos nas camadas profundas da retina e representam uma resposta tecidual a uma alteração vascular (arteriosclerose) causadora de hipóxia.

Podem advir complicações como a degeneração macular, e a ocorrência de fenômenos hemorrágicos.

Os depósitos circinados podem aparecer de outro modo, não associados a vasculopatias arterioscleróticas, como:

A) Retinopatia diabética.
B) Síndrome de Coats.
C) Trombose venosa retiniana.
D) Angiomatose da retina.

A degeneração circinada causa uma baixa visual progressiva gradual (Figs. 31-1 a 31-3).

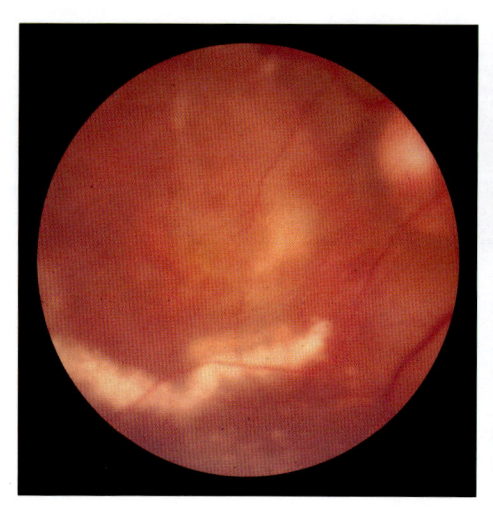

Fig. 31-1. Degeneração circinada em uma paciente branca, de 68 anos. Acuidade visual de 20/300 (olho direito).

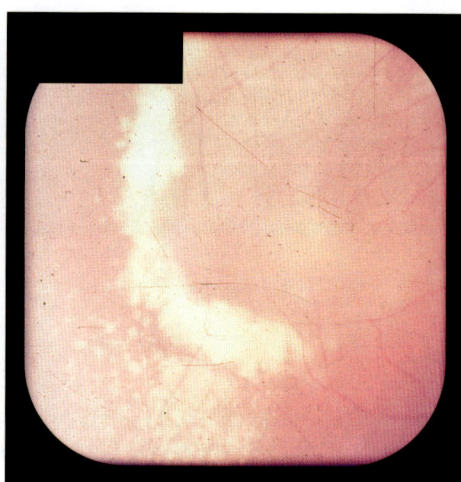

Fig. 31-2. Paciente branca, com 67 anos. Acuidade visual de 20/200. Degeneração circinada no olho direito. Tem hipertensão arterial essencial.

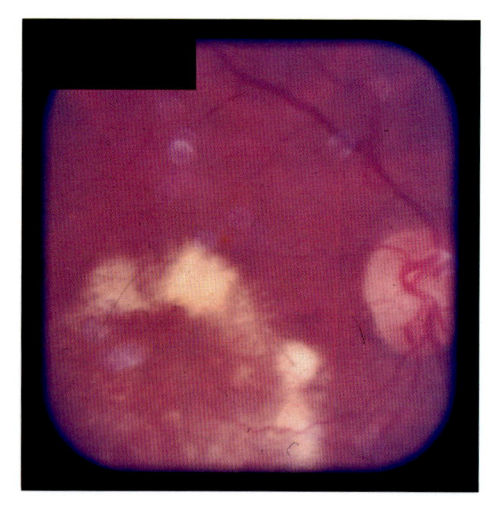

Fig. 31-3. Degeneração circinada em um paciente branco, com 77 anos. Acuidade visual de 20/300. Hipertensão arterial essencial. (Caso do Dr. Gerson Ferreira.)

DEGENERAÇÃO EM "PALIÇADA" DA RETINA

CAPÍTULO 32

A degeneração em paliçada é também conhecida como degeneração *lattice*, que afeta a periferia da retina, situando-se comumente entre a *ora serrata* e o equador.

Com maior frequência, aparece em indivíduos entre 40 e 50 anos de idade, quase sempre bilateral.

O quadrante mais atingido é o temporal superior.

Usualmente, mostra um aspecto fusiforme, distribuída paralelamente à *ora serrata*; as lesões podem ser únicas ou múltiplas e de extensão variável.

Estrias esbranquiçadas cruzam a lesão, o que confere o aspecto de "paliçada", resultante de vasos retinianos obliterados. Como resultado da degeneração e atrofia, acúmulos pigmentares bordejam a lesão e a retina mostra-se muito delgada. Rupturas podem aparecer na lesão e, às vezes, opérculos flutuantes sobrepostos.

O vítreo adjacente mostra condensações em forma de traves nas bordas da lesão, acompanhado de liquefação do mesmo.

Frequentemente a degeneração em paliçada pode originar um descolamento de retina (Fig. 32-1).

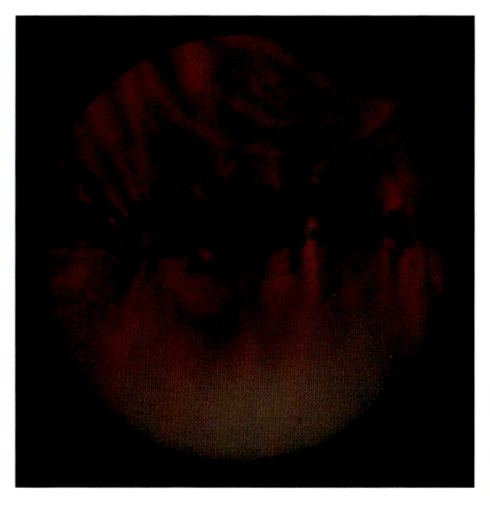

Fig. 32-1. Degeneração em "paliçada" no olho direito de uma paciente branca, com 36 anos, com miopia de seis dioptrias, localizada na região equatorial do quadrante temporal superior.

CAPÍTULO 33
DESCOLAMENTO DA RETINA

O descolamento da retina é, na realidade, uma separação ou clivagem da retina entre a camada do epitélio pigmentar e a camada dos cones e bastonetes. O fluido acumulado entre estas duas camadas denomina-se líquido subretiniano.

No olho normal e desenvolvido, a camada de cones e bastonetes encontra-se ligada frouxamente à camada pigmentar em toda extensão, exceto na *ora serrara* e junto ao disco óptico. A camada pigmentar, entretanto, está firmemente aderida à membrana de Bruch da coroide. O espaço potencial entre a camada pigmentar e a camada dos cones e bastonetes representa o lúmen original da vesícula óptica embrionária.

O descolamento de retina pode ser classificado em três tipos:

1. Descolamento exsudativo:
   Causado por lesões inflamatórias, circulatórias ou neoplásicas, dando lugar à formação de líquido subretiniano, proveniente da vasculatura alterada da coroide. Este tipo de descolamento não mostra rupturas na retina. Com a absorção do liquido subretiniano e, uma vez afastado o fator causal, o descolamento costuma ceder. Algumas afecções sistêmicas podem dar origem ao descolamento exsudativo, como a retinopatia da hipertensão arterial, vasculites, discrasias sanguíneas, congestão venosa extrema, síndrome de Vogt-Koyanagi-Harada, etc. Afecções locais também podem originar um descolamento exsudativo: coroidites, neoplasias retinianas e coroidianas, hipotonia ocular etc.

2. Descolamento por tração:
   Resultante da tração vítrea sobre a retina, origina quase sempre uma ruptura secundária da retina no local da tração.
   Alterações vítreas degenerativas, com formação de traves ou faixas que podem levar ao descolamento pela sua contração, resultam de afecções do próprio vítreo (hemorragias) e da retina (retinopatia proliferante diabética, retinopatia dos prematuros, doença de Eales, angiomatose retiniana etc.).

3. Descolamento regmatógeno:
   É o tipo mais comum, com uma ou mais rupturas da retina. O líquido sub-retiniano proveniente do vítreo faz uma clivagem entre o epitélio pigmentar e a camada dos cones e bastonetes. As rupturas originam-se de processos degenerativos vítreorretinianos ou de traumatismos, sendo estes frequentemente fatores desencadeantes, e são denominadas conforme sua forma:
   A) Rupturas em ferradura ou em ponta de lança.

B) Rupturas lineares.
C) Rupturas irregulares.
D) Buracos circulares.
E) Diálises ou desinserções da *ora serrata*.

A localização mais comum das rupturas é no quadrante temporal superior do *fundus*, na zona equatorial, e próxima à *ora serrata*.

A incidência maior do descolamento regmatógeno dá-se em indivíduos entre os 40 e 70 anos de idade, sendo mais frequente no sexo masculino e mais comum nos olhos míopes e afácicos. A bilateralidade ocorre em 8% a 30% dos casos.

A tendência hereditária registrada em certos casos parece originar-se da transmissão dos fatores predisponentes, ou seja, degenerações vítreorretinianas e não descolamento em si.

Os sintomas prodrômicos do descolamento de retina são as moscas volantes e as fotopsias, estas observadas na direção oposta ao sítio da ruptura ou da tração vítrea. Uma vez declarado o descolamento, os sintomas variam conforme a localização e a extensão do descolamento. Um descolamento plano e pouco extenso, situado na periferia inferior, pode não dar sintomas. Um descolamento que inicia na periferia pode causar uma sombra no campo visual que vai aumentando até determinar metamorfopsia seguida de baixa visual acentuada com o envolvimento macular.

O exame externo do olho costuma ser normal. A tensão intraocular pode estar diminuída, mas não invariavelmente.

Oftalmoscopicamente, na área da retina descolada, a coloração avermelhada da coroide altera-se, mostrando uma coloração grisácea. Nos descolamentos planos, a coloração coroidiana é visível, mas os vasos retinianos podem projetar suas sombras sobre o epitélio pigmentar. No descolamento típico, a retina acha-se ondulada, pregueada, mostrando oscilações com os movimentos oculares.

Os vasos retinianos acompanham os pregueamentos da retina descolada, mostrando uma coloração escura, sem o reflexo dorsal, quando interceptam a luz refletida da coroide e epitélio pigmentar.

Nos grandes descolamentos, a retina forma bolsas que chegam a esconder o disco óptico quando exageradas.

Podem-se ver, algumas vezes, hemorragias na retina descolada, frequentemente próximas à ruptura retiniana.

Uma vez diagnosticado o descolamento, devem-se buscar as rupturas, pois sempre estão presentes nos descolamentos regmatógenos.

No sítio das rupturas, o avermelhado da coroide pode ser visto, contrastando com a coloração grisácea da retina descolada.

O exame de um descolamento de retina deve ser realizado com o emprego da oftalmoscopia binocular indireta, auxiliada pela depressão escleral e da biomicroscopia com a lente triespelhada de Goldman (Figs. 33-1 a 33-4).

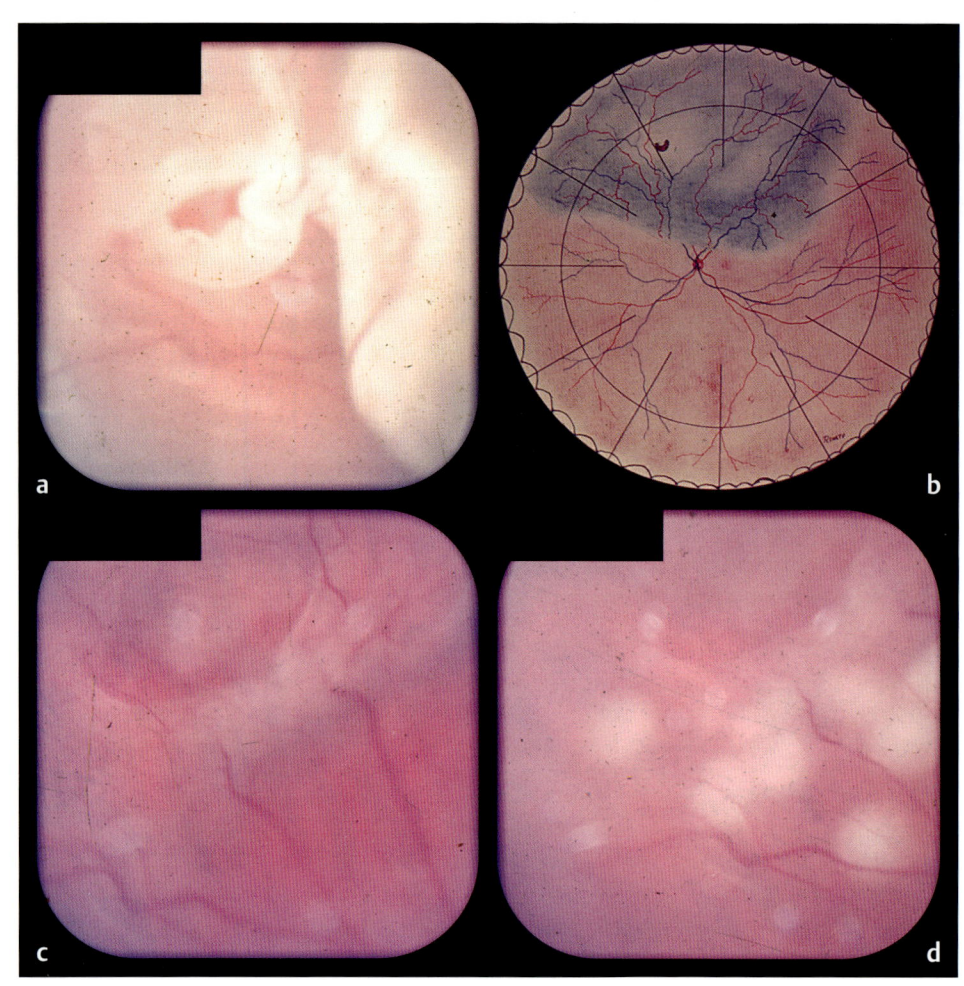

Fig. 33-1. Olho esquerdo de uma paciente branca, de 62 anos, queixando-se de turvação visual, há 15 dias. Acuidade visual: conta dedos a 1 metro. Tensão intraocular: 11 mmHg. (**a**) Aspecto da retina descolada e da ruptura. (**b**) Mostra a extensão do descolamento e a localização da ruptura. (**c**) Vê-se a ruptura cavalgando a introflexão determinada pelo implante escleral, vinte dias após a cirurgia. (**d**) Marcas de fotocoagulação (xenônio) complementar cercando a ruptura. *(Continua.)*

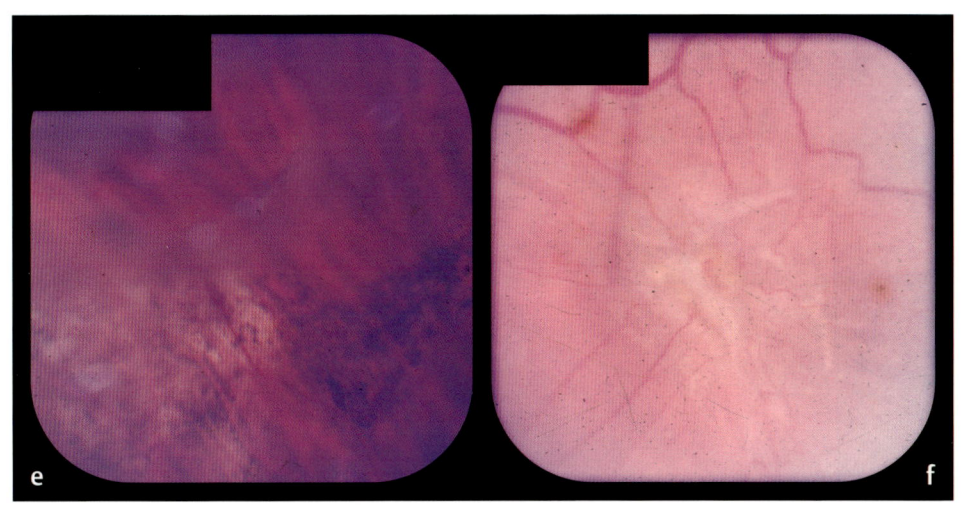

Fig. 33-1. *(Cont.)* (**e**) O aspecto aos 78 dias após a fotocoagulação. (**f**) A mácula, cinco meses após a cirurgia, mostrando alterações degenerativas. Acuidade visual final: 20/200.

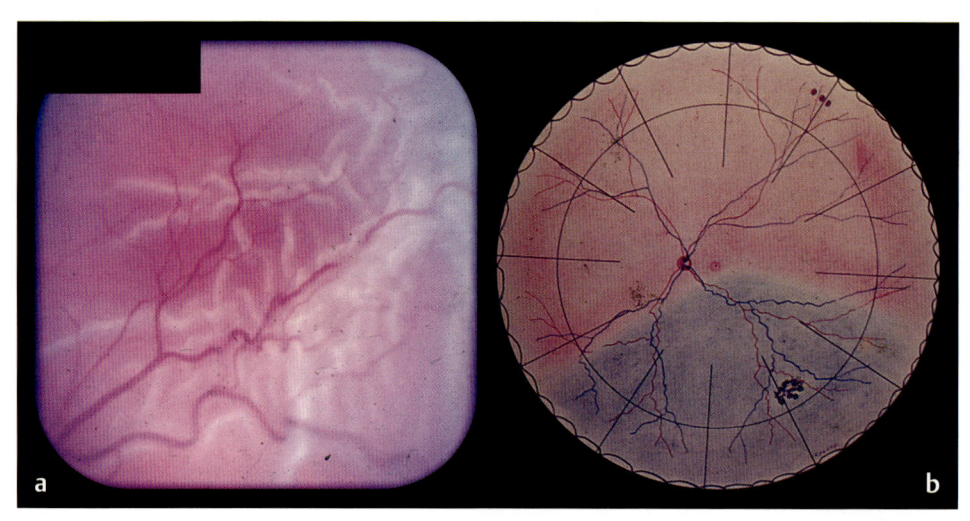

Fig. 33-2. Olho esquerdo de um paciente branco, de 47 anos, queixando-se de uma nuvem no campo superior da visão, há 10 dias. Acuidade visual: 20/100. (**a**) Mostra o pregueamento da retina descolada. (**b**) Esquema mostrando a extensão do descolamento. Presentes três rupturas circulares na periferia temporal superior. Outras quatro rupturas circulares e pequenas junto a um foco de coriorretinite atrófica são vistas, situadas no equador do quadrante temporal inferior.

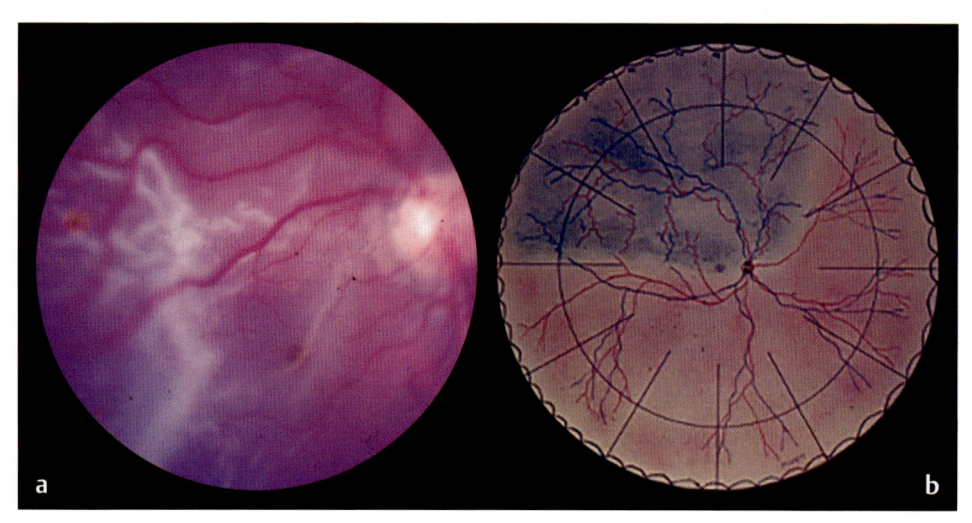

Fig. 33-3. Olho direito de uma paciente branca, de 52 anos, queixando-se de baixa visual e sensação de um véu no campo inferior da visão, há 20 dias. Facectomia há 1 ano, cuja acuidade visual com correção atingiu 20/20. (**a**) Fotografia do polo posterior mostrando a extensão do descolamento à área macular. Acuidade visual de 20/200. (**b**) *Fundus* mapeado, onde se observa a extensão total do descolamento e pequenas e múltiplas rupturas circulares, situadas junto à *ora serrata*, entre 10:30 e 12:00 horas.

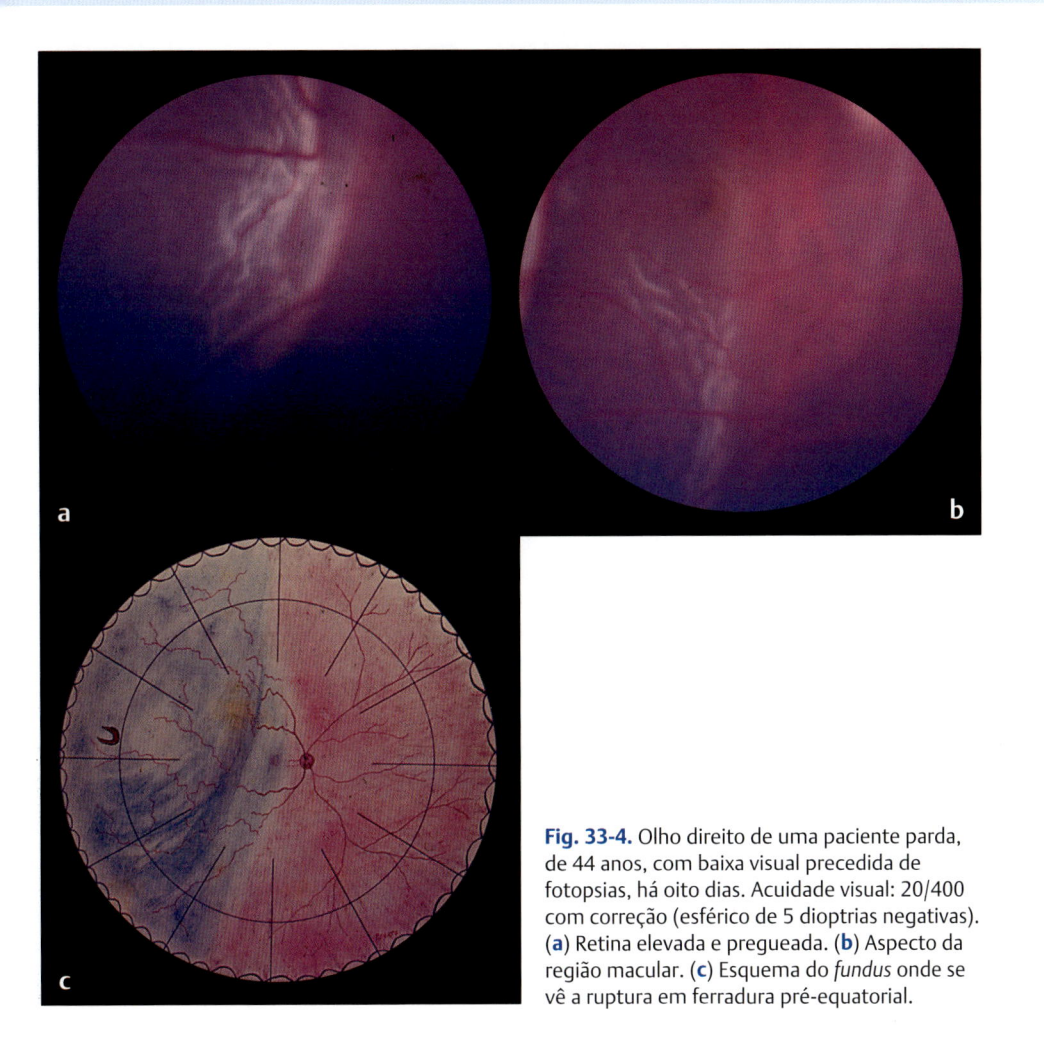

Fig. 33-4. Olho direito de uma paciente parda, de 44 anos, com baixa visual precedida de fotopsias, há oito dias. Acuidade visual: 20/400 com correção (esférico de 5 dioptrias negativas). (**a**) Retina elevada e pregueada. (**b**) Aspecto da região macular. (**c**) Esquema do *fundus* onde se vê a ruptura em ferradura pré-equatorial.

CAPÍTULO 34
IDIOTIA AMAURÓTICA FAMILIAR

É uma doença familiar devida a uma degeneração lipídica primária das células ganglionares do sistema nervoso central, inclusive da retina, com um quadro oftalmoscópico bilateral característico. A doença progride com cegueira, idiotia, paralisia e morte.

A forma infantil da idiotia amaurótica é mais frequentemente conhecida como doença de Tay-Sachs. Há as formas infantil tardia, juvenil e adulta.

Crianças judaicas são particularmente afetadas.

Os sintomas neurológicos são descritos em três fases.

A primeira fase dura até os 14 meses após o nascimento. A criança é aparentemente normal, até que, aos quatro ou seis meses, alterações no desenvolvimento tornam-se aparentes. A criança fica num estado de apatia, não sorri, perde o interesse pelo ambiente que a cerca. O exame físico mostra hipotonia muscular generalizada, incapacidade de manter a cabeça ereta. Hipertonia, aumento dos reflexos profundos e hiperacusia instalam-se a seguir. O fundo de olho mostra, desde o início desta fase, a lesão característica.

A segunda fase dura até o 24º mês, quando a criança fica num estado semivegetativo. A hiperacusia, a espasticidade muscular da face e extremidades são mais intensas.

Dificilmente a 3ª fase é atingida, quando, então, as convulsões, coma e morte podem aparecer.

O aspecto fundoscópico mostra a região macular esbranquiçada, com um ponto central avermelhado, correspondendo à fóvea. Esse aspecto é denominado de mancha vermelho-cereja. A parte esbranquiçada origina-se da degeneração lipídica das células ganglionares da retina. Mais tarde, os vasos retinianos tornam-se estreitados e podem instalar-se palidez e atrofia óptica.

A mancha vermelho-cereja pode ocorrer na forma infantil tardia; excepcionalmente, nas outras formas.

Também pode ser vista na doença de Niemann-Pick, na doença de Gaucher e na lipogranulomatose de Farber.

Um quadro similar ocorre na obstrução da artéria central da retina (Fig. 34-1).

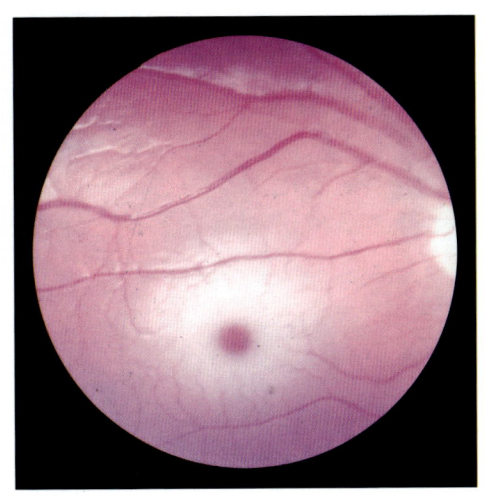

Fig. 34-1. Doença de Tay-Sachs. Aspecto fundoscópico da mancha vermelho-cereja. (Caso do Prof. Carlos Américo Paiva Gonçalves Filho.)

DEGENERAÇÃO MACULAR RELACIONADA À IDADE

A degeneração macular relacionada à idade (DMRI) ou maculopatia relacionada à idade ou degeneração macular senil é uma condição caracterizada pela presença de drusas e alterações do epitélio pigmentar (EP), geralmente em pessoas acima dos 65 anos, mas a partir de 50 anos já se pode considerar o diagnóstico se alterações típicas estiveram presentes.

O *macular photocoagulation study* definiu a DMRI como a presença de drusas associadas a alterações pigmentares na mácula, em pessoas com mais de 50 anos e acuidade visual inferior a 20/25. Nos países desenvolvidos a incidência estimada é de 6-10%, para indivíduos entre 65 e 74 anos e sobe para cerca de 30% nas pessoas com 75 anos ou mais.

Os sintomas relacionados à DMRI são evidentes nas atividades onde utiliza-se, a visão central como leitura, identificação de pessoas ou imagens, direção de veículos etc..

A DMRI corresponde à um espectro de quadros clínicos, mas classicamente dividida em não exudativa ou seca e exudativa ou úmida.

Na maioria dos casos as alterações não são exudativas, com perda visual leve ou moderada, correspondendo 80 à 85% dos casos. Entretanto quando ocorre acometimento visual grave, cerca de 80% são ocasionados pela DMRI exudativa (neovascular), sendo que a atrofia geográfica (não exudativa avançada) ocasiona outros 20%. A DMRI não tem cura, mas em muitos casos a perda da visão pode ser evitada ou postergada. A história natural da DMRI seca caracteriza-se por perda visual lenta e progressiva, ao longo de décadas, sendo que alguns pacientes nunca chegam a ter déficit significativo da função visual.

A DMRI acomete a retina neurosensorial, o EP, a membrana de Bruch e está associada a fatores de risco como idade, genética, tabagismo, obesidade, sexo, doença cardiovascular dislipidemias e fatores ambientais. Acredita-se que associações genéticas possam estar presentes em cerca de 50% dos casos de DMRI, principalmente em relação a variantes aléticas dos genes que codificam o fator do complemento H, o qual atua modulando a resposta inflamatória.

Atualmente, é considerada como doença multifatorial, sendo a combinação envelhecimento e genética os elementos mais importantes.

É pouco evidente em pacientes melanodérmicos.

O diagnóstico de DMRI baseia-se no aspecto das alterações fundoscópicas da mácula (drusas, pigmentos, áreas de atrofia e sinais de exudação) e exames complementares que auxiliam na caracterização das formas secas e exudativas. A retinografia colorida, a angiografia fluorescente, a angiografia com indocianina verde, o exame de autofluorescência e a tomografia de coerência óptica (OCT) são os métodos semióticos complementares usados na clínica para confirmação diagnóstica, classificação das lesões, identificação de sinais de atividade e acompanhamento de pacientes com DMRI.

DMRI NÃO EXUDATIVA OU SECA

Temos a presença de drusas e alterações pigmentares (acúmulos de pigmento e áreas de despigmentação). Nas etapas precoces existem drusas pequenas, que se apresentam como lesões bem delimitadas, de coloração amarelada ou branca, com menos de 63 micra (drusas "duras") ou algumas drusas médias entre 63 e 124 micra. As formas intermediárias mostram múltiplas drusas, pelo menos uma drusa grande (mais de 124 micra) ou atrofia que não acomete o centro da mácula. Na DMRI seca avançada, podemos ter várias drusas grandes, acúmulos pigmentares e áreas de despigmentação. Quando estas áreas têm diâmetro superior a 1.75 micra, englobando a fóvea e acompanhadas de perda de fotorreceptores e da coriocapilar, da-se à denominação de atrofia geográfica.

É importante notar que apenas a presença de drusas duras pode não ser suficiente para caracterizar a seca.

A classificação da age related eye disease study (AREDS) classificou a degeneração macular em categorias de 1 a 4:

- Categoria 1 (sem DMRI): poucas ou nenhuma drusa, pequenas.
- Categoria 2 (DMRI precoce): drusas pequenas a algumas médias.
- Categoria 3 (DMRI intermediária): múltiplas drusas médias ou pelo menos uma drusa grande; atrofia geográfica que não acomete a fóvea.
- Categoria 4 (DMRI avançada): atrofia geográfica acometendo a fóvea e/ou neovascularização subretiniana macular.

Na DMRI seca a angiografia fluorescente mostra as drusas pequenas como pontos hiperfluorescentes bem delimitados, principalmente nas fases intermediárias do exame, com redução da fluorescência nas etapas finais, acompanhando a fluorescência de fundo da coroide. As drusas intermediárias e grandes também se mostram hiperfluorescentes e bem delimitadas, mas permanecem hiperfluorescentes nas fases tardias, por impregnação do corante (staining) no material depositado abaixo de EP.

Áreas de atrofia do EP acompanham o padrão de fluorescência da coroide, sem modificação das dimensões ("efeito em janela do EP"), desde que a coriocapilar da coroide esteja íntegra. Ou seja, hiperfluorescência inicia com aumento na fase intermediária; e redução da fluorescência tardiamente. Nas atrofias geográficas, onde tanto o EP quanto a coriocapilar estão lesados, a hiperfluorescência pode ser sucedida por discreta hipofluorescência com identificação dos vasos médios e grandes da coroide hiperfluorescentes no seu interior. Mais tardiamente ocorre ainda impregnação da esclera, com hiperfluorescência (retrofluorescência) profunda e linha de hipofluorescência que correspondem aos grandes vasos da coroide já sem corantes. Drusas grandes e hiperpigmentação do EP são sinais de risco de evolução para atrofia geográfica ou neovasos ou seja, DMRI avançada. O exame de autofluorescência avalia o estado do EP, captando a fluorescência provocada pela lipofucsina existente nesta camada. Quando e EP não tem capacidade de metabolizar adequadamente ocorre acúmulo de lipofucsina no EP. A hiperautofluorescência indica EP "doente", com tendência a aumento de áreas atróficas. Nas áreas de atrofia de EP as células inativas, o metabolismo celular não existe e ocorre a hipofluorescência, que delinea bem as zonas de atrofia.

Como na degeneração seca não há neovasos de coroide, o exame de angiografia com indocianina verde torna-se desnecessário.

DMRI EXUDATIVA OU ÚMIDA

Caracteriza-se pela presença de um dos seguintes achados: fluido e/ou sangue subretiniano; tecido glial/cicatricial ou depósito fibrinoide na região macular. Pode ser subdividida em exudativa, causada por descolamento seroso do EP ou descolamento neurosensorial pseudoviteliforme e em neovascular, onde evidencia-se à presença de membrana subretiniana ou sub EP. Exudatos duros maculares e edema intraretiniano, associados aos achados anteriores e não relacionados a outras causas, podem ser observados. Drusas e alterações do EP já citadas na DMRI seca frequentemente estão presentes. Nas fases tardias do processo podem ser observados tanto tecido cicatricial/glial, quanto depósitos de fibrina no espaço subretiniano. O exame de angiografia fluorescente ajuda a definir se existe membrana subretiniana e de que categoria ela é. Em relação às membranas subretinianas elas podem ser classificadas de acordo com os achados angiográficos em:

- Tipo 1 ou oculta (abaixo do EP).
- Tipo 2 ou clássica (acima do EP).
- Tipo 3 ou proliferação angiomatosa da retina, que vai da retina à coroide. A angiografia fluorescente mostra na membrana oculta (tipo 1), que é o quadro mais frequente na DMRI discreta fluorescência inicial originada de diferentes pontos e com limites mal definidos e extravasamento tardio do corante com origem imprecisa, podendo haver alguns pontos de maior hiperfluorescência por acúmulo.

Nas membranas clássicas (tipo 2), a fluoresceinografia mostra hiperfluorescência com limites bem definidos, desde as fases precoces do exame, com aumento da fluorescência e extravasamento nas etapas tardias.

O exame com indocianina verde (IV) pode ajudar a evidenciar a presença de membrana subretiniana, pois permite melhor observação da circulação coroidiana do que com a fluorescinografia, em função de sua fluorescência ser emitida em comprimento de onda capaz de transpor opacidades como o EP e algumas hemorragias. Devido à elevada taxa de ligação da IV às proteínas de alto peso molecular, o corante permanece na circulação por mais tempo do que a fluoresceina. Assim, os neovasos subretinianos ocultos podem ser observados nas fases tardias do exame como áreas circunscritas de hiperfluorescência, com diâmetro inferior ao disco óptico ("hot spots"), ou como áreas maiores denominadas placas. Estes achados também podem ser encontrados em alguns descolamentos serosos do EP.

A OCT (tomografia de coerência óptica) é um exame não invasivo e sem contato que mostra imagens em corte transversal com alta resolução da retina, vítreo e cabeça do nervo óptico. Este exame ajuda não só a evidenciar a presença de membrana ou complexo vascular subretiniano e sua localização acima ou abaixo do EP, mas também se existe líquido intra ou subretiniano e a presença de descolamento do EP. (Figs. 35-1 a 35-27)

DEGENERAÇÃO MACULAR RELACIONADA À IDADE

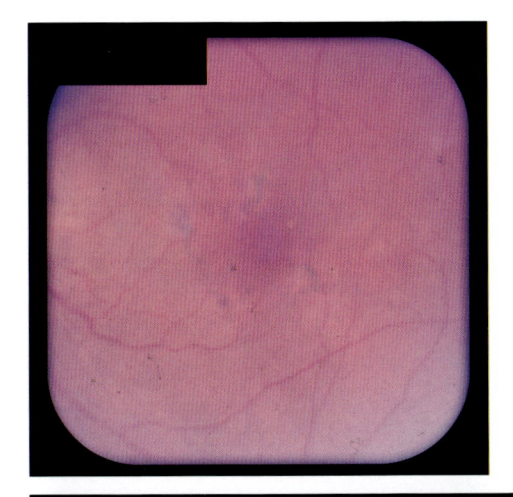

Fig. 35-1. Olho esquerdo de uma paciente branca, com 65 anos, portadora de hipertensão arterial. Acuidade visual de 20/70. Forma pré-disciforme da lesão. Presença de drusas numerosas na região perimacular, zonas discrômicas intercaladas com outras escuras (rarefações e grupamentos pigmentares, respectivamente). (Caso do Dr. Antonio Fernandes da Paz Filho.)

Fig. 35-2. (**a**, **b**) Angiografia fluoresceínica do caso anterior mostrando zonas hiperfluorescentes, causadas pelas drusas, e rarefações do epitélio pigmentar (seta menor). As manchas escuras correspondem aos grupamentos pigmentares (seta maior). (**c**) Aos cinco minutos após a injeção do corante: não se detectam vazamentos. Vaso de DMRI seca.

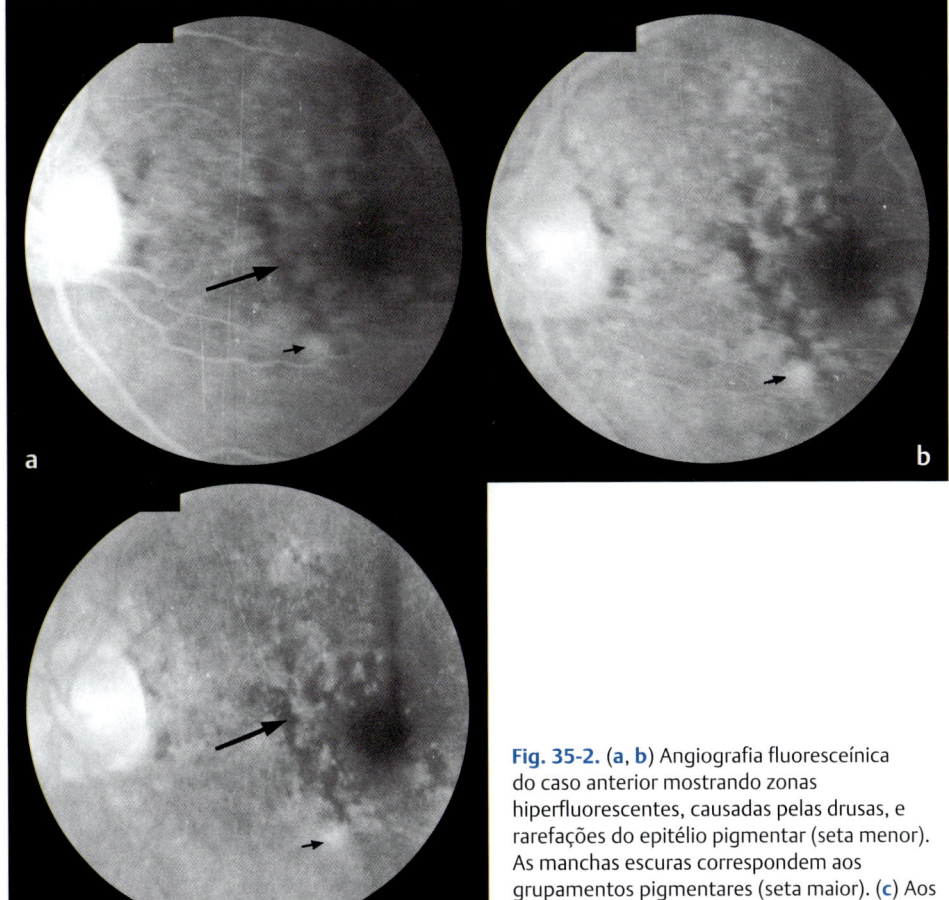

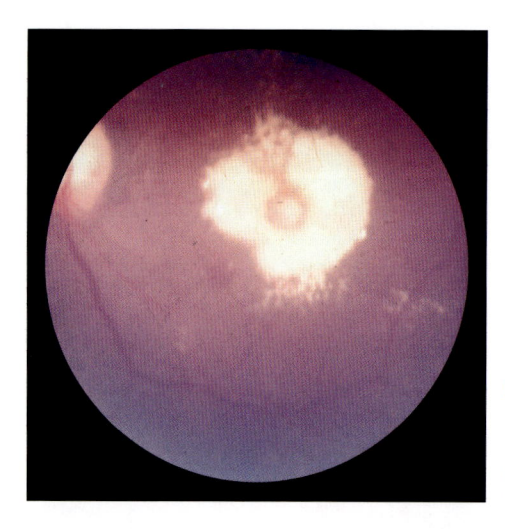

Fig. 35-3. Olho esquerdo do caso da Figura 35-1, 11 meses depois. Acuidade visual de contar dedos a 1 metro. A lesão, previamente seca, evoluiu para a forma hemorrágica e depois para a forma cicatricial.

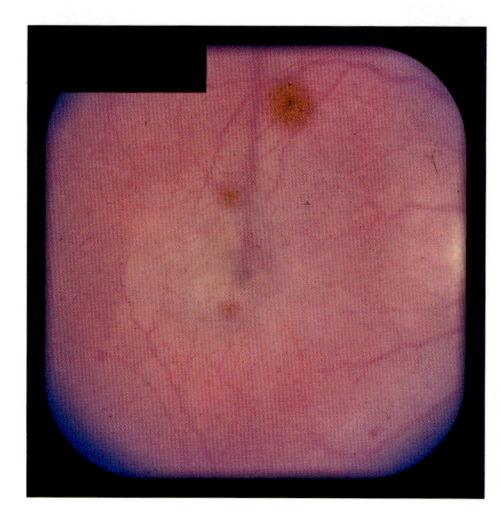

Fig. 35-4. Olho direito do mesmo caso anterior. Nota-se a presença de uma elevação circular macular de aspecto edematoso, com alterações pigmentares associadas. Acuidade visual de 20/30. Forma disciforme exsudativa.

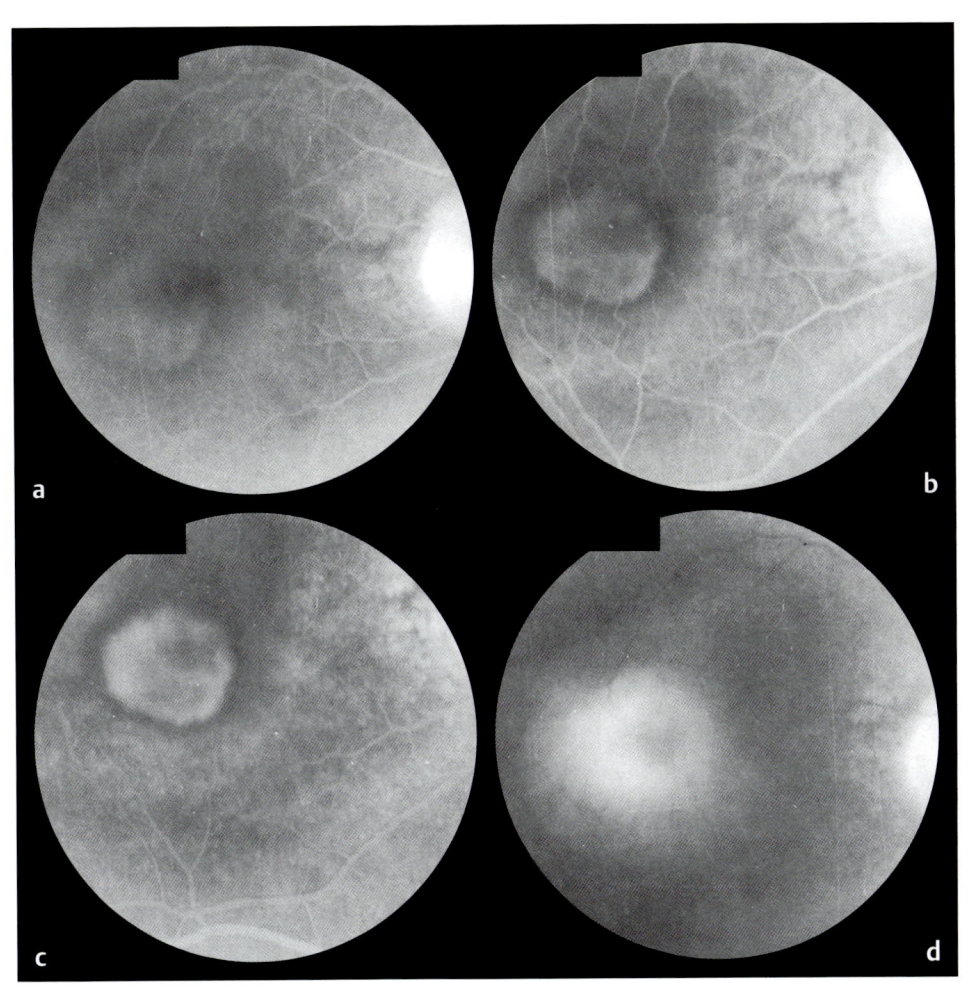

Fig. 35-5. (a-d) Angiografia fluoresceínica do olho direito do caso anterior. Notar uma fluorescência macular visível desde o início da prova, que aumenta de extensão e intensidade no decorrer do exame. Provavelmente, existe um descolamento seroso do epitélio pigmentar da retina e descolamento seroso do neuroepitélio sobreposto.

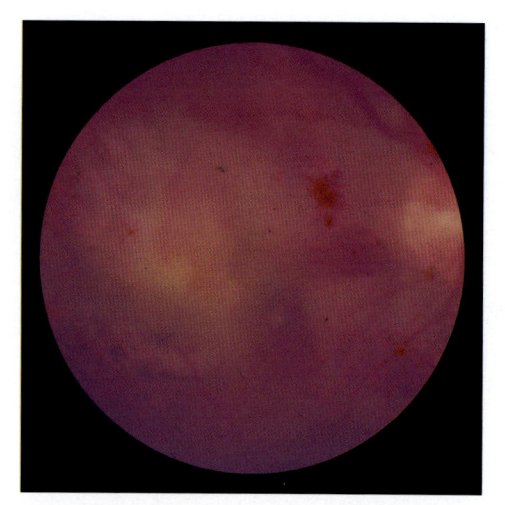

Fig. 35-6. Olho direito do caso anterior quatro meses após. Mesmo com tratamento pela fotocoagulação, a lesão evoluiu para a forma hemorrágica.

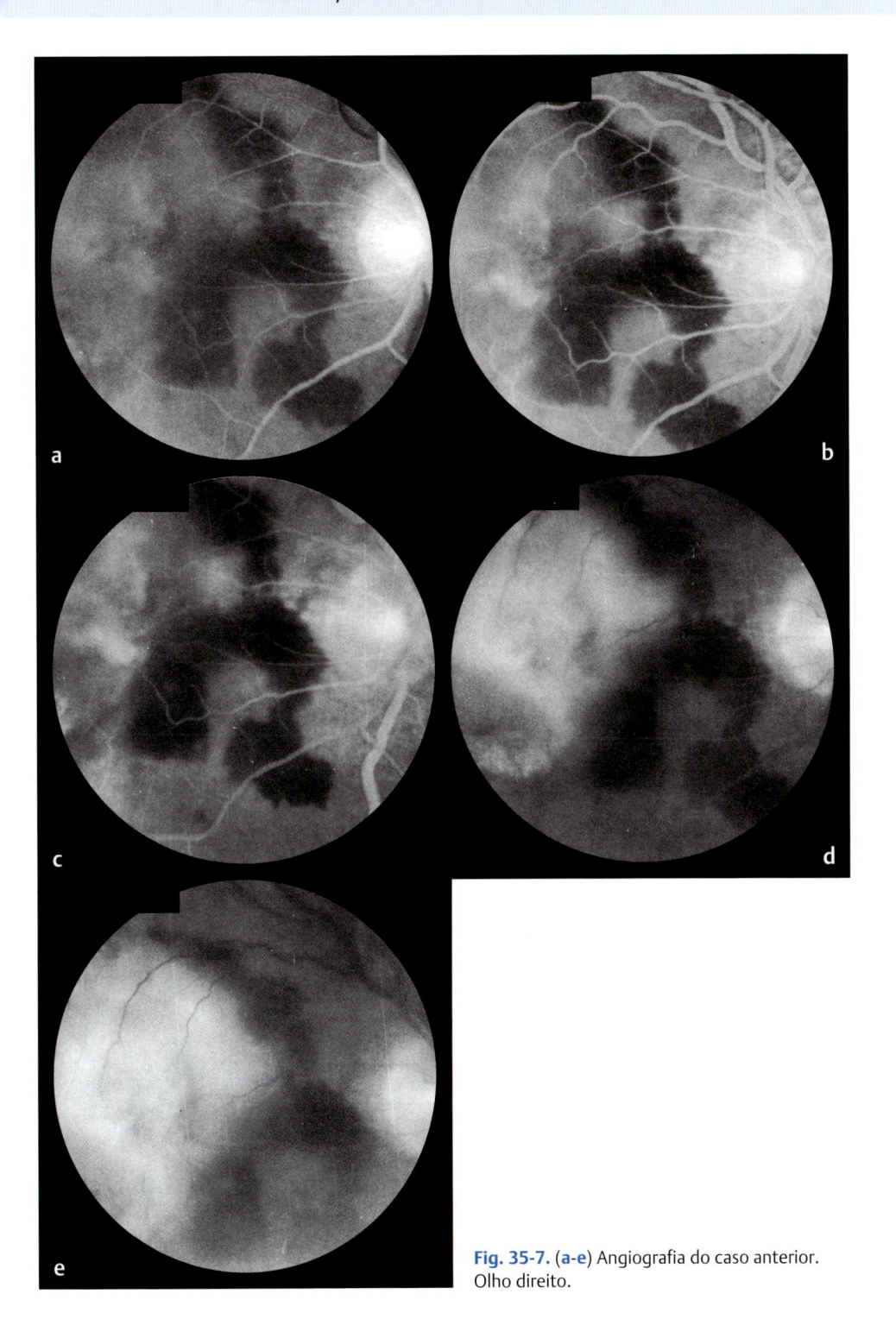

Fig. 35-7. (a-e) Angiografia do caso anterior. Olho direito.

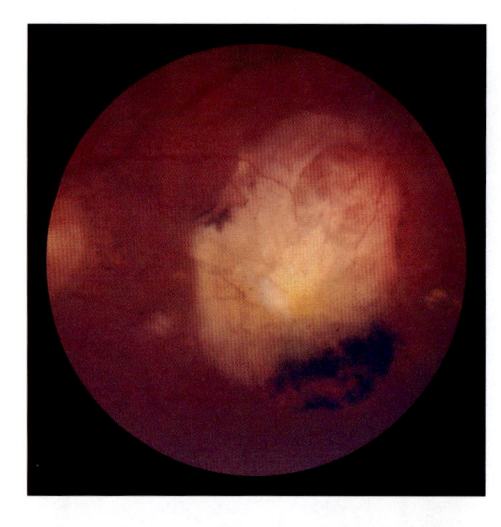

Fig. 35-8. Olho direito do caso anterior sete meses depois. Evolução da lesão para a forma resolutiva. Observar a formação cicatricial macular e as alterações pigmentares.

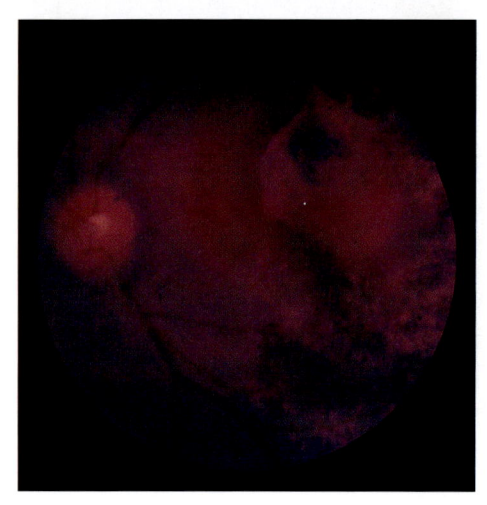

Fig. 35-9. Olho esquerdo de um paciente branco, com 67 anos, normotenso. Acuidade visual de contar dedos a 1,5 metro. Forma hemorrágica da lesão.

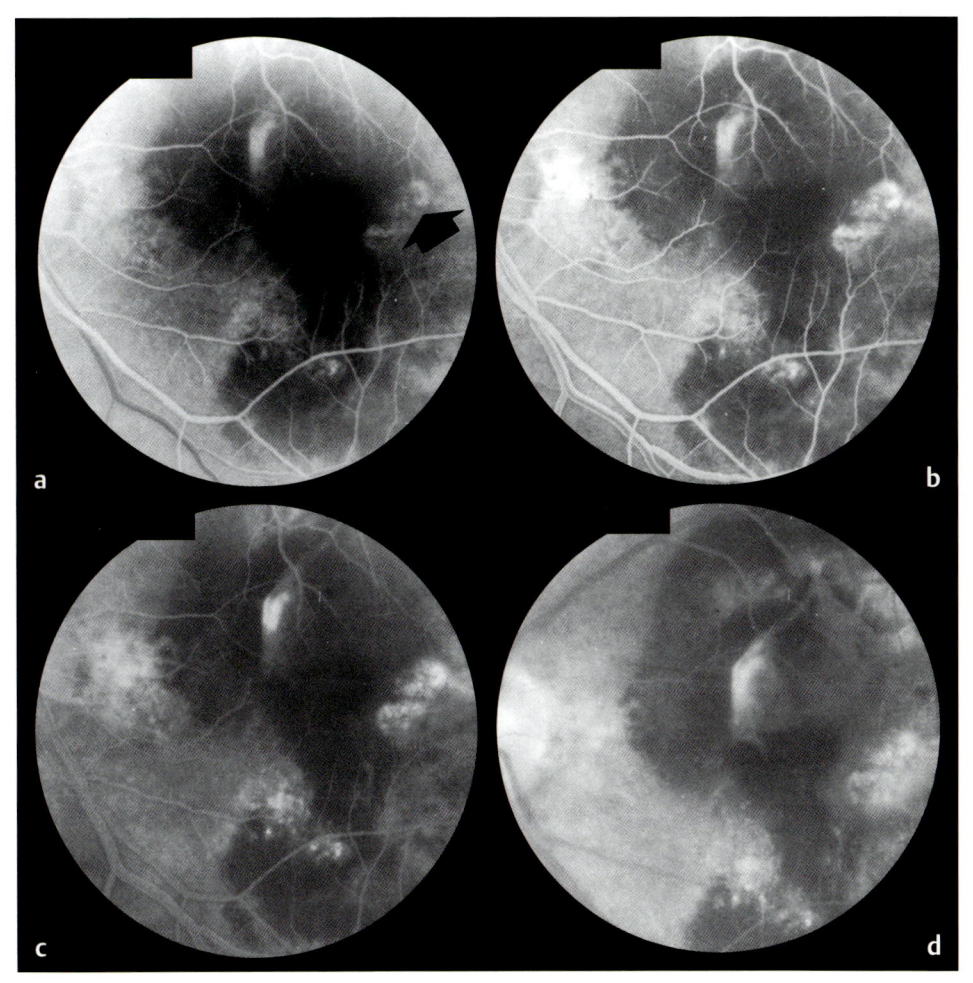

Fig. 35-10. (a-c) Angiografia do caso anterior. Na fase arterial, a hemorragia bloqueia a fluorescência coroidiana. A seta indica uma zona representando uma provável membrana neovascular. (d) Aos 10 minutos após a injeção do corante.

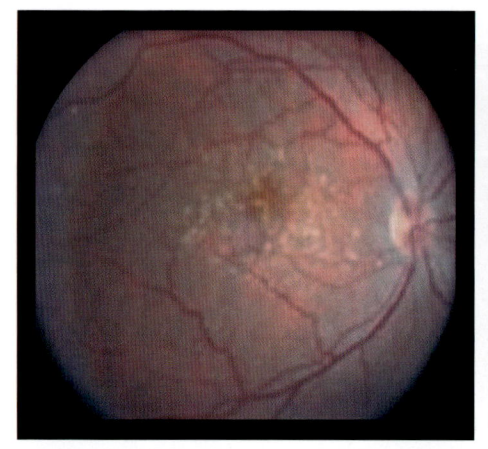

Fig. 35-11. Drusas. (Imagem cedida pelo Dr. Mário Martins dos Santos Mota.)

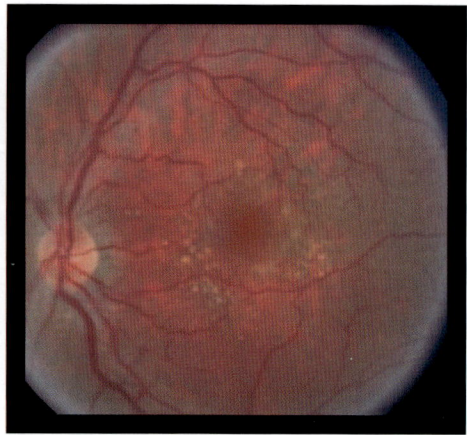

Fig. 35-12. Drusas e alterações pigmentares. (Imagem cedida pelo Dr. Mário Martins dos Santos Mota.)

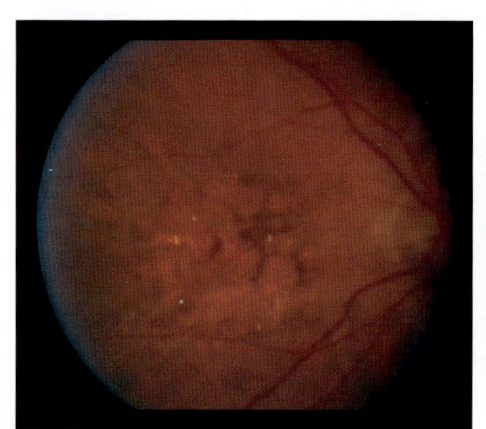

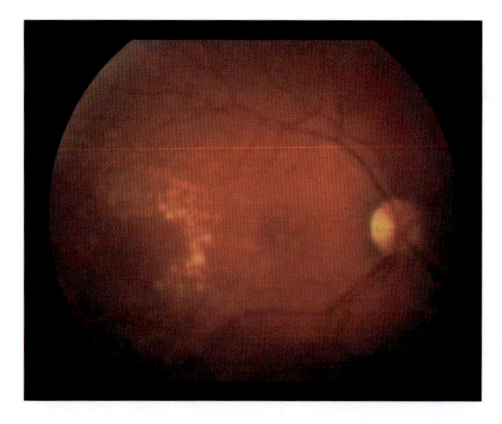

Fig. 35-13. Drusas e atrofia do EP. (Imagem cedida pelo Dr. Mário Martins dos Santos Mota.)

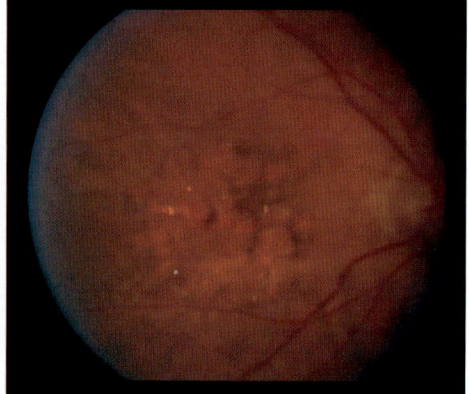

Fig. 35-14. Atrofia geográfica e alterações pigmentares. (Imagem cedida pelo Dr. Mário Martins dos Santos Mota.)

Fig. 35-15. Drusas e atrofia do EP. (Imagem cedida pelo Dr. Mário Martins dos Santos Mota.)

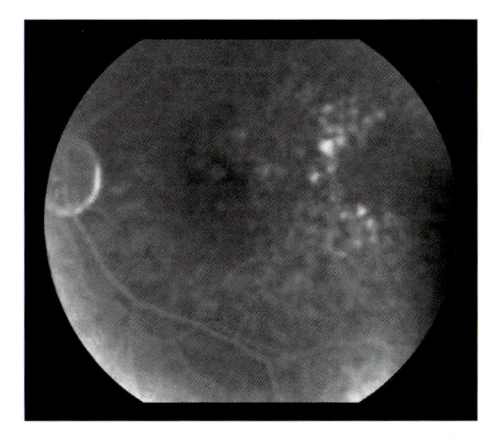

Fig. 35-16. Hiperfluorescência das drusas e atrofia do EP. (Imagem cedida pelo Dr. Mário Martins dos Santos Mota.)

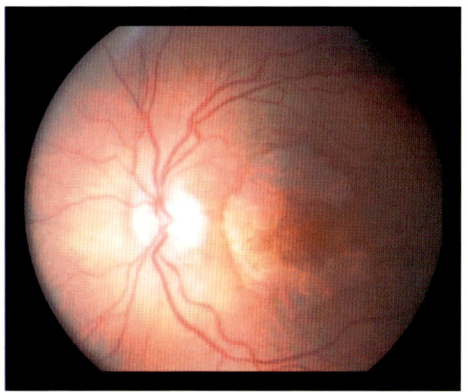

Fig. 35-17. Atrofia geográfica. (Imagem cedida pelo Dr. Mário Martins dos Santos Mota.)

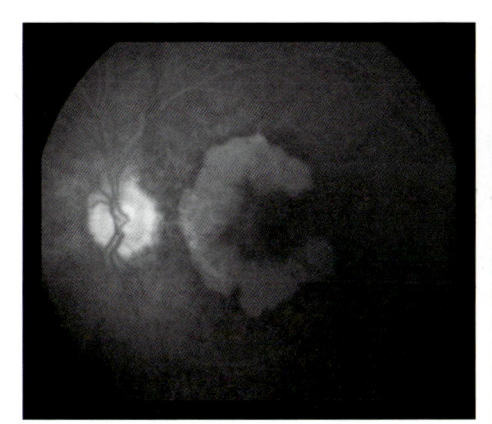

Fig. 35-18. Hiperfluorescência da atrofia geográfica. (Imagem cedida pelo Dr. Mário Martins dos Santos Mota.)

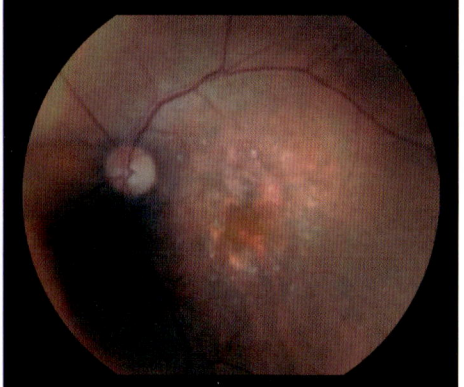

Fig. 35-19. Degeneração seca. (Imagem cedida pelo Dr. Mário Martins dos Santos Mota.)

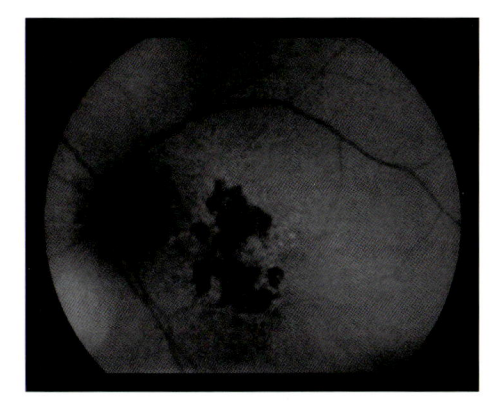

Fig. 35-20. Hipo e hiperautofluorescência. (Imagem cedida pelo Dr. Mário Martins dos Santos Mota.)

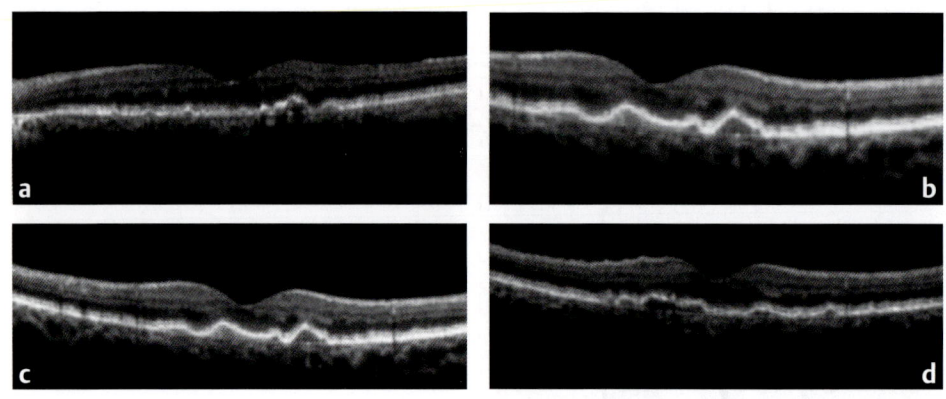

Fig. 35-21. (a-d) OCT: DMRI seca, com elevação da linha do EP, sem a presença de líquido sub-retiniano. (Imagens cedidas pelo Dr. Mário Martins dos Santos Mota.)

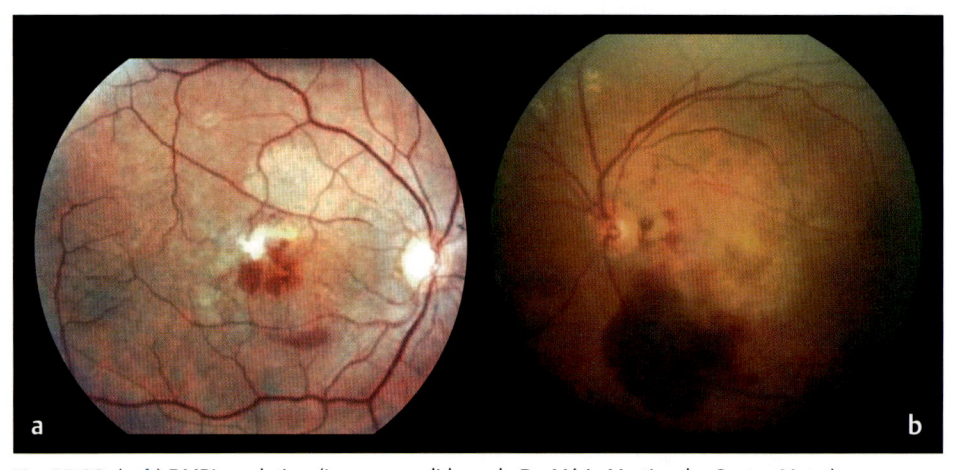

Fig. 35-22. (a, b) DMRI exudativa. (Imagens cedidas pelo Dr. Mário Martins dos Santos Mota.)

DEGENERAÇÃO MACULAR RELACIONADA À IDADE 131

Fig. 35-23. (a-c) DMRI com membrana oculta. (Imagens cedidas pelo Dr. Mário Martins dos Santos Mota.)

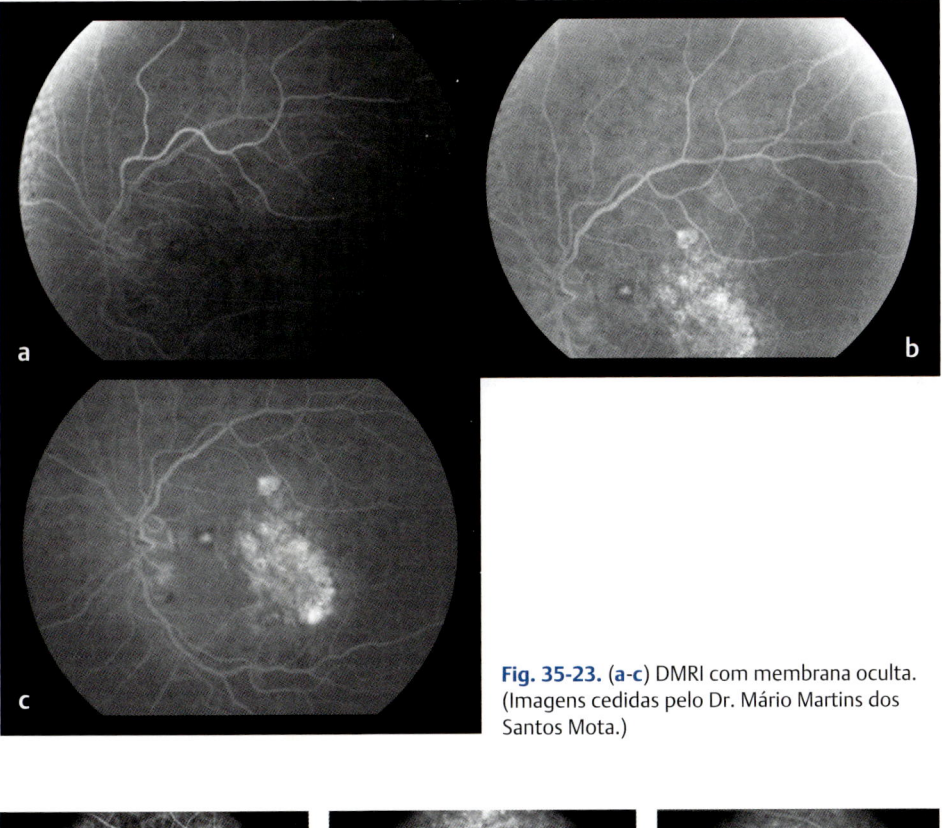

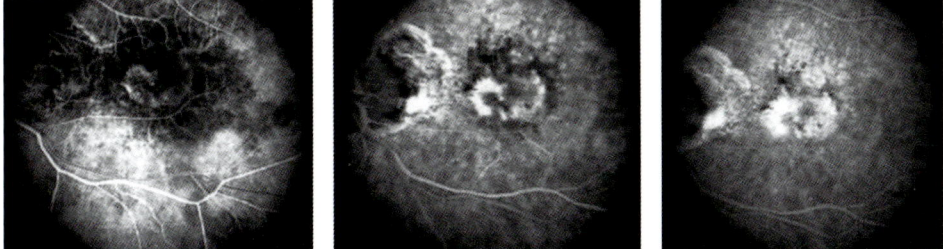

Fig. 35-24. DMRI tipo 2, com membrana clássica. (Imagens cedidas pelo Dr. Mário Martins dos Santos Mota.)

Fig. 35-25. (a-c) IV: discreto hots spots adjascente à margem inferior da disco. (Imagens cedidas pelo Dr. Mário Martins dos Santos Mota.)

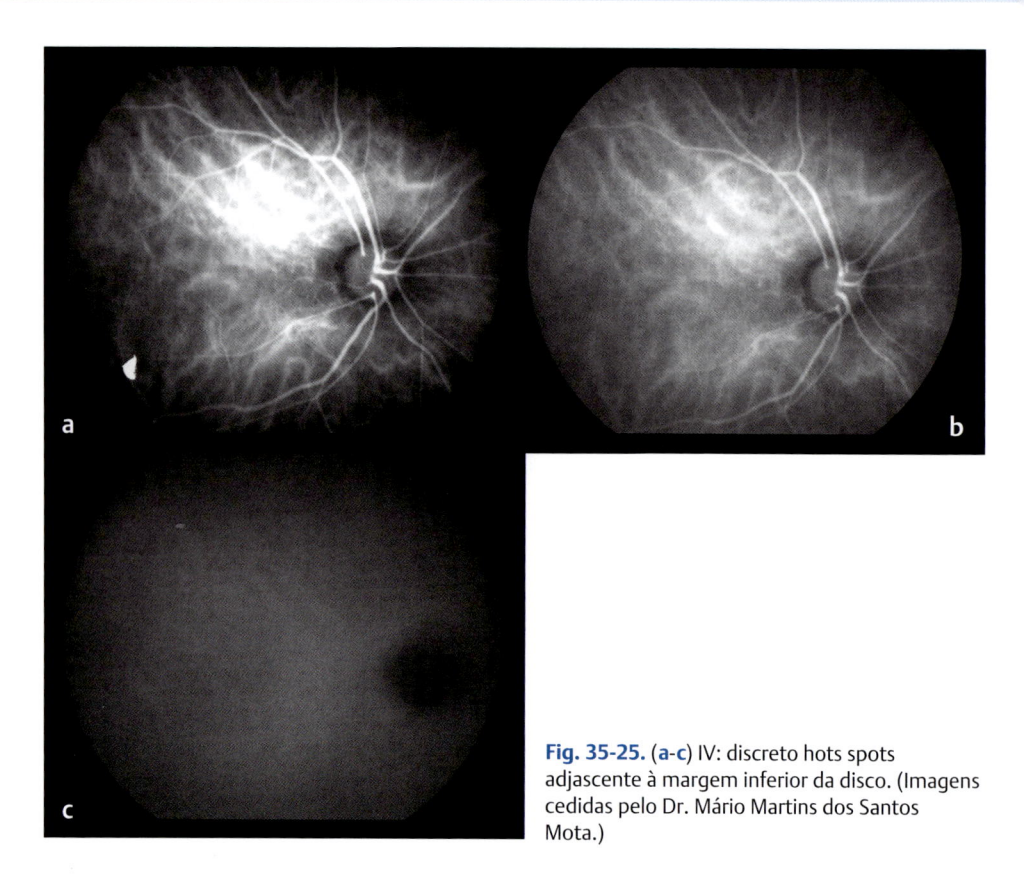

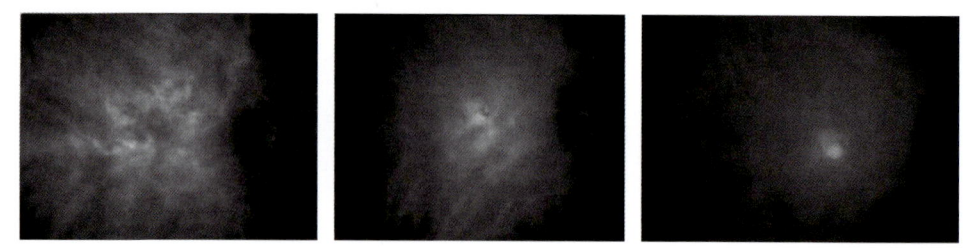

Fig. 35-26. IV: pequena placa na região macular. (Imagens cedidas pelo Dr. Mário Martins dos Santos Mota.)

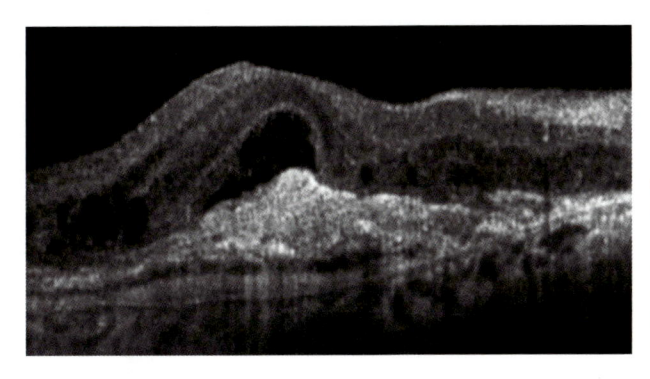

Fig. 35-27. OCT: hiperreflectividade acima do EP, fluida intra e sub-retiniano (hiporreflectividade) e expessamento da retina neural. (Imagem cedida pelo Dr. Mário Martins dos Santos Mota.)

SÍNDROME DE IRVINE-GASS

A síndrome de Irvine-Gass é uma complicação tardia que acontece em certos olhos submetidos à extração cirúrgica da catarata, com ou sem perda de vítreo durante o ato operatório. Na metade dos casos, traves vítreas ficam encarceradas na incisão cirúrgica.

Alguns autores culpam a tração vítrea exercida na mácula, com consequente formação de edema cistoide, fruto da alteração da permeabilidade dos capilares retinianos perifoveais. Outros admitem uma teoria inflamatória em que uma vitreíte crônica faz parte do quadro.

As cavidades cistoides são de difícil visualização pela oftalmoscopia direta, exceto com o uso do biomicroscópio e o cristal de contato, que revela as cavidades dispostas de forma radial na mácula, cujo arranjo é determinado pela arquitetura das fibras de Henle (camada molecular ou plexiforme externa), onde o líquido seroso se acumula.

Descolamento posterior do vítreo pode acompanhar o quadro.

A angiografia fluoresceínica é característica. Na fase arteriovenosa, é visível a dilatação capilar perifoveal; quinze minutos após a injeção do corante, os "gomos" fluorescentes, correspondentes aos espaços cistoides, são bem visíveis.

Em alguns casos, após meses de evolução, o edema macular resolve-se espontaneamente; em outros, há permanência da degeneração cística (Figs. 36-1 e 36-2).

SÍNDROME DE IRVINE-GASS

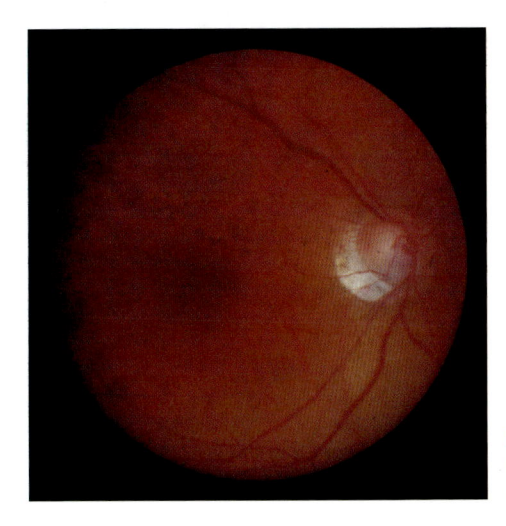

Fig. 36-1. Olho direito de uma paciente facectomizada (intracapsular), há sete meses, mostrando o edema de mácula.

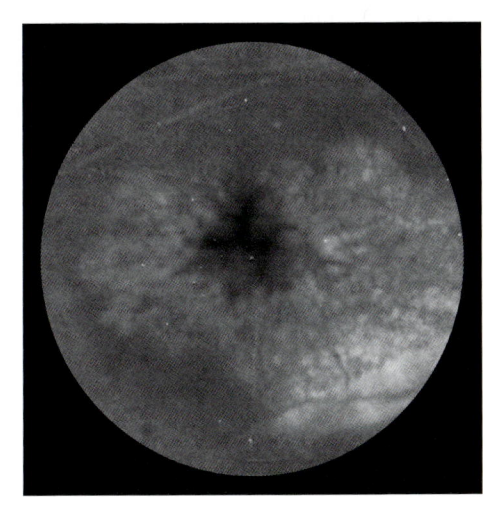

Fig. 36-2. Aspecto característico da angiografia fluoresceínica, na síndrome de Irvine-Gass, 20 minutos após a injeção do corante. As cavidades císticas fluorescem.

RETINOSQUISE

A retinosquise é a alteração resultante da clivagem dos elementos da retina sensorial, que se separa em dois planos. Duas formas são conhecidas:

A) Retinosquise juvenil ou idiopática ou do desenvolvimento.
B) Retinosquise senil ou adquirida.

RETINOSQUISE JUVENIL

Comumente hereditária, surge antes da 2ª década. É bilateral em 80 a 90% dos casos e localiza-se normalmente no quadrante temporal inferior. Raramente progride em direção à área central.

O exame oftalmoscópico mostra o folheto interno da retina elevado pelo líquido intrarretiniano, com a superfície lisa, sem dobras, que não ondula com o movimento do olho. O limite posterior da zona de clivagem pode estar delineado com pigmento (linha de demarcação pigmentar) ou com uma linha branca (linha de demarcação glial). Às vezes, podem ser vistas traves esbranquiçadas unindo os dois folhetos retinianos. Rupturas podem ser encontradas na folha interna e, quando presentes no folheto externo, podem dar origem a um descolamento de retina. Em geral, a retinosquise é um achado acidental em um exame fundoscópico de rotina. Não determina sintomas, a não ser quando se atinge a área central e há complicações, como descolamento de retina e hemorragias vítreas resultantes do rompimento de um vaso. O exame do campo visual mostra um defeito absoluto correspondente à área afetada.

Há outra variedade de retinosquise com alterações vítreas marcantes, como véus, faixas, traves, muitas vezes vascularizadas e acompanhadas de degeneração macular. Esta forma é conhecida também como retinosquise hereditária congênita ligada ao sexo, véus vasculares congênitos do vítreo, *ablatio falciformis* e doença de Wagner.

Na retinosquise juvenil, faz-se a clivagem da retina abaixo da camada das células ganglionares.

RETINOSQUISE SENIL

Acomete indivíduos após os 40 anos, causada por uma clivagem da retina em duas camadas e origina-se da coalescência dos espaços císticos da degeneração periférica cistoide da retina. Costuma ser bilateral e localiza-se, usualmente, no quadrante temporal inferior. O processo é de lenta progressão, que, ocasionalmente, ameaça a região macular.

O exame oftalmoscópico mostra um aspecto semelhante à forma congênita, mas não acompanhado de alterações do corpo vítreo.

A clivagem da retina nestes casos se faz na camada plexiforme ou molecular externa (Fig. 37-1).

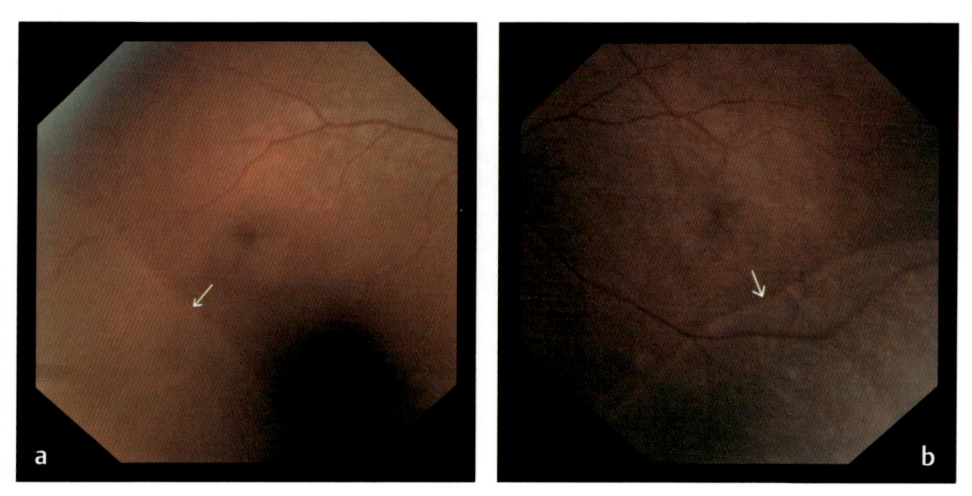

Fig. 37-1. (a,b) Retinosquise. (Imagens cedidas pelo Dr. Denis Cardoso Hueb.)

ESCLEROSE TUBEROSA

A esclerose tuberosa, também conhecida como doença de Bourneville, é uma doença sistêmica hereditária, dominante autossômica, cujas manifestações são a deficiência mental e epilepsia, lesões cutâneas faciais (adenoma sebáceo) e lesões retinianas (tumores translucentes, localizados no disco óptico ou nas camadas superficiais da retina).

Outras lesões cutâneas e tumores dos órgãos periféricos podem ser encontrados.

As lesões retinianas e cerebrais desta facomatose são representadas por hamartomas astrocíticos; os adenomas sebáceos são angiofibromas; os hamartomas dos órgãos periféricos podem ser constituídos por rabdomiomas, leiomiomas e angiomiolipomas.

A deficiência mental e a epilepsia resultam dos múltiplos hamartomas astrocíticos do cérebro, com predileção pelo córtex cerebral e regiões periventriculares. A radiografia simples do crânio pode mostrar calcificações intracranianas.

Os hamartomas astrocíticos do disco óptico e retina podem ser:

A) *Tipo plano, semitransluzente:* localizando-se superficialmente aos vasos da retina. Em 50% dos casos, as lesões retinianas são bilaterais.
B) *Tipo elevado:* com aspecto de amora, com calcificações intratumorais, localizando-se de preferência no disco óptico.

Edema do disco óptico pode resultar da hipertensão intracraniana.

A visão raramente é afetada, a não ser quando a mácula sofre tração pela calcificação do hamartoma.

O adenoma sebáceo ocorre simetricamente nas bochechas e nos sulcos nasolabiais, tendo uma coloração avermelhada, surgindo geralmente depois dos seis meses de idade. As lesões podem mostrar a disposição de "asa de borboleta". Manchas do tipo "café com leite" e áreas de despigmentação na pele podem ocorrer.

Nos ossos, as lesões mais comuns são as alterações císticas das falanges e espessamento da cortical dos metatarsianos e metacarpianos.

A doença tem um término letal geralmente antes de 25 anos (Fig. 38-1).

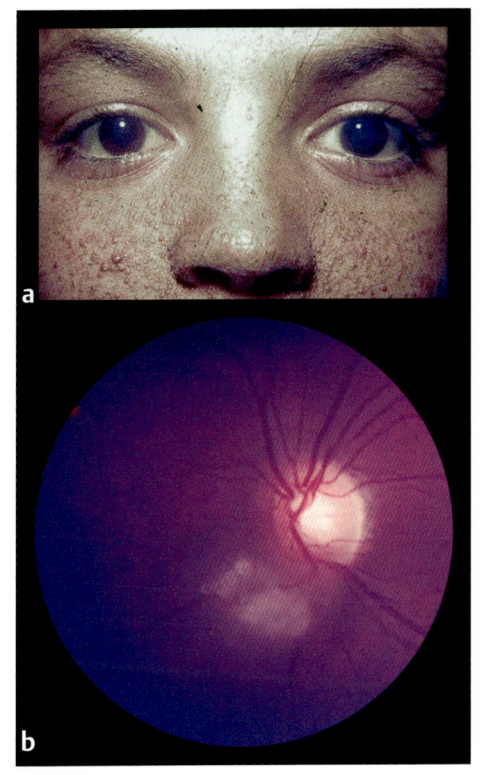

Fig. 38-1. (**a**) Doença de Bourneville. Adenomas sebáceos nas bochechas da paciente. (**b**) O aspecto fundoscópico do olho esquerdo mostra o facoma próximo ao disco óptico. (Caso do Prof. Carlos Américo Paiva Gonçalves Filho.)

ANGIOMATOSE DA RETINA

A angiomatose da retina é uma das facomatoses, doença com transmissão hereditária dominante, que envolve a retina, sistema nervoso e órgãos periféricos. A angiomatose retiniana foi descrita pelo oftalmologista alemão von Hippel, e a angiomatose do sistema nervoso, por Lindau, neurologista sueco.

Patologicamente, a angiomatose é representada por uma tumoração formada por angiomas capilares circundados por tecido glial, tendo vasos alimentadores aferentes e eferentes.

No sistema nervoso, o hemangioblastoma do cerebelo é a forma clínica mais frequente, mas pode afetar também a medula.

Hemangiomas e manchas "café com leite" são manifestações que podem aparecer na pele.

Hipernefromas e feocromocitomas são outras manifestações da doença.

A doença, em geral, manifesta-se em torno da 3ª década, mas pode surgir mesmo na infância.

O acometimento ocular é representado pela angiomatose retiniana. O quadro clínico é polimorfo e pode ser dividido em quatro estágios:

1. Estágio inicial, com dilatação vascular e formação angiomatosa.
2. Aparecimento de exsudatos e hemorragias.
3. Exsudação massiva e descolamento de retina.
4. Glaucoma secundário e *phtisis bulbi*.

A lesão retiniana clássica é a de um angioma periférico (usualmente na retina temporal), alimentado por uma artéria e uma veia, dilatadas e tortuosas. O angioma pode ocorrer na mácula e no disco óptico.

A angiografia fluoresceínica é útil para demonstrar os vasos nutridores do angioma e as alterações vasculares. A massa tumoral fluoresce intensamente, mostrando vazamento pelos capilares alterados (Figs. 39-1 a 39-4).

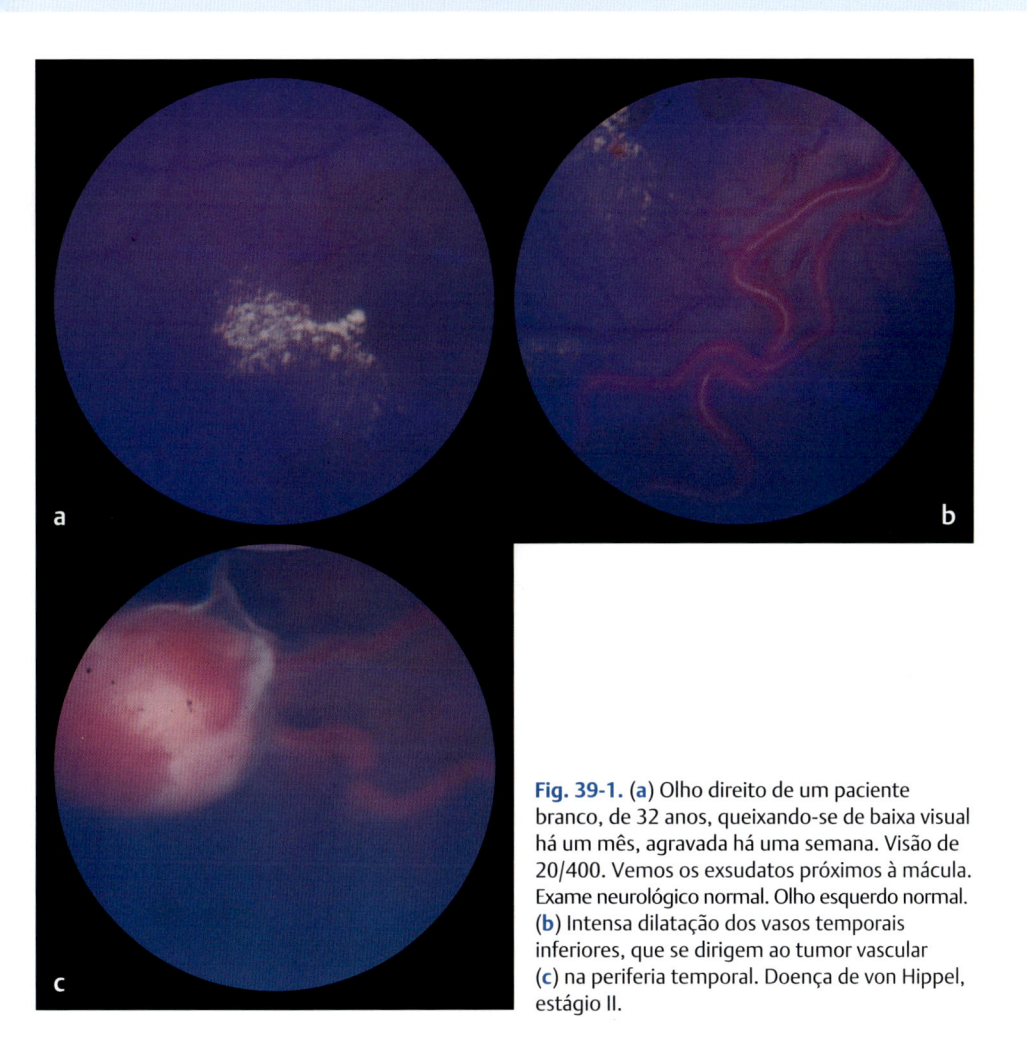

ANGIOMATOSE DA RETINA

Fig. 39-1. (**a**) Olho direito de um paciente branco, de 32 anos, queixando-se de baixa visual há um mês, agravada há uma semana. Visão de 20/400. Vemos os exsudatos próximos à mácula. Exame neurológico normal. Olho esquerdo normal. (**b**) Intensa dilatação dos vasos temporais inferiores, que se dirigem ao tumor vascular (**c**) na periferia temporal. Doença de von Hippel, estágio II.

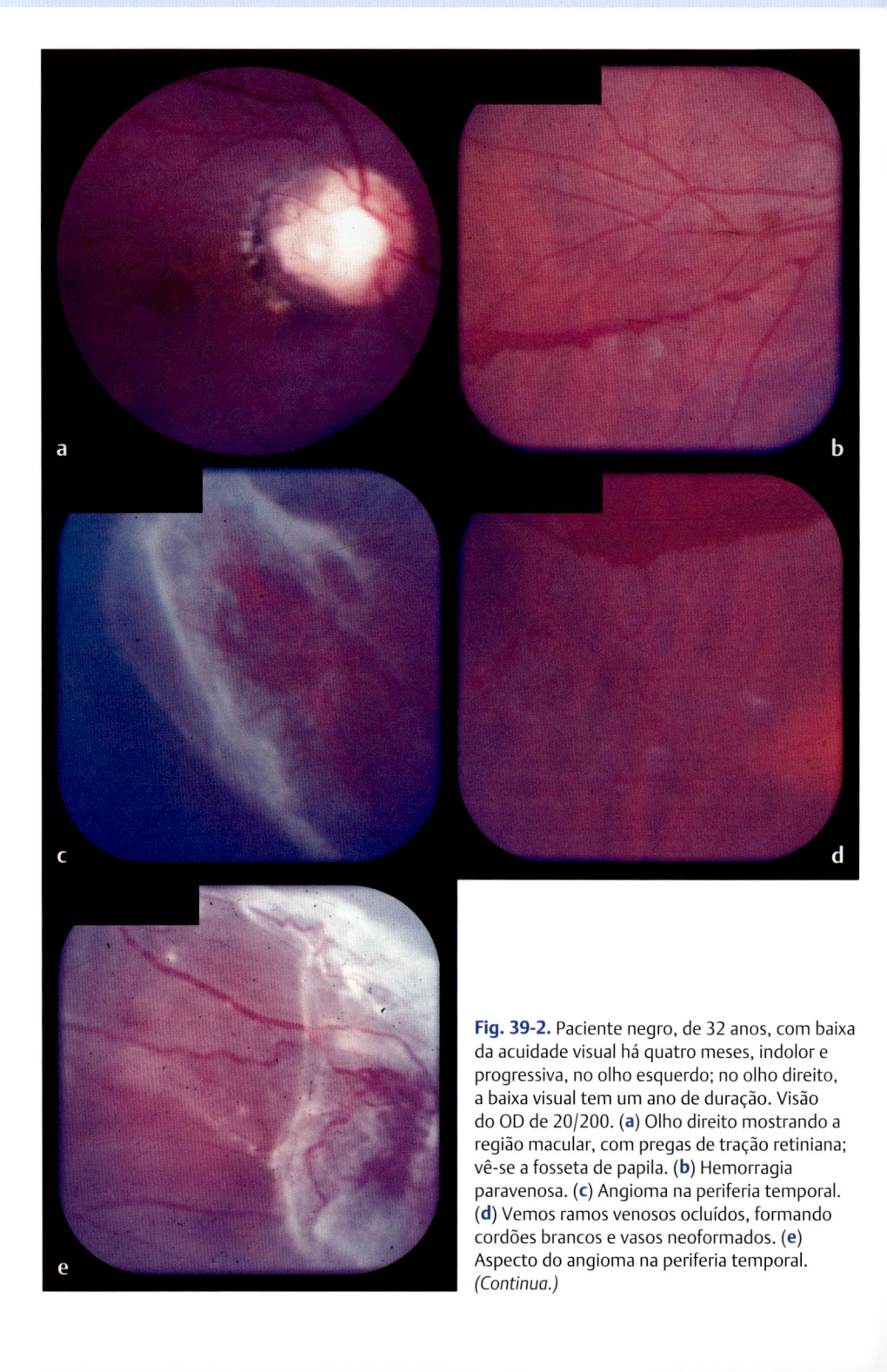

Fig. 39-2. Paciente negro, de 32 anos, com baixa da acuidade visual há quatro meses, indolor e progressiva, no olho esquerdo; no olho direito, a baixa visual tem um ano de duração. Visão do OD de 20/200. (**a**) Olho direito mostrando a região macular, com pregas de tração retiniana; vê-se a fosseta de papila. (**b**) Hemorragia paravenosa. (**c**) Angioma na periferia temporal. (**d**) Vemos ramos venosos ocluídos, formando cordões brancos e vasos neoformados. (**e**) Aspecto do angioma na periferia temporal. *(Continua.)*

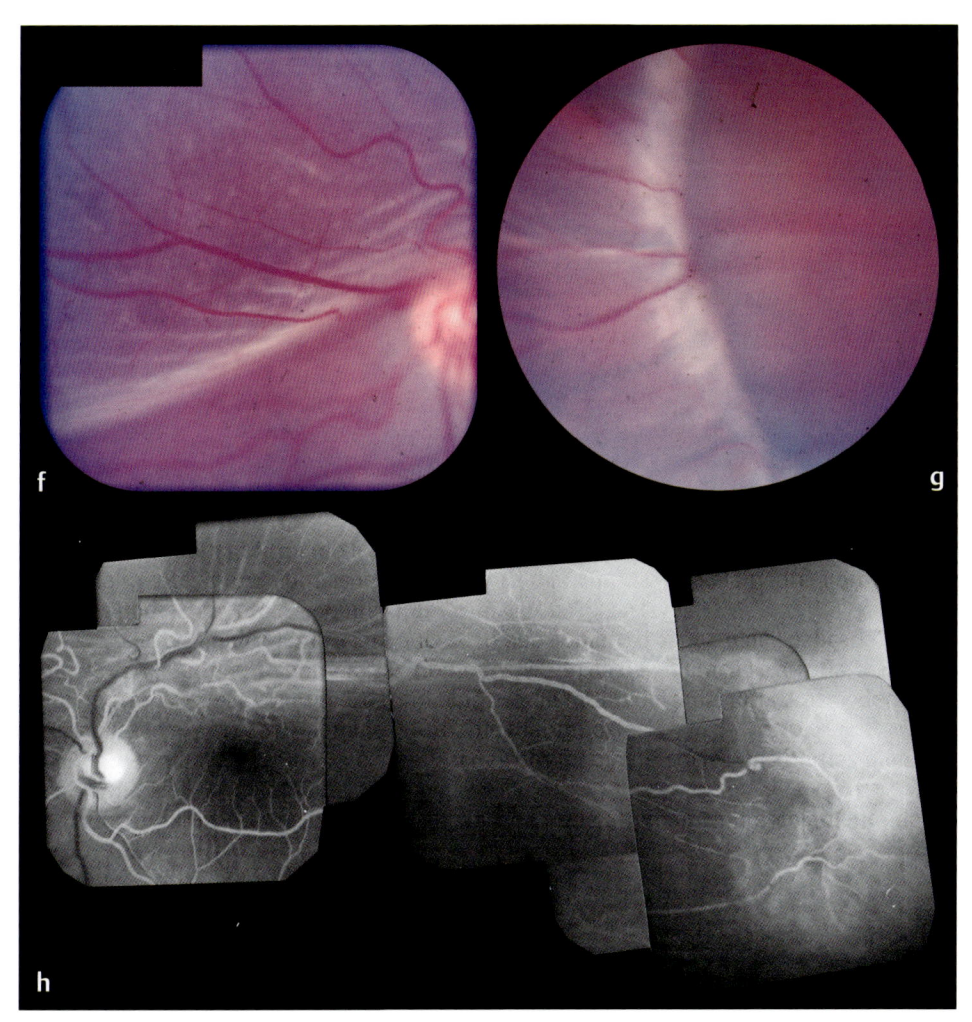

Fig. 39-2. *(Cont.)* (**f**) Aparecimento de um descolamento de retina três meses depois, curado com punção do líquido sub-retiniano e colocação de uma fita circular (**g**). (**h**) Montagem fotográfica do olho esquerdo da angiografia fluoresceínica.

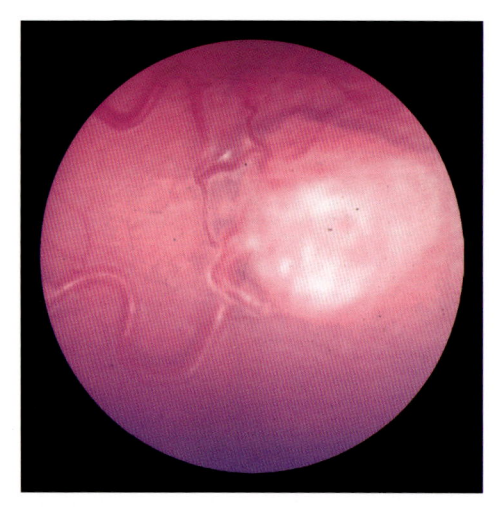

Fig. 39-3. Tumor angiomatoso da retina (doença de Von Hippel). Imagem cedida pelo Prof. Carlos Américo Paiva Gonçalves Filho.

RETINOBLASTOMA

CAPÍTULO 40

O retinoblastoma, tumor maligno primário da retina, é o mais comum dos tumores malignos intraoculares da infância, presente na proporção de um caso para 34.000 nascimentos.

O sexo parece não ter influência na incidência do retinoblastoma, que se apresenta, menos, na raça negra do que na branca.

O tumor, bilateral em 20 a 35% dos casos, afeta mais um olho do que o outro; o segundo olho, em geral, é afetado após um intervalo de alguns meses ou mesmo anos.

A idade onde a incidência é maior está em torno dos dois anos, caindo depois dos quatro anos para ser excepcional após os sete anos.

A transmissão se dá por meio de uma herança autossômica dominante. Os indivíduos portadores de retinoblastoma devem evitar a procriação, pois cada filho poderá, em 40 a 50% de probabilidades, ser afetado pelo tumor.

Geralmente, o retinoblastoma localiza-se na retina posterior, com um crescimento único ou múltiplo.

Dois tipos de tumor são reconhecidos:

A) *Tipo endofítico:* com crescimento para a cavidade vítrea.
B) *Tipo exofítico:* com crescimento para o espaço sub-retiniano, provocando um descolamento de retina secundário.

Habitualmente, o tumor passa inadvertido até causar um reflexo pupilar esbranquiçado, conhecido como "olho de gato amaurótico". Nos estágios iniciais, o tumor é usualmente diagnosticado no exame de pacientes que já tiveram o outro olho afetado, ou quando existe um antecedente hereditário, ou em crianças com endotropia, ou nistagmo (ambos os olhos afetados). Outros sinais podem ocorrer associados ao retinoblastoma: glaucoma secundário, uveíte anterior, catarata complicada, midríase unilateral, hifema espontâneo etc.

O quadro fundoscópico do tipo endofítico é de uma ou mais massas de tamanho e forma variáveis, de aspecto nodular, coloração branca ou róseo-pérola, com vasos nutridores neoformados na superfície e na massa tumoral. Em alguns tumores, depósitos brilhantes são observados na substância tumoral, com grande importância diagnóstica, pois são patognomônicos do retinoblastoma. Os depósitos de cálcio são visíveis radiologicamente em cerca de 75% dos casos.

No tipo exofítico, o exame mostra uma massa sub-retiniana acinzentada que aos poucos eleva e descola secundariamente a retina.

As células tumorais estendem-se ao nervo óptico em direção ao cérebro para a órbita através da esclera, com metástases a distância (ossos, fígado, pulmões etc.).

Com o crescimento tumoral, vem o estágio da hipertensão ocular, determinando o aumento do globo ocular nas crianças (buftalmia), pela distensão de suas paredes, causando crises dolorosas.

Nos estágios avançados em que a neoplasia alcançou a órbita, a proptose do globo ocular é evidente, surgindo depois uma massa ulcerada que hernia na abertura palpebral.

O diagnóstico diferencial do retinoblastoma deve ser feito com os pseudogliomas (catarata congênita, colobomas da coriorretina, persistência do vítreo primário hiperplástico, fibroplasia retrocristaliniana, coriorretinites, facomatoses, síndrome de Coats, descolamento de retina etc.).

O retinoblastoma raramente sofre regressão espontânea (Figs. 40-1 a 40-9).

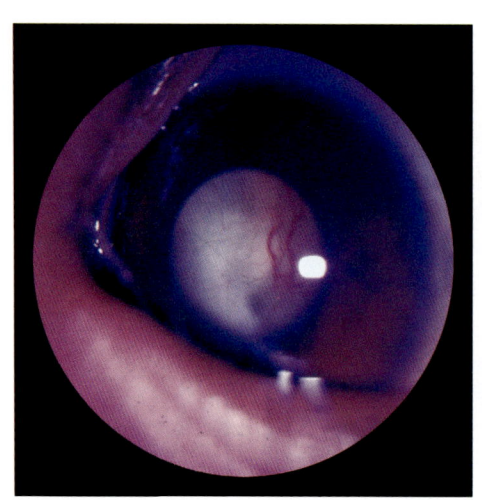

Fig. 40-1. Reflexo branco pupilar conferindo o aspecto de "olho de gato amaurótico" em uma criança branca, de cinco anos, do sexo feminino, causado por retinoblastoma. A massa tumoral esbranquiçada com vasos neoformados invade a cavidade vítrea.

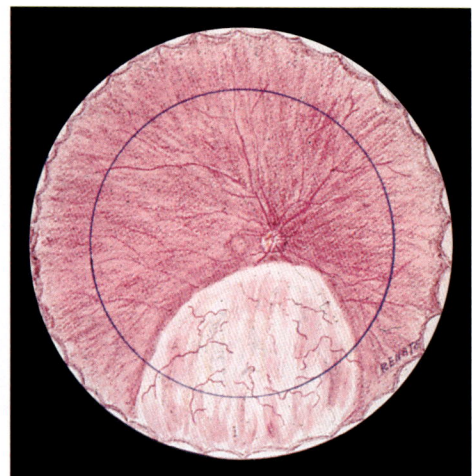

Fig. 40-2. Esquema do *fundus* (olho direito) de uma criança parda, de cinco meses, que teve seu olho esquerdo enucleado aos três meses, com confirmação histopatológica de retinoblastoma. A massa tumoral branco-amarelada, elevada e vascularizada, ocupa cerca de 1/3 da retina.

Fig. 40-3. (**a**) Olho esquerdo de uma paciente parda, com 17 anos, mãe da criança do caso da Figura 40-2. O olho direito desta paciente foi anucleado quando tinha 5 meses (com confirmação histopatológica de retinoblastoma). A massa tumoral esbranquiçada de 3 D de elevação, medindo cerca de 5 1/2 DP x 5 DP, situada no quadrante nasal superior, dista cerca de 3 DP da papila. O exame radiográfico não demonstrou calcificações intratumorais. (**b**) A cicatriz atrófica justatumoral representa provavelmente uma zona de regressão espontânea do tumor. (**c**) Angiografia fluoresceínica (fase arteriovenosa) do tumor: observar a vascularização intratumoral.

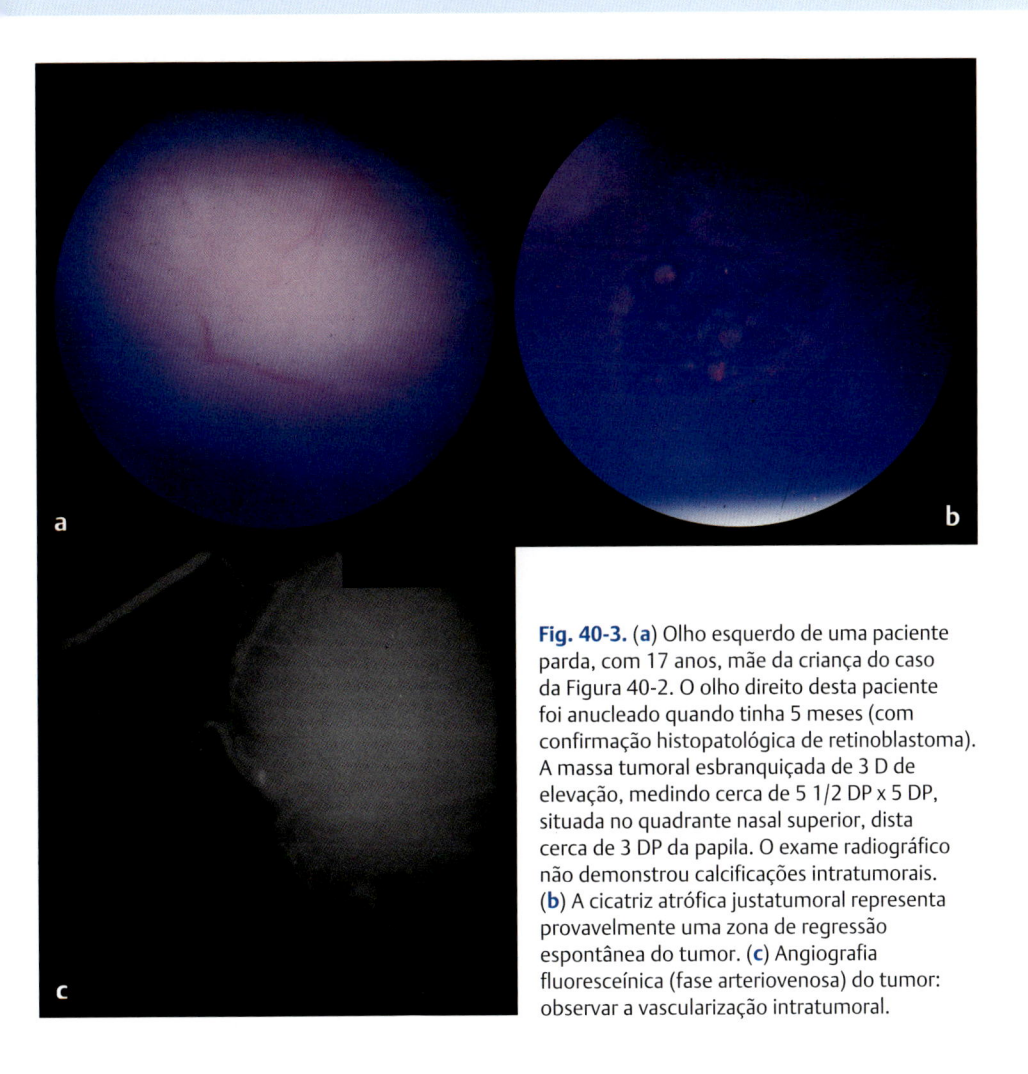

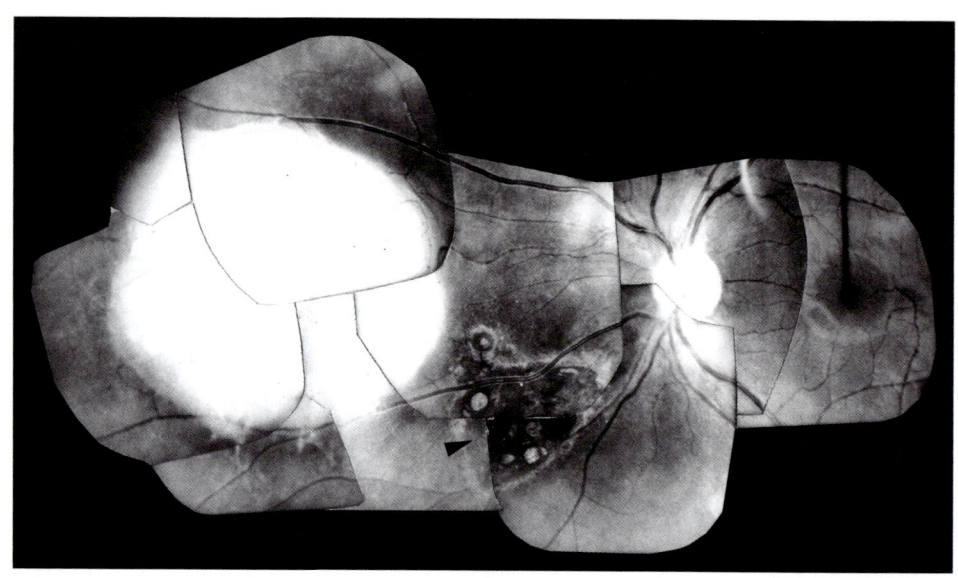

Fig. 40-4. Montagem fotográfica do *fundus* (caso da Figura 40-3a). Esta paciente não relatava queixas oculares, e a acuidade visual era de 20/20. A ponta de seta mostra a cicatriz atrófica de coriorretina.

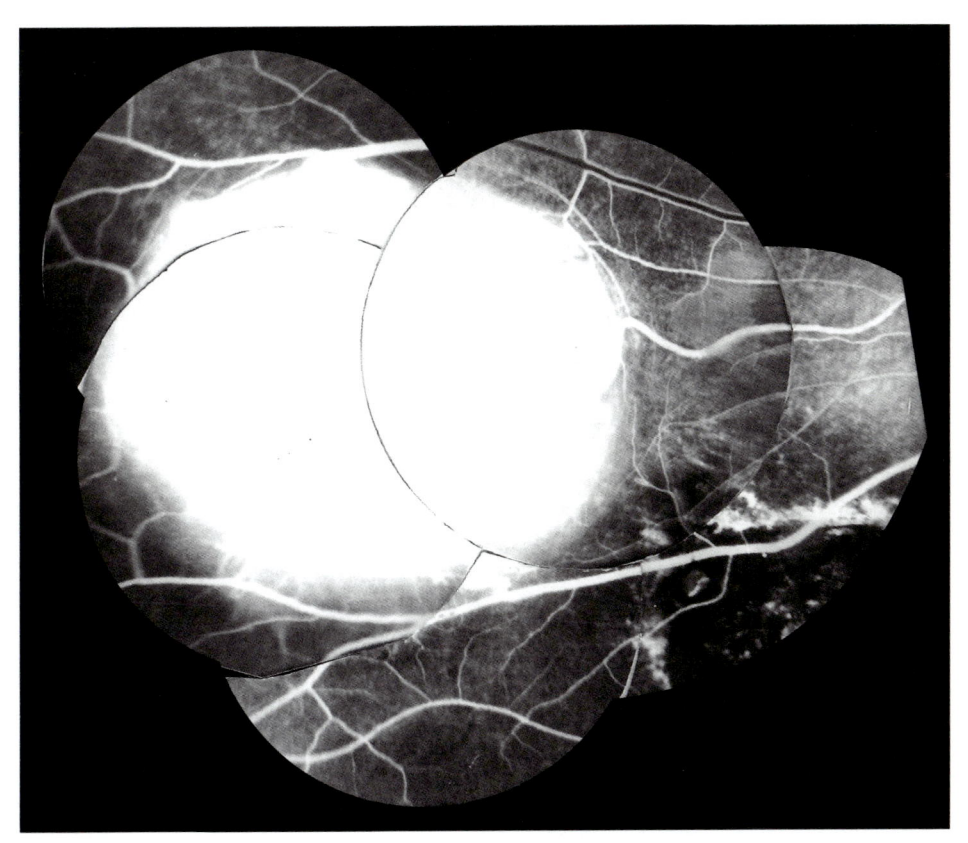

Fig. 40-5. Montagem fotográfica da angiografia fluoresceínica (caso da Figura 40-3).

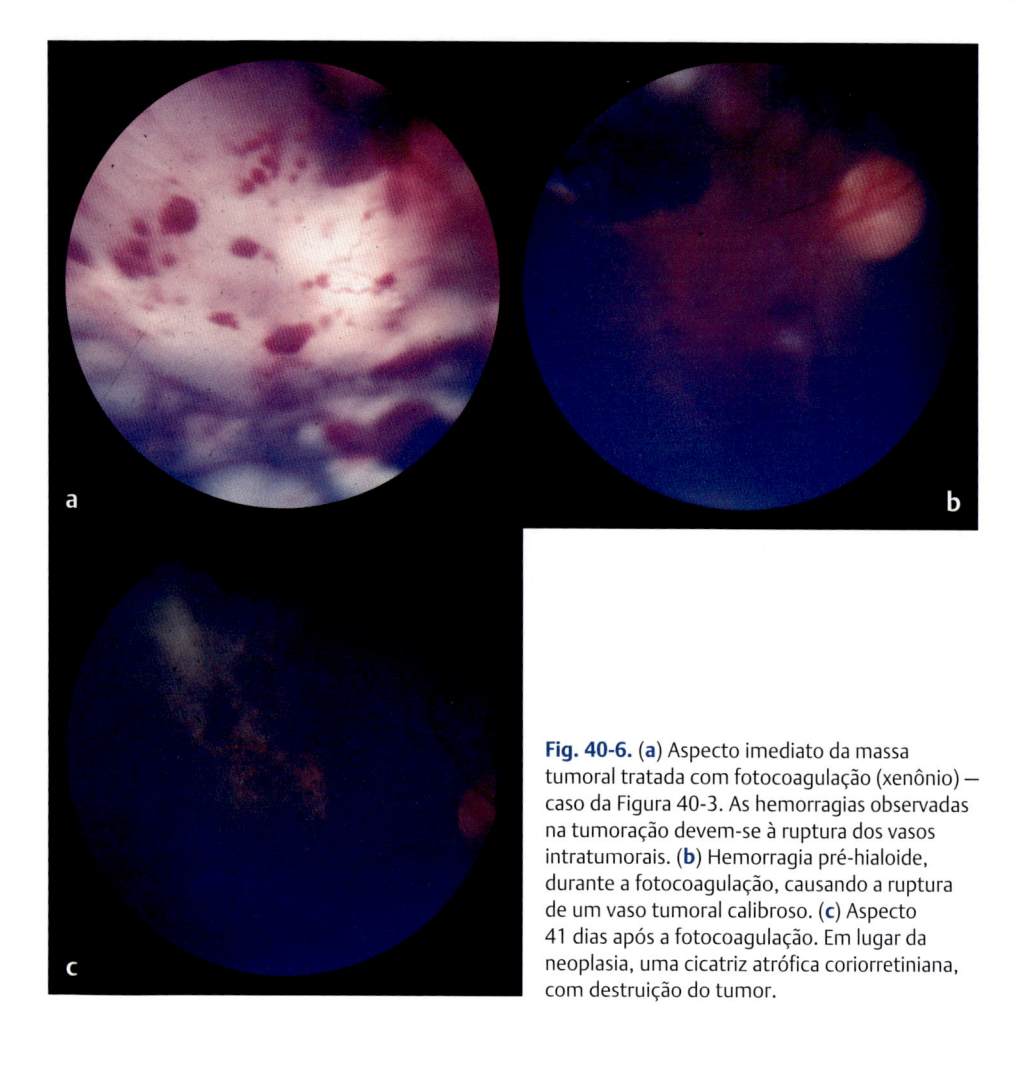

Fig. 40-6. (**a**) Aspecto imediato da massa tumoral tratada com fotocoagulação (xenônio) — caso da Figura 40-3. As hemorragias observadas na tumoração devem-se à ruptura dos vasos intratumorais. (**b**) Hemorragia pré-hialoide, durante a fotocoagulação, causando a ruptura de um vaso tumoral calibroso. (**c**) Aspecto 41 dias após a fotocoagulação. Em lugar da neoplasia, uma cicatriz atrófica coriorretiniana, com destruição do tumor.

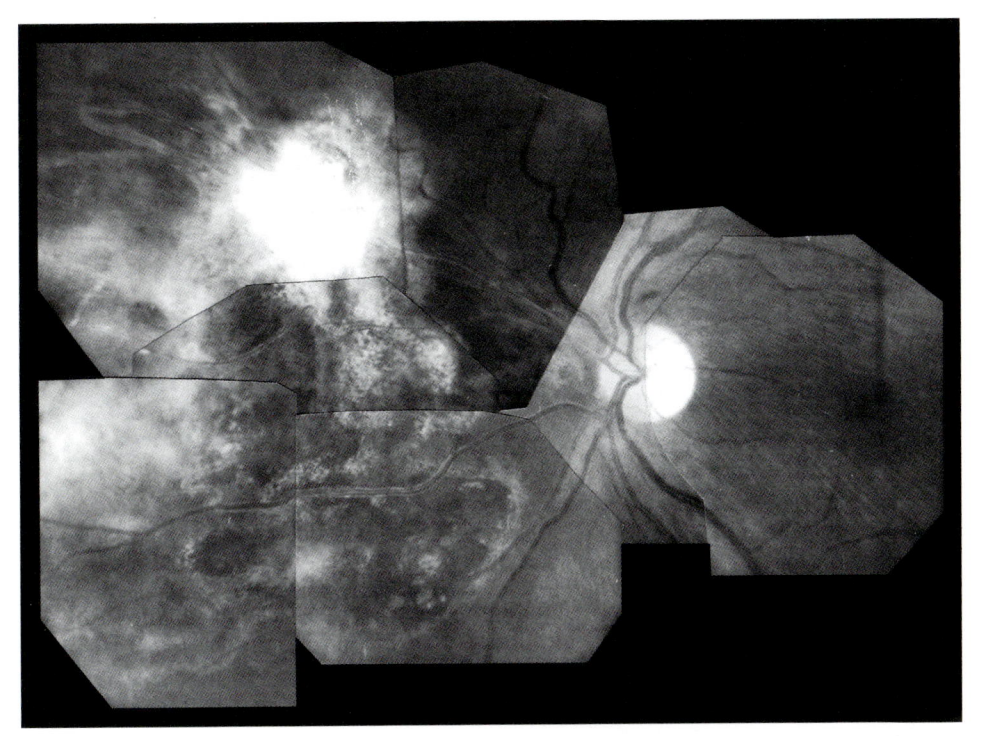

Fig. 40-7. Montagem fotográfica do *fundus* 41 dias após o tratamento do tumor pela fotocoagulação (caso da Figura 40-6). Observar a presença de pregas da limitante interna no polo posterior. Acuidade visual de 20/25.

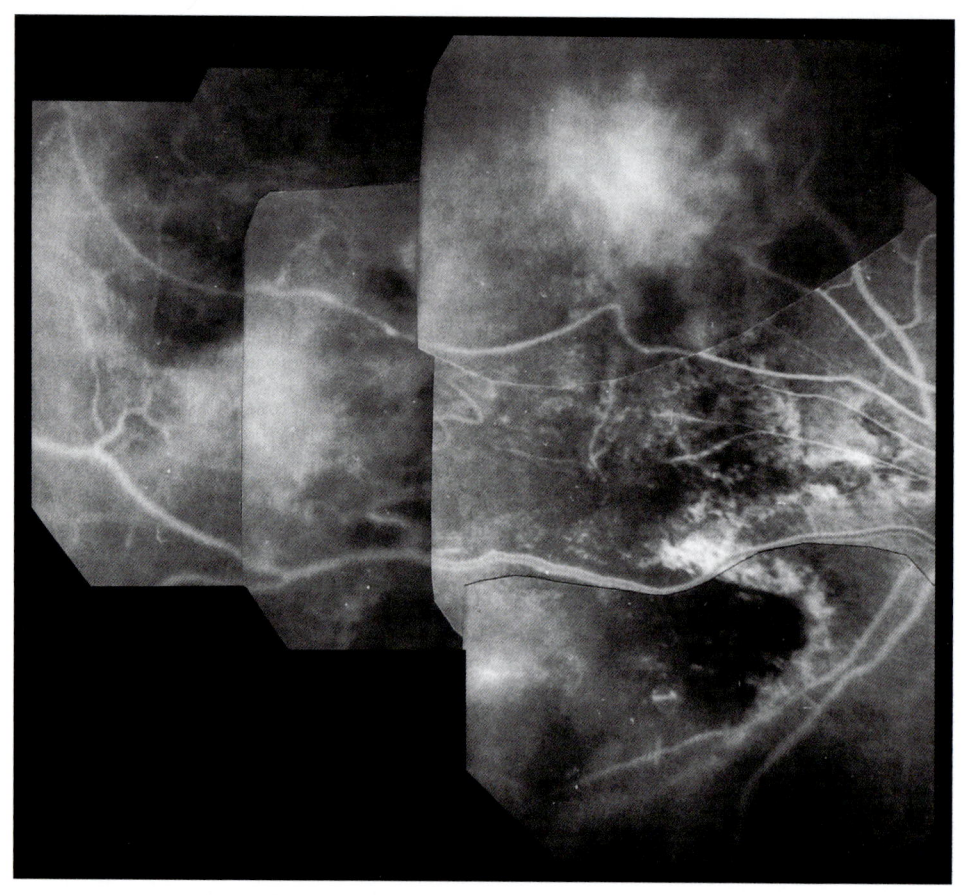

Fig. 40-8. Montagem fotográfica da angiografia fluoresceínica do caso anterior. Observar a oclusão vascular supridora do tumor.

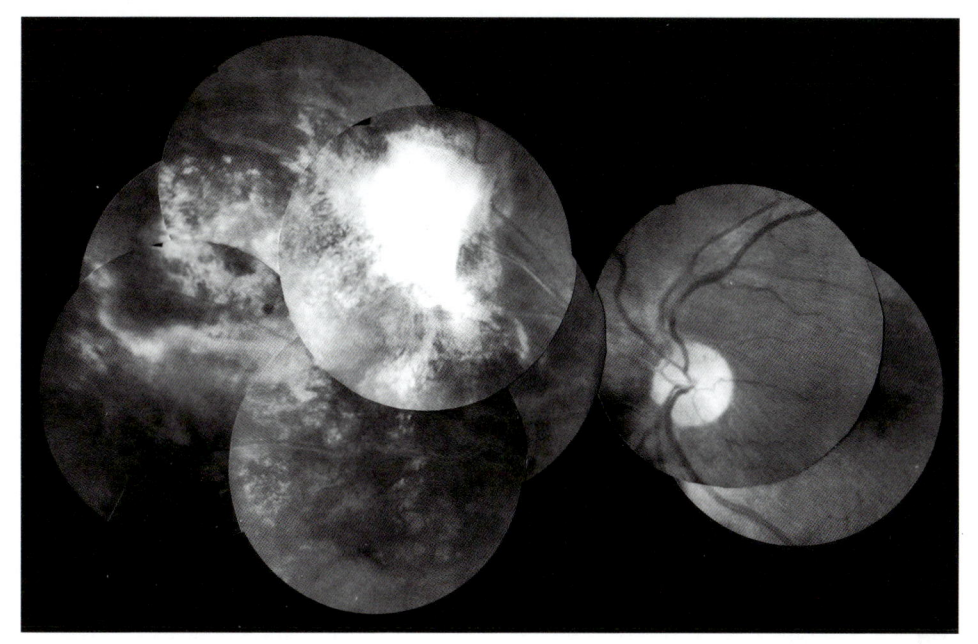

Fig. 40-9. Montagem feita aos nove meses e 11 dias após a fotocoagulação (caso anterior). Sem modificações. Acuidade visual de 20/25.

VITREORRETINOPATIA PROLIFERANTE

Esta condição caracteriza-se pelo crescimento de tecido fibroso para a cavidade vítrea, proveniente dos elementos conjuntivos perivasculares da retina, principalmente dos vasos próximos ao disco óptico, podendo acompanhar-se ou não de neovascularização.

Duas formas desta entidade são reconhecidas: a primeira segue-se a uma hemorragia vítrea, com formação de traves, véus ou membranas vítreas esbranquiçadas, usualmente partindo do disco óptico e mostrando pouca neovascularização; a segunda resulta de processos vasculares com decorrente hipóxia tecidual, onde a neovascularização é mais abundante que na forma anterior.

Os sintomas decorrentes dependem da afecção causal, da localização das membranas vítreas em relação à mácula e das complicações (hipertensão ocular e descolamento da retina secundários) (Figs. 41-1 a 41-4).

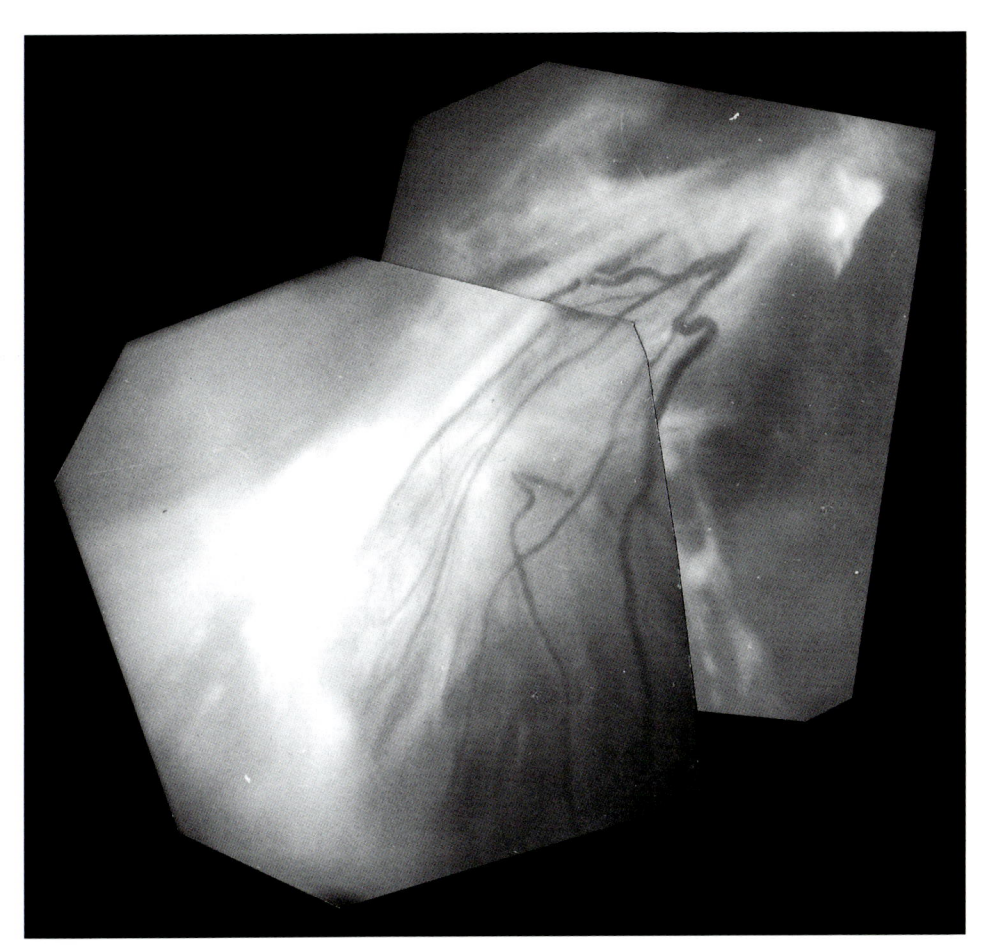

Fig. 41-1. Vítreorretinopatia proliferante no olho esquerdo de um paciente portador da doença de Eales. Membrana fibrovascular, no quadrante nasal inferior, partindo do disco óptico em direção à periferia retiniana.

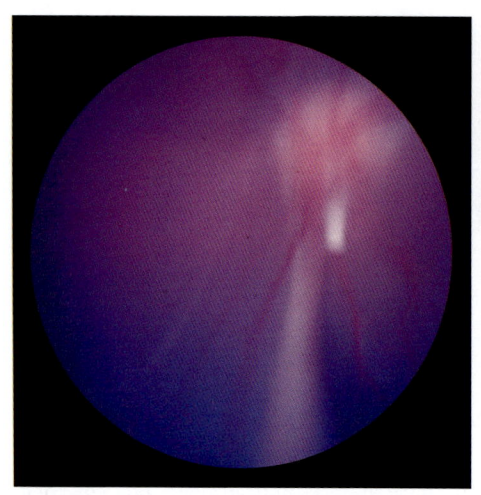

Fig. 41-2. Olho esquerdo de um paciente jovem com vitreorretinopatia proliferante, após traumatismo contuso do globo ocular, com hemorragia intravítrea. O tecido fibroso é preponderante neste caso.

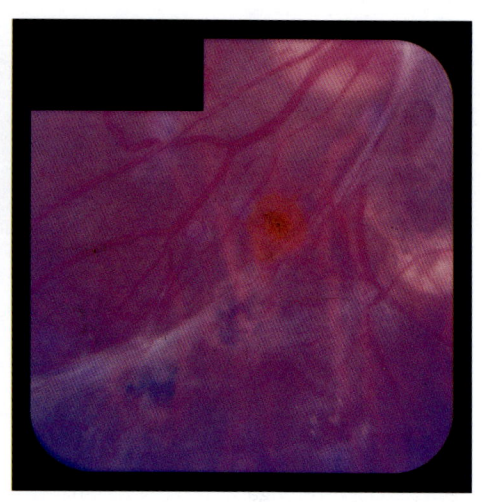

Fig. 41-3. Membrana vítrea fibrovascular no olho direito de uma paciente com diabetes juvenil. (Caso dos Drs. Samuel Cukierman e Libero Rossi Filho).

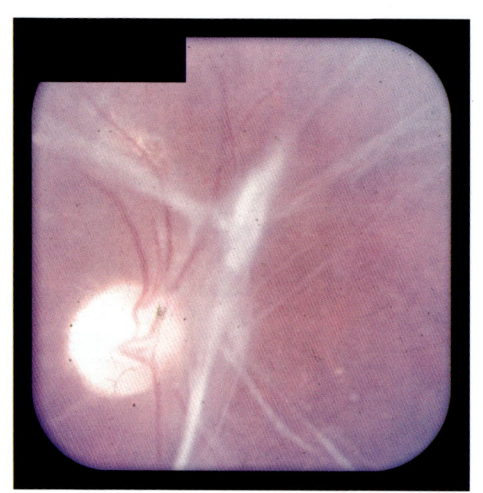

Fig. 41-4. Olho direito de um paciente branco, jovem e diabético. Aspecto da proliferação onde prepondera a fibrose. (Caso do Dr. Renê Acosta Sbrissa.)

DESCOLAMENTO DO VÍTREO

O vítreo, normalmente, através da "membrana" hialoide, adere a algumas estruturas oculares:

1. Ao cristalino (ligamento hialóideo-capsular de Wieger), com mais firmeza na infância e adolescência, debilitando-se na senilidade.
2. À *ora serrata* e epitélio da *pars plana*, formando a chamada base do vítreo.
3. À mácula.
4. À margem papilar.

Os descolamentos vítreos, em geral, decorrem de processos degenerativos do próprio corpo vítreo, sendo o descolamento posterior a forma clínica mais comum.

À biomicroscopia, com fenda estreita e lente de Goldman, podem-se visualizar a linha de demarcação posterior do vítreo descolado e o anel de inserção na papila, quando este se destaca.

Um descolamento posterior do vítreo, onde a hialoide ainda se acha aderida à mácula, poderá determinar tração e causar edema, degeneração cística e descolamento seroso macular.

Existe a possibilidade de um descolamento de retina seguir um descolamento do vítreo, em um prazo menor ou maior.

Os sintomas relatados ao descolamento do vítreo são as moscas volantes, as fotopsias e, muitas vezes, a percepção de um véu ou de um anel (Figs. 42-1 a 42-3).

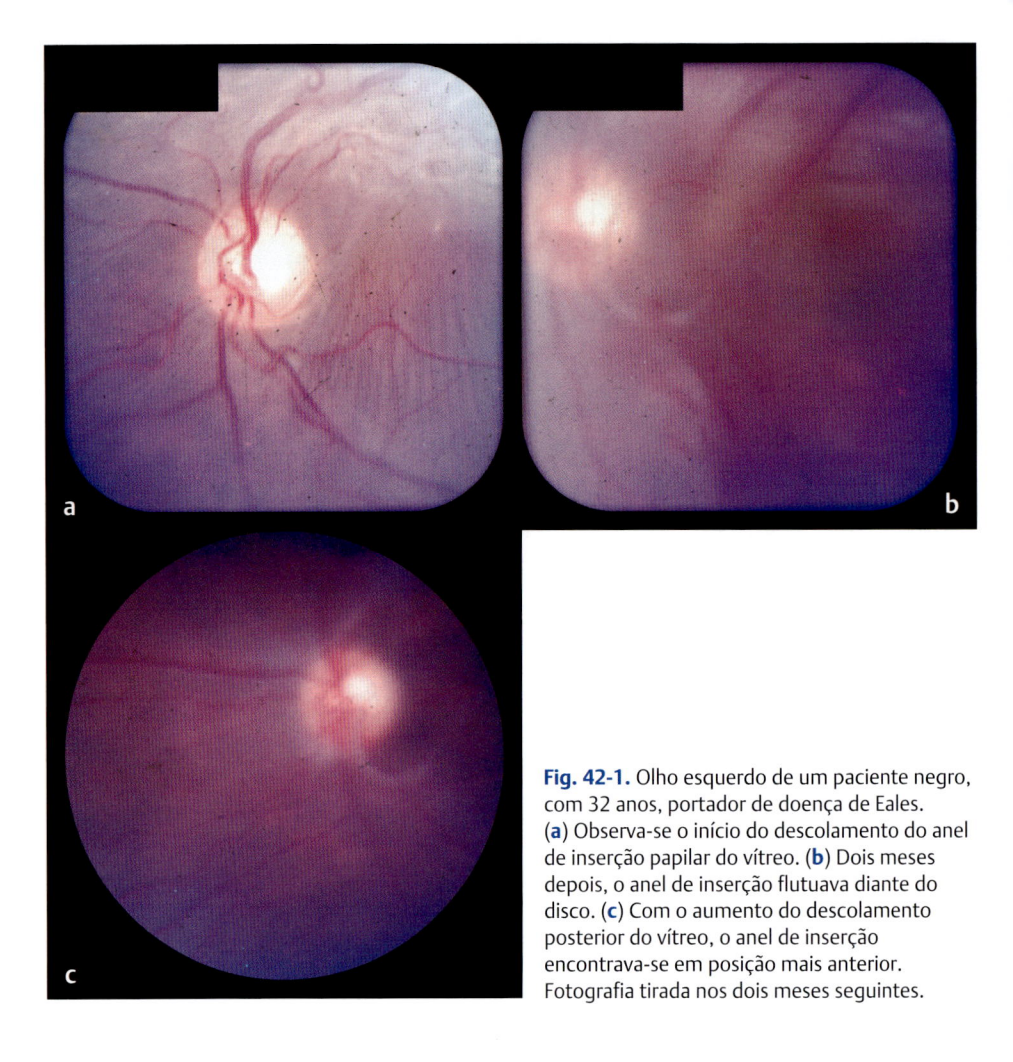

Fig. 42-1. Olho esquerdo de um paciente negro, com 32 anos, portador de doença de Eales. (**a**) Observa-se o início do descolamento do anel de inserção papilar do vítreo. (**b**) Dois meses depois, o anel de inserção flutuava diante do disco. (**c**) Com o aumento do descolamento posterior do vítreo, o anel de inserção encontrava-se em posição mais anterior. Fotografia tirada nos dois meses seguintes.

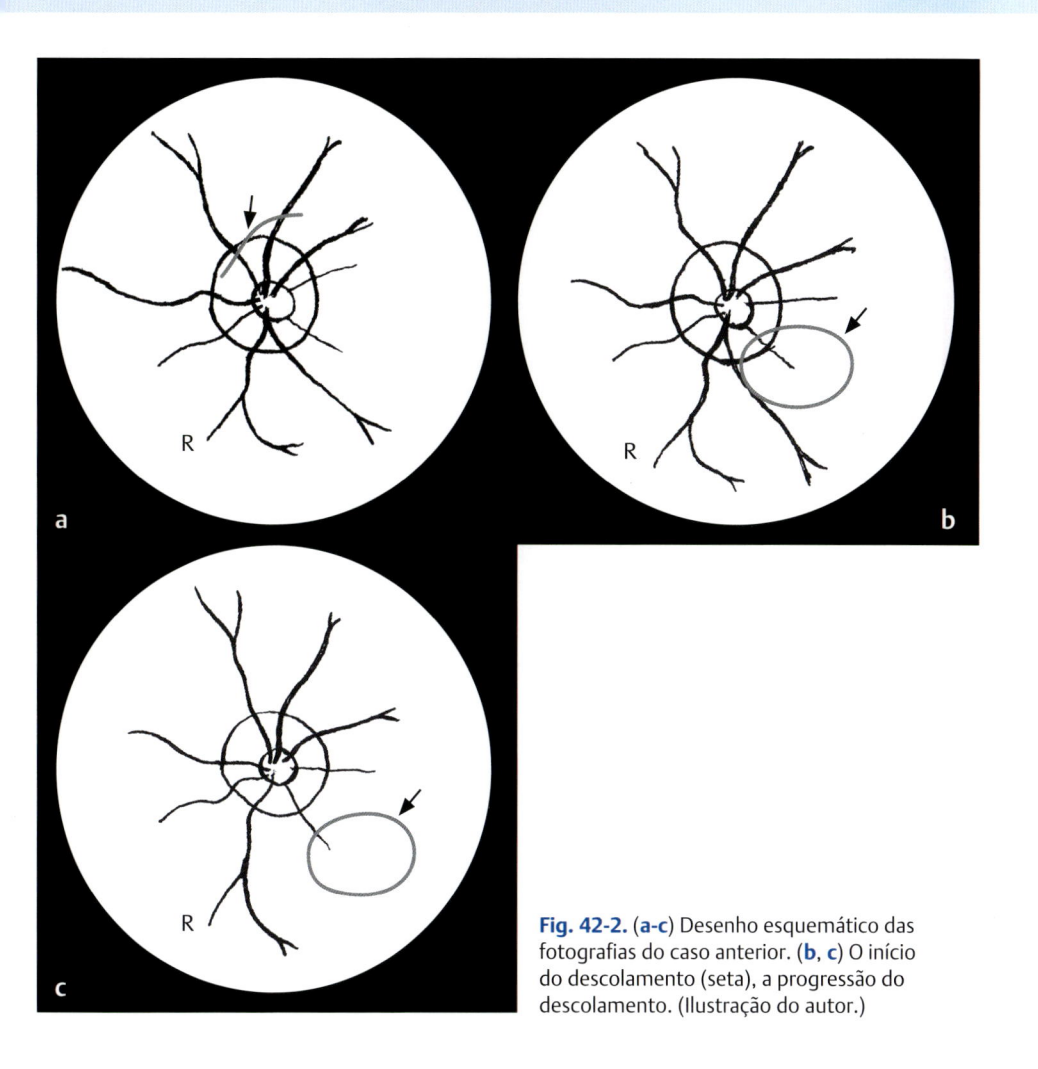

Fig. 42-2. (**a-c**) Desenho esquemático das fotografias do caso anterior. (**b**, **c**) O início do descolamento (seta), a progressão do descolamento. (Ilustração do autor.)

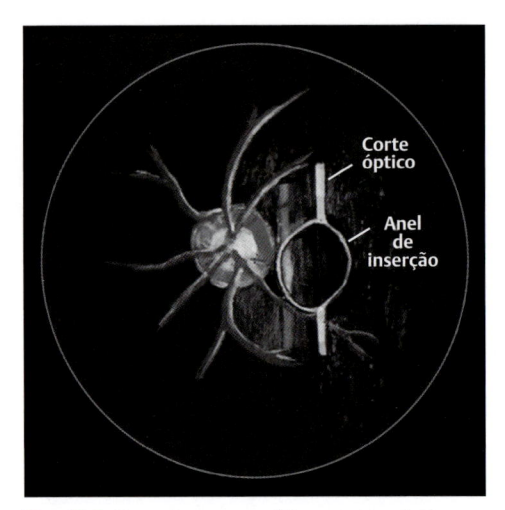

Fig. 42-3. Desenho esquemático mostrando o aspecto à lâmpada de fenda, em corte óptico, do descolamento posterior do vítreo. (Ilustração do autor.)

RETRAÇÃO PRÉ-RETINIANA MACIÇA

CAPÍTULO 43

A retração pré-retiniana é também conhecida como retração maciça do vítreo e ocorre em olhos operados de descolamento de retina.

Um dos primeiros sinais oftalmoscópicos é a turvação do vítreo; a coloração do reflexo do *fundus* torna-se amarelada e depois grisácea. Podem-se ver hemorragias intrarretinianas equatoriais, dilatação e tortuosidade dos vasos.

O exame ao biomicroscópio revela um descolamento de retina total em funil. Posteriormente, o vítreo mostra-se liquefeito; na porção anterior, está encolhido e retraído em direção ao cristalino; na porção posterior do gel contraído, forma-se uma membrana equatorial densa. Vê-se também uma delgada membrana pré-retiniana.

A oftalmoscopia mostra o descolamento total da retina e um descolamento da *ora serrara*. A retina descolada está imobilizada por pregas retinianas fixas, radiais, circulares ou estreladas. O nervo óptico acha-se escondido pelas pregas da retina descolada. Rupturas seladas cirurgicamente costumam reabrir e novas rupturas podem formar-se.

Fatores precipitantes incluem: hemorragia vítrea, perda de vítreo, inflamação intraocular, fotocoagulação ou criocoagulação excessivas (Fig. 43-1).

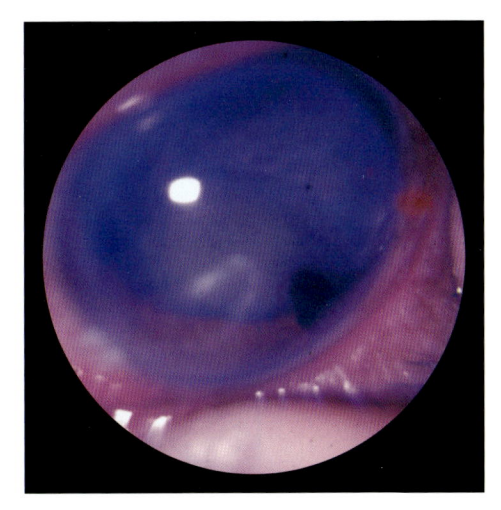

Fig. 43-1. Olho esquerdo de um paciente branco, com 50 anos, operado de descolamento de retina afácico. Vemos o aspecto após três meses da cura cirúrgica, com retração maciça do vítreo e descolamento total da retina em funil.

CAPÍTULO 44
CISTICERCOSE VÍTREA

A cisticercose ocular é a infestação pela forma larvada (*Cysticercus cellulosae*) do helminto *Taenia solium*.

O parasita apresenta o seguinte ciclo biológico: ovo – embrião hexacanto — *cysticercus* — *taenia solium*.

Com a ingestão do ovo pelo homem, o embrião hexacanto é liberado e alcança a mucosa digestiva, sendo daí carregado como um êmbolo pela circulação até atingir os tecidos (principalmente o muscular), onde irá desenvolver a forma larvada.

A ingestão do ovo do parasita pelo homem se faz por autoinfestação (fezes) ou por heteroinfestação (alimentos contaminados etc.).

No olho, o parasita pode localizar-se no segmento anterior (câmara anterior) ou no segmento posterior (subcoroidiano, sub-retiniano, intrarretiniano, sub-hialoide ou intravítreo).

No segmento posterior, o parasita chega habitualmente através das artérias ciliares posteriores.

O quadro oftalmoscópico é de uma formação cística de coloração branco-grisácea, semitransparente, apresentando no interior uma mancha branca que corresponde ao escólex (cabeça).

O parasita é dotado de um movimento ameboide (Fig. 44-1).

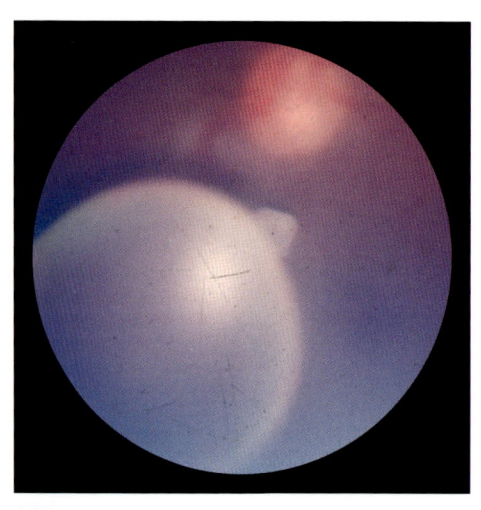

Fig. 44-1. Olho direito de uma paciente negra, com 56 anos, queixando-se de baixa visual, há oito meses. Presença do cisticerco na cavidade vítrea. (Caso do Prof. Morizot Leite Filho.)

SÍNQUISE CINTILANTE E HIALITE ASTEROIDE

SÍNQUISE CINTILANTE

A sínquise cintilante é uma condição que ocorre em indivíduos abaixo dos 30 anos, habitualmente bilateral.

Caracteriza-se pela presença de finas partículas brilhantes e esbranquiçadas que se depositam no vítreo inferior, quando os olhos se encontram em repouso. Com o movimento ocular, os cristais espalham-se pela cavidade vítrea para novo depósito, quando cessa, então, o movimento dos olhos. O aspecto da movimentação das partículas lembra uma "chuva de estrelas". As partículas são formadas por cristais de colesterol.

A sínquise cintilante pode ocorrer em olhos normais ou ser consequência de uma uveíte crônica. Não se relaciona com desordens sistêmicas e não determina sintomatologia.

HIALITE ASTEROIDE

A hialite asteroide, também conhecida como corpos asteroides ou doença de Benson, é uma alteração habitualmente unilateral, ocorrendo em indivíduos entre a 3ª e 8ª décadas da vida, sem relação com outras doenças oculares ou gerais.

Consiste de pequenas partículas esféricas ou discoides, branco-amareladas, formadas por sabões de cálcio que se movimentam com a excursão dos olhos, mas retornam sempre à sua posição original, quando estes retomam a posição estática, devido à união das opacidades às fibrilas vítreas.

Usualmente, não causa sintomas (Fig. 45-1).

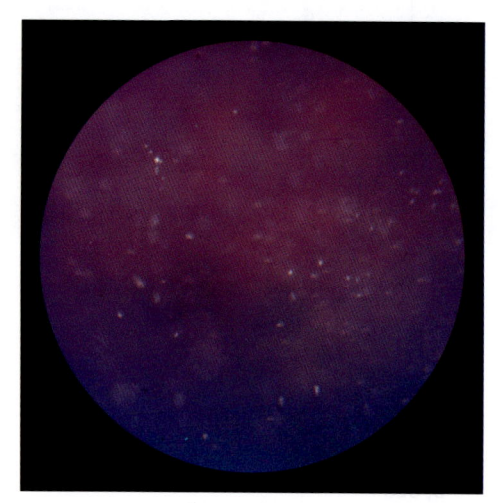

Fig. 45-1. Fotografia das partículas flutuantes no vítreo de uma paciente parda, com 53 anos, sem queixas visuais. Acuidade visual de 20/20. Os cristais flutuantes no vítreo voltam à posição inicial, quando os olhos cessam sua movimentação, o que diferencia a hialite asteroide da sínquise cintilante. O quadro oftalmoscópico de ambas é muito semelhante. Esta paciente apresenta em ambos os olhos numerosas drusas confluentes na área posterior do *fundus*.

PERSISTÊNCIA DO SISTEMA HIALOIDE

Durante grande parte da vida embrionária, a artéria central da retina estende-se através do vítreo como artéria hialoide central, a qual contribui para formar a túnica vasculosa *lentis*. Antes do nascimento, ocorre a atrofia da artéria hialoide e de suas bainhas.

Entretanto, por um defeito no desenvolvimento, o sistema hialoide pode persistir como um vaso sanguíneo patente (persistência da artéria hialoide), como um cordão sólido que se estende da papila à superfície posterior do cristalino ou como um filamento que, ao sair da papila, projeta-se no vítreo. Restos da bainha hialoide podem envolver os vasos retinianos a partir do disco por uma curta distância ou formar uma massa de tecido opaco diante da papila (papila de Bergmeister).

O diagnóstico diferencial deve ser feito com persistência do vítreo primário hiperplástico, com retinoblastoma e angiomatose (Fig. 46-1).

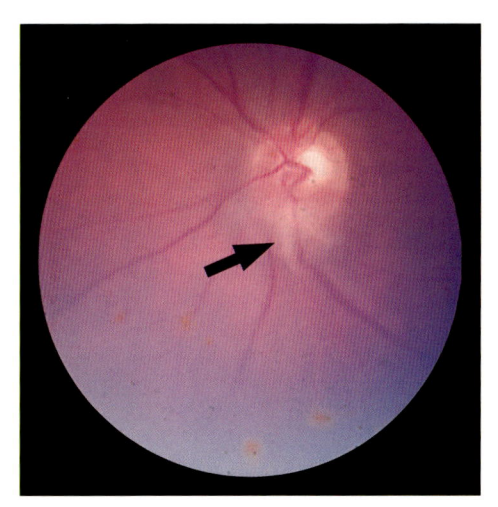

Fig. 46-1. Olho esquerdo de um paciente branco, com 26 anos, visão de 20/20, mostrando uma membrana opaca epipapilar, remanescente da bainha hialoide (seta).

PERSISTÊNCIA DO VÍTREO PRIMÁRIO HIPERPLÁSTICO

Nesta anomalia do desenvolvimento, há as formas anterior e posterior ou ambas.

Na forma anterior, a membrana fibrovascular fetal posterior do cristalino aloja a artéria hialoide, atrésica ou patente, cobrindo parte ou toda a superfície posterior do cristalino, trazendo sérias consequências visuais. Podem-se ver os processos ciliares prolongados através da pupila dilatada.

Na forma posterior, não há tecido vítreo junto à capsula posterior do cristalino, e a membrana fibrovascular pode estar ainda aderida à retina, podendo determinar pigmentação, ruptura e descolamento de retina. A membrana sai do disco óptico, continua na retina e dirige-se à periferia.

A contração do tecido determina tração na retina e suas consequências. Usualmente, a situação da membrana fibrovascular dá-se no meridiano nasal da retina.

Microftalmia e prolongamento dos processos ciliares podem ser achados em ambas as formas.

A persistência do vítreo primário hiperplástico anterior ou posterior pode estar presente no mesmo olho, mas a última é mais frequente.

É uma alteração transmitida de forma recessiva, provavelmente ligada ao sexo, podendo acometer um ou ambos os olhos.

Alguns autores consideram a persistência do sistema hialoide (ver Capítulo 46) como variação da forma posterior do vítreo primário hiperplástico persistente (Fig. 47-1).

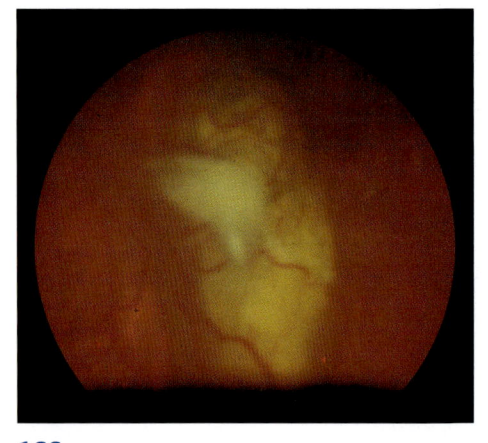

Fig. 47-1. Forma posterior do vítreo primário hiperplástico persistente. A membrana fibrovascular é vista no meridiano nasal da retina. (Caso do Prof. Joviano de Rezende Filho e da Dra. Liane Nogueira Nascimento de Rezende.)

NEVUS DA COROIDE

CAPÍTULO 48

O *nevus* da coroide ou melanoma benigno da coroide é uma neoplasia benigna da coroide que consiste de um acúmulo de células pigmentadas do estroma coroidiano (melanócitos).

Encontra-se em cerca de 1% dos olhos normais, não determina alterações visuais, mas um defeito campimétrico escotomatoso pode revelar-se menor que a lesão.

Usualmente, o *nevus* é estacionário e sua transformação maligna é rara.

À fundoscopia, o *nevus* mostra-se como uma mancha plana, circular ou oval, de coloração azulada ou grisácea, com margens geralmente bem definidas; os vasos retinianos sobrepostos o cruzam sem alterações; em geral, é do tamanho do disco óptico e situa-se com mais frequência no polo posterior.

Deve-se fazer o diagnóstico diferencial com o melanoma maligno.

A angiografia fluoresceínica mostra um bloqueio da fluorescência coroidiana na área do *nevus* (bloqueia a fluorescência dos grossos vasos da coroide), podendo mostrar, nas fases iniciais da angiografia, fluorescência da coriocapilar intacta sobreposta ao *nevus* (Figs. 48-1 e 48-2).

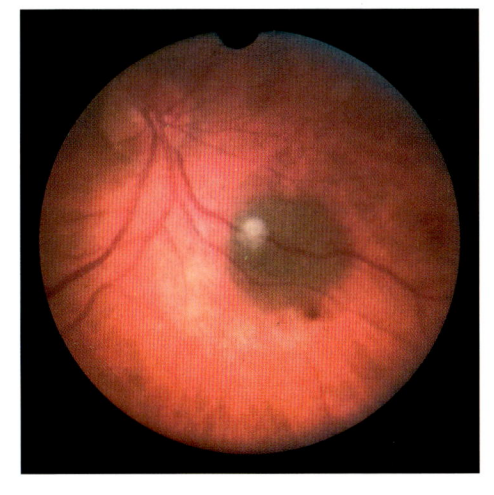

Fig. 48-1. *Nevus* da coroide em paciente de 52 anos, feminina. (Caso da Dra. Hélia Soares Angotti.)

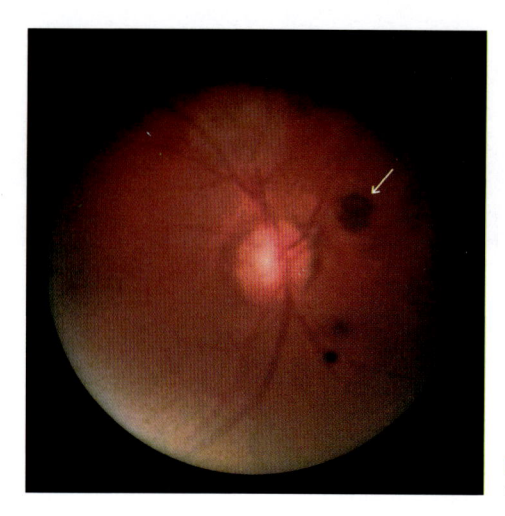

Fig. 48-2. *Nevus* da coroide em paciente masculino de 66 anos. (Caso do Dr. João Márcio Fernandes.)

DRUSAS DA COROIDE

As drusas, corpos coloides ou corpos hialinos são alterações degenerativas da membrana de Brush (camada cuticular), onde se formam excrescências ou verrucosidades dessa membrana, por deposição de um material hialino.

Podem as drusas ocorrer como:

A) Uma alteração da senilidade.
B) Uma alteração degenerativa, resultante de lesões retinianas ou coroidianas de origem inflamatória, vascular ou tumoral; podem-se associar também a distúrbios sistêmicos (pseudoxantoma elástico, esclerodermia, leucemia, poliserosite, síndrome de Rendu-Osler).
C) Uma alteração distrófica.

O quadro oftalmoscópico mostra a presença de pontos esbranquiçados ou branco-amarelados, situados profundamente à retina, em número variável, confluentes ou não, usualmente mais encontradiços no polo posterior.

Muitas vezes, as drusas ocorrem em grande quantidade sem afetar a visão. Em outros casos, a acuidade visual pode estar comprometida em grau variável, dependendo das alterações degenerativas associadas. As verrucosidades podem determinar compressão dos receptores visuais, sendo esta uma das causas da baixa visual.

A angiografia fluoresceinica pode revelar imagens diversas. No início do angiograma, parece haver, muitas vezes, um bloqueio da fluorescência coroidiana, devido à espessura da drusa, de duração efêmera. Logo após, observa-se uma hiperfluorescência (efeito de janela, efeito de transmissão) por alteração do epitélio pigmentar.

Poderá haver também difusão (vazamento, *leaking*) ao nível de certas drusas, onde existe associado um descolamento do epitélio pigmentar, do tipo seroso.

Ainda poderá haver coloração tecidual (*staining*) das drusas ou em sua vizinhança. Em drusas confluentes, muitas vezes acontece uma proliferação capilar, originada da coriocapilar (Figs. 49-1 a 49-3).

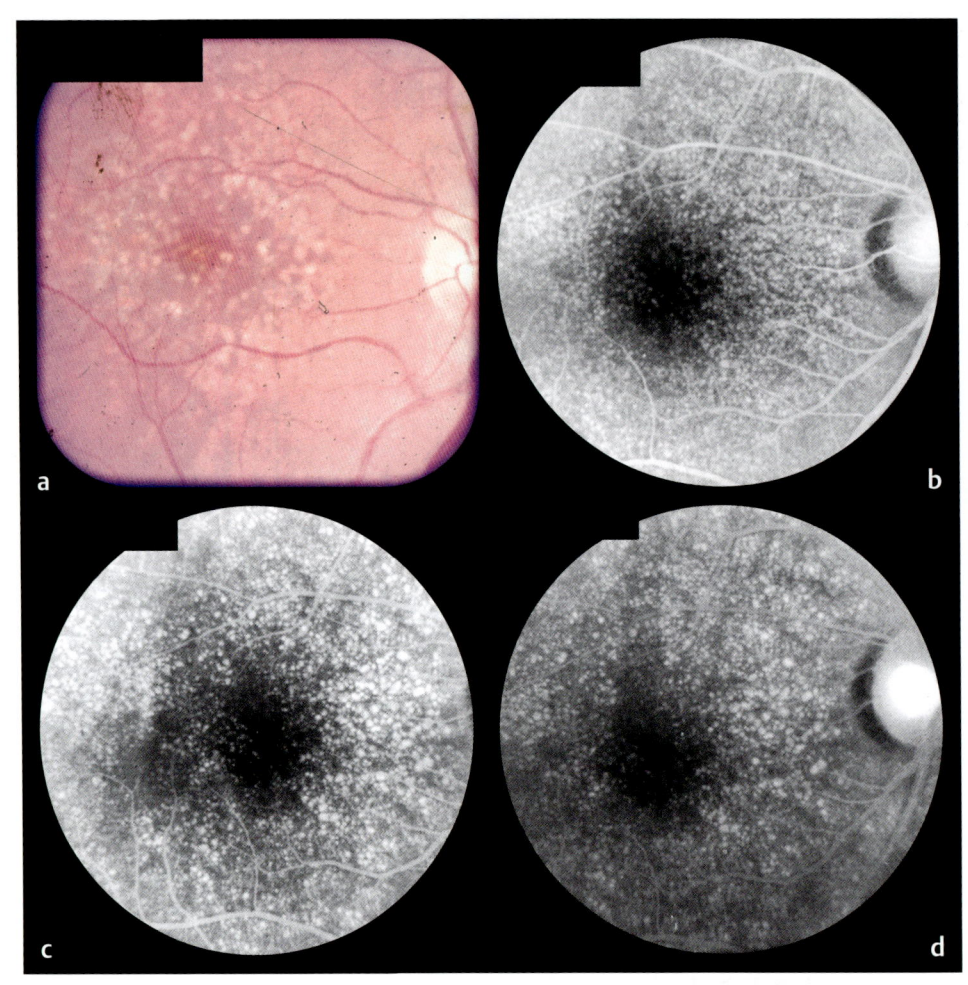

Fig. 49-1. (**a**) Drusas em uma paciente parda, de 41 anos. Distrofia de Doyne. Acuidade visual em ambos os olhos de 20/60. Queixa-se de baixa visual há quatro anos. Imagem do olho direito. O olho esquerdo tem idênticas alterações. (**b**) Angiografia fluoresceínica na fase arteriovenosa precoce: as drusas fluorescem (fluorescência transmitida). (**c**) Na fase venosa. (**d**) Cinco minutos após a injeção da fluoresceína: a persistência da fluorescência deve-se à impregnação de fluoresceína pelas drusas (*staining*).

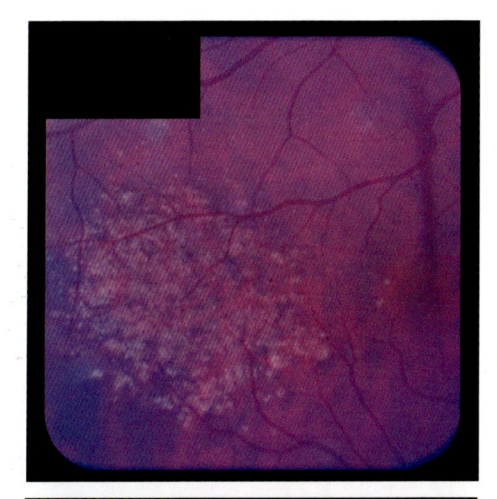

Fig. 49-2. Drusas em um paciente branco, de 28 anos, com acuidade visual de 20/20 em ambos os olhos. No olho direito, as drusas situam-se no setor temporal à mácula. No olho esquerdo, a localização das drusas é semelhante.

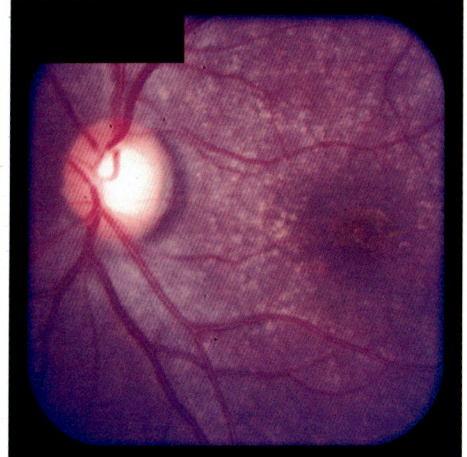

Fig. 49-3. Paciente branca, de 57 anos, com acuidade visual de 20/30 em ambos os olhos. Aspecto do *fundus* esquerdo. O olho direito tem idêntico aspecto. (Caso do Dr. João Baptista Braga Teixeira.)

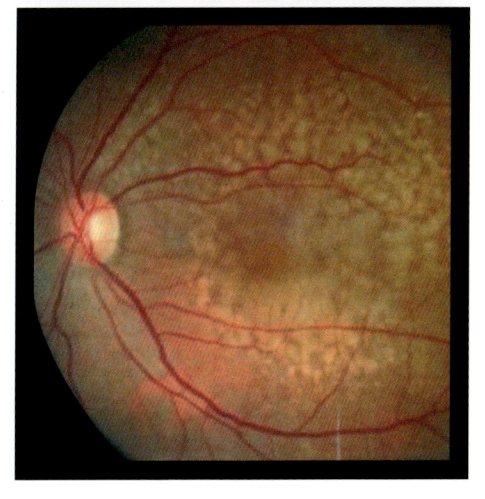

Fig. 49-4. Drusas da coroide. (Imagem cedida pelo Dr. Ramiro Paulo de Oliveira Neto.)

COLOBOMA DA CORIORRETINA

O coloboma é um defeito congênito que pode envolver diversas estruturas oculares (coloboma completo) ou ser menos comprometedor (coloboma incompleto). Os chamados colobomas típicos se devem a uma falha no fechamento da fenda fetal ocular, são quase sempre bilaterais e situam-se na região nasal inferior do olho, enquanto os colobomas atípicos ocorrem em outras regiões do olho e são unilaterais.

Quando o coloboma engloba a região macular, a visão torna-se comprometida. O exame do campo visual mostra uma área escotomatosa que corresponde ao defeito.

O quadro fundoscópico revela a área defeituosa de limites precisos, com aspecto de "saca-bocados", de coloração esbranquiçada, devido à exposição da esclera. As bordas da lesão frequentemente mostram agrupamentos pigmentares (Figs. 50-1 e 50-2).

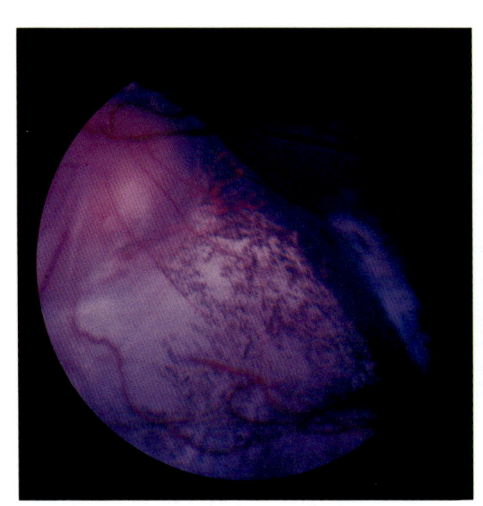

Fig. 50-1. Retinografia do olho direito de uma paciente negra de seis anos. Acuidade visual de contar dedos a 1 metro. Observar a nítida separação da área colobomatosa da normal.

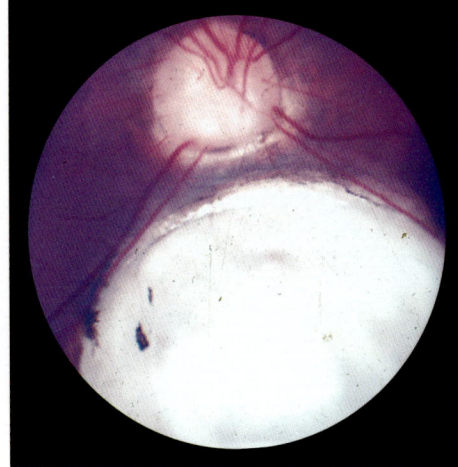

Fig. 50-2. Olho direito de uma paciente branca, de 17 anos, mostrando uma área colobomatosa na zona inferior à papila. Acuidade visual de 20/20. (Caso do Dr. Marcelo Lima de Arruda.)

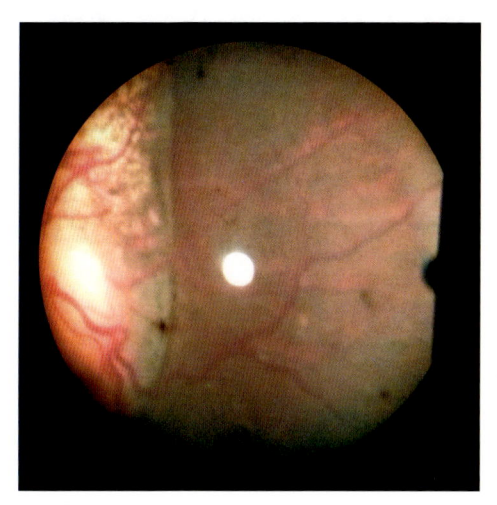

Fig. 50-3. Coloboma da coriorretina periférico extenso em paciente de 11 anos de idade. (Caso do Dr. Pedro Augusto Costa Reis.)

HEMORRAGIAS DA COROIDE

As hemorragias da coroide, dependendo de sua extensão, podem produzir um defeito permanente na visão devido à destruição degenerativa da retina sobreposta, fato de significado clínico quando ocorre na região macular.

O exame oftalmoscópico mostra a hemorragia como uma massa vermelho-escura, geralmente de forma circular, sobre a qual cruzam os vasos retinianos. A retina sobreposta, privada de sua nutrição, torna-se grisácea ou esbranquiçada. A reabsorção da hemorragia prolonga-se por vários meses, restando, no estágio final, uma zona menor que a hemorragia inicial, cicatricial e pigmentada.

A angiografia fluoresceínica mostra um bloqueio da fluorescência coroidiana, correspondente à hemorragia; os vasos retinianos cruzam-se normalmente sobre a hemorragia (Figs. 51-1 e 51-2).

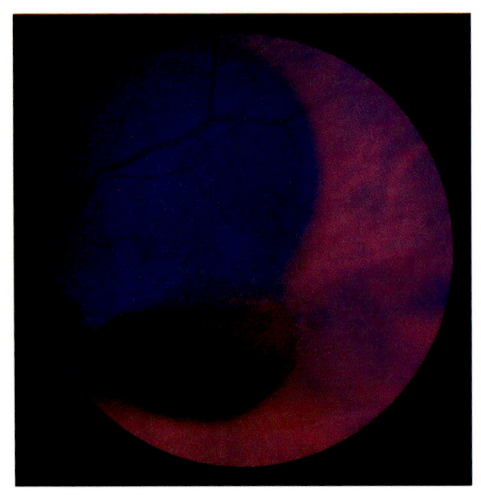

Fig. 51-1. Volumoso hematoma coroidiano traumático, com aparência acinzentada. A hemorragia passou para uma situação sub-retiniana (coloração vemelho-clara) e rompeu através da retina para coletar-se no espaço pré-retiniano (coloração vermelho-escura), notando-se, nesta última posição, o nível líquido. (Caso do Dr. Marcelo Lima de Arruda.)

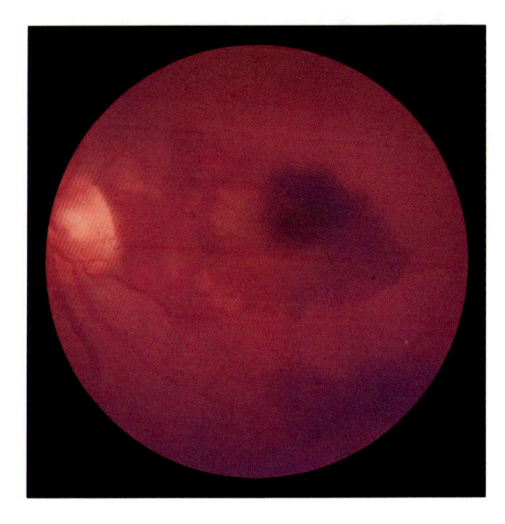

Fig. 51-2. Hemorragia da coroide: as manchas mais escuras são hemorragias da coroide, as manchas mais claras são hemorragias sub-retinianas. Caso de degeneração macular relacionada à idade.

A hemorragia coroidiana pode ter diversas etiologias:

1. Coroidite aguda.
2. Degeneração macular relacionada à idade.
3. Miopia.
4. Doenças sistêmicas — discrasias sanguíneas, arteriosclerose, diabetes etc.
5. Traumatismo.

CAPÍTULO 52

DESCOLAMENTO DA COROIDE

O descolamento da coroide não é uma denominação exata, pois a condição afeta conjuntamente o corpo ciliar. Descolamento ciliocoroidiano seria a denominação mais conveniente.

Geralmente, o descolamento é parcial, embora a úvea posterior seja frouxamente aderida à esclera, com exceção do esporão escleral, vasos vorticosos e no polo posterior.

Clinicamente, o descolamento pode ser, no aspecto, anular, lobular ou plano.

Os sintomas incluem aparecimento de miopia (em torno de duas dioptrias) e contração do campo visual. Quando a mácula é atingida, acontece a baixa visual.

Oftalmoscopicamente, o descolamento mostra uma cor grisácea, sem pregas nem ondulações. Pode-se observar a transparência relativa do descolamento pela transiluminação escleral (Fig. 52-1).

Etiologia:

A) Espontâneos (sem causa determinada).
B) Após cirurgias (facectomia, ceratoplastia, cirurgias fistulizantes, descolamento de retina).
C) Exsudativos (inflamações, doenças vasculares, tumores intra e extraoculares).
D) Traumáticos (contusões oculares, ferimentos perfurantes do olho).

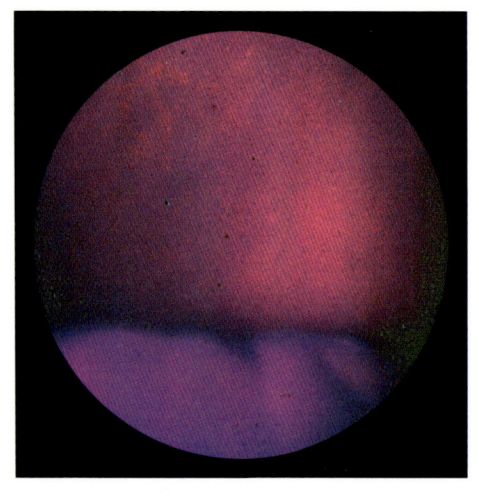

Fig. 52-1. Olho direito de uma paciente branca, com 57 anos, facectomizada há 22 dias. A queixa foi de uma "sombra" circular na visão. O exame mostrou um descolamento ciliocoroidiano periférico anular. Após duas semanas, houve regressão espontânea e total do descolamento.

RUPTURAS DA COROIDE

As rupturas da coroide, resultantes frequentes de uma contusão ocular, usualmente localizam-se no polo posterior do olho.

Com o traumatismo, rompem-se os vasos coroidianos, e o sangue estravazado pode limitar-se à coroide ou passar à retina, ao espaço virtual pré-hialoide ou mesmo ao vítreo.

Com a reabsorção da hemorragia, observa-se o quadro característico: geralmente a lesão é em forma de crescente (outras vezes estelar), única ou múltipla, com a concavidade voltada para o disco óptico, deixando à mostra o branco escleral. Pode-se ver pigmentação junto às bordas da lesão.

Após um tempo variável, poderá surgir neovascularização capilar através da ruptura para o espaço subretiniano, que será susceptível de causar exsudação e/ou hemorragias (Figs. 53-1 a 53-3).

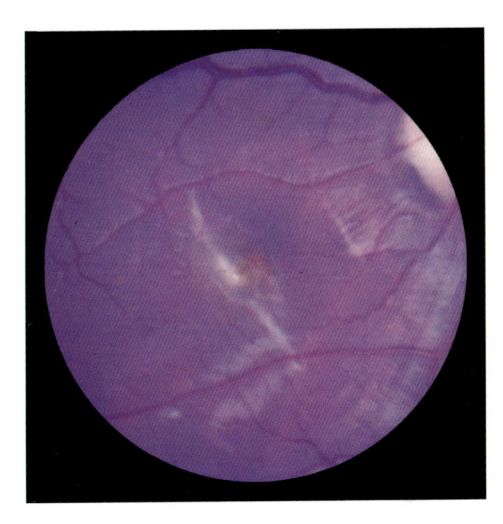

Fig. 53-1. Fundo de olho de um paciente pardo, com 17 anos. História de traumatismo ocular (pedrada) há cinco meses e baixa visual imediata. Observar a ruptura linear da coroide, passando pela região macular — olho direito.

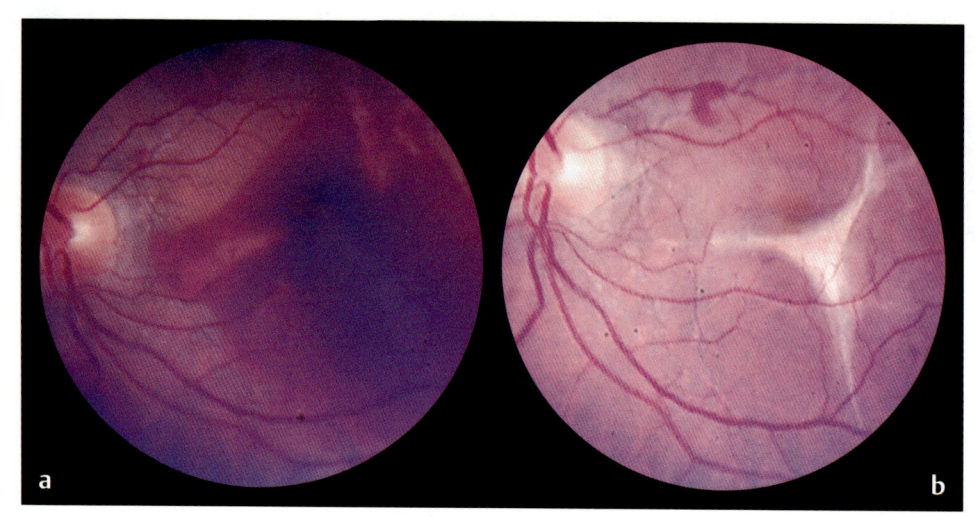

Fig. 53-2. Fundo de olho de um paciente branco, de 40 anos, queixando-se de baixa visual, há 48 horas, consequente a um traumatismo no globo ocular esquerdo (bolada). (**a**) Observar a extensa hemorragia situada profundamente. Notar a presença de estrias angioides. (**b**) Três meses após o traumatismo. A ruptura coroidiana tem uma forma estrelada. Presente ainda uma pequena hemorragia — zona superior da fotografia.

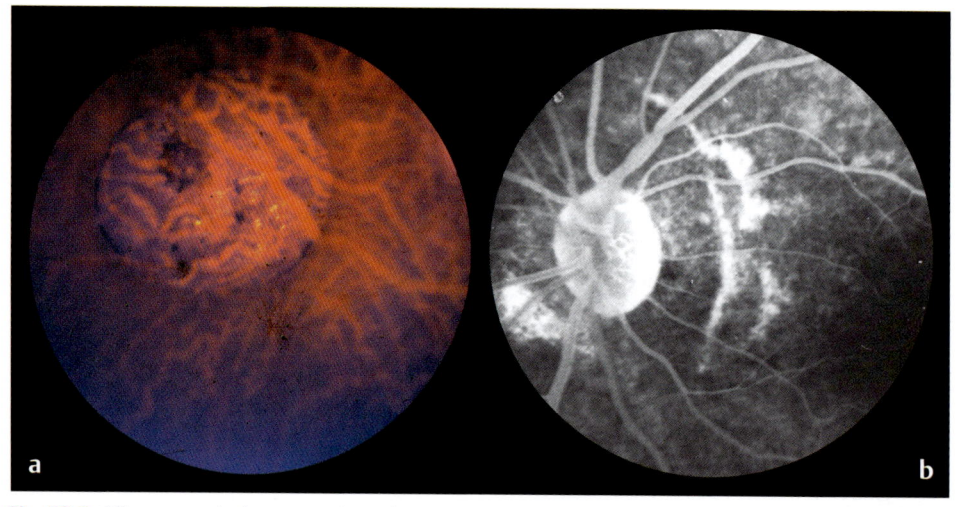

Fig. 53-3. Olho esquerdo de uma paciente branca, com 16 anos, que recebeu uma pedrada no globo ocular. Acuidade visual de 20/70. (**a**) Presença de estrias esbranquiçadas concêntricas ao disco, correspondendo às rupturas da coroide. (**b**) Angiografia fluoresceínica (fase venosa tardia) mostrando a fluorescência das rupturas, devida a alterações do epitélio pigmentar da retina (fluorescência de transmissão) e à impregnação do tecido cicatricial com o corante.

CORIORRETINITE

CAPÍTULO 54

A coriorretinite é uma condição inflamatória que compromete a coroide e a retina, iniciando-se habitualmente na primeira.

Usualmente, a coriorretinite é uma inflamação não supurativa de origem endógena. Na grande maioria dos casos, entretanto, a etiologia não é passível de comprovação científica.

Acomete indiferentemente indivíduos de ambos os sexos, em qualquer idade.

Os sintomas determinados pela coriorretinite referem-se a distúrbios visuais, podendo estar totalmente ausentes em alguns casos.

No início, o paciente pode relatar fotopsias (sensação subjetiva de *flashes* luminosos devida à irritação dos cones e bastonetes) no setor do campo visual correspondente à lesão. Outro sintoma citado são as moscas volantes, consequentes a opacidades no vítreo que derivam da exsudação.

Quando a região macular é atingida pelo processo inflamatório, os sintomas são alarmantes, e o paciente revela baixa visual, metamorfopsia, micropsia, macropsia e escotoma central.

Podemos classificar, etiologicamente, as coriorretinites como se segue:

1. Por infecções:
   - Exógenas.
   - Por contiguidade de estruturas vizinhas oculares e extraoculares.
   - Endógenas: metastáticas ou no decurso de infecções gerais por bactérias, vírus, riquétsias, parasitas e micoses.
2. Por hipersensibilidade:
   - Anafilática e atópica.
   - Alergia bacteriana.
   - Autoimunidade.
3. Traumáticas.
4. Associadas a doenças sistêmicas:
   - Doenças do colágeno.
   - Doenças do sistema nervoso central.
   - Doenças da pele.
   - Sarcoidose.
5. Tóxicas.
6. De etiologia desconhecida:
   - Oftalmia simpática.

As lesões de coriorretinite podem ser únicas ou múltiplas, de dimensões variadas e situadas em qualquer zona do *fundus*.

Habitualmente, são mais frequentes no polo posterior.

Oftalmoscopicamente, o foco de coriorretinite aguda aparece amarelado ou branco--amarelado, com os vasos retinianos cruzando a lesão. Vê-se turvação vítrea diante da lesão, às vezes, tão abundante que impossibilita a visualização dos detalhes do *fundus*. O disco óptico pode mostrar algum grau de edema.

Na fase de resolução, a turvação vítrea diminui. A lesão caminha para o estágio cicatricial, com destruição e atrofia da coriorretina, permitindo ver o branco escleral. Principalmente, as bordas da lesão são demarcadas por proliferação pigmentar abundante. A área atrófica pode tornar-se avascular ou ser cruzada por vasos coroidianos.

No estágio cicatricial, as lesões de coriorretinite podem ser confundidas com colobomas, rupturas da coroide, coroidose miópica, esclerose coroidiana e degeneração pigmentar da retina.

A angiografia fluoresceínica, nas lesões agudas, mostra uma fluorescência tardia, limitada à lesão, e, na fase cicatricial, hipofluorescência nas proliferações pigmentares e hiperfluorescência de transmissão nas áreas de rarefações pigmentares (Figs. 54-1 a 54-3).

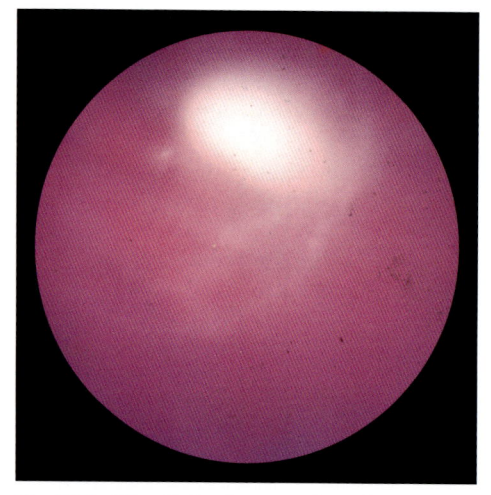

Fig. 54-1. Olho direito de um paciente branco, com 29 anos, mostrando um foco de coriorretinite aguda, na periferia temporal. Vê-se a lesão esbranquiçada de bordos indistintos. A turvação vítrea dificulta a visualização dos detalhes do *fundus*. Acuidade visual de 20/100.

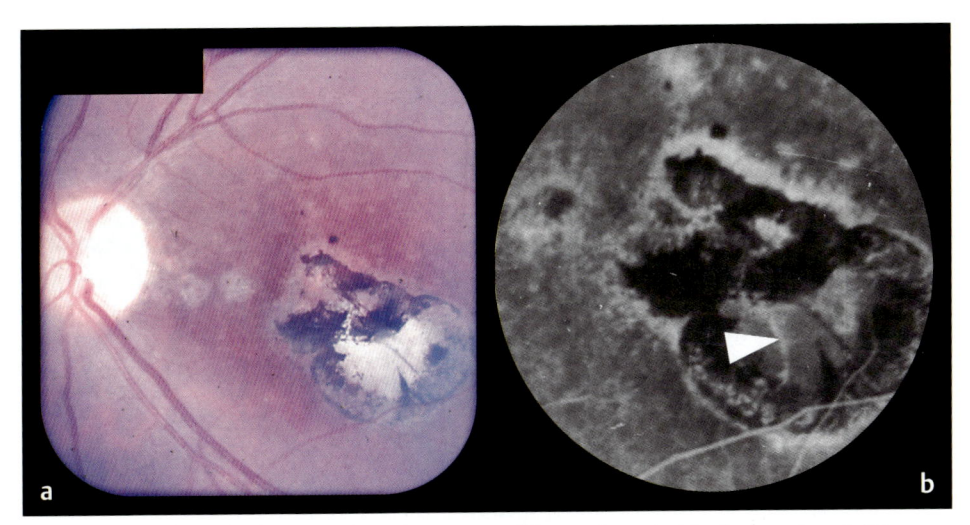

Fig. 54-2. Olho esquerdo de uma paciente branca, com 12 anos. Foco cicatrizado de coriorretinite macular. (**a**) Observar a intensa proliferação pigmentar. (**b**) Angiografia fluoresceínica na fase arteriovenosa tardia. Hiperfluorescência nas áreas com rarefações pigmentares e bloqueio da fluorescência nas áreas pigmentadas. A ponta de seta mostra um vaso coroidiano cruzando a lesão. A pseudofluorescência escleral é vista durante toda a fase angiográfica.

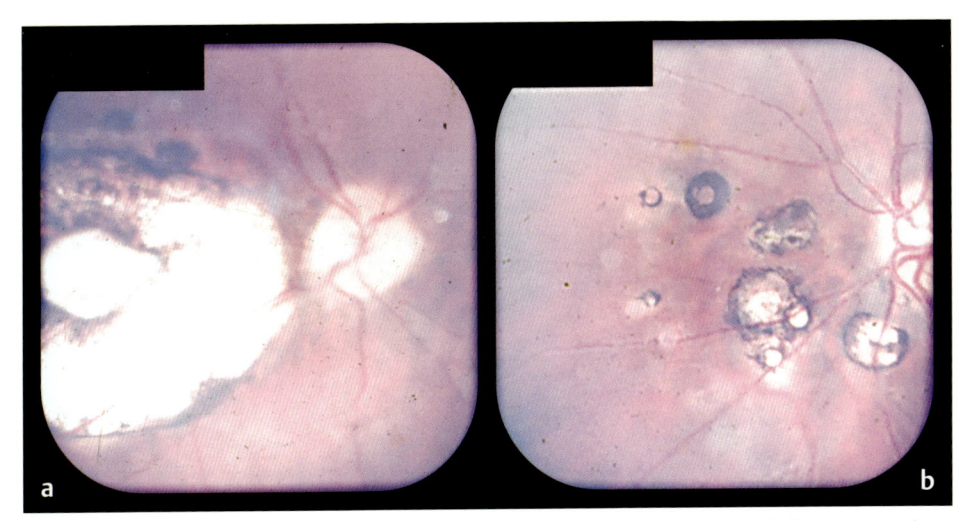

Fig. 54-3. (**a**) Olho direito de uma paciente branca, de 32 anos, mostrando um grande foco cicatrizado de coriorretinite na área posterior. A lesão lembra um coloboma coriorretiniano. (**b**) Olho esquerdo da mesma paciente mostrando focos cicatrizados múltiplos na área nasal à papila.

CORIORRETINITE JUSTAPAPILAR

É uma afecção inflamatória circunscrita da coriorretina, situada junto ao disco óptico, também conhecida como coriorretinite de Jensen.

À oftalmoscopia, observa-se uma placa exsudativa esbranquiçada ou branco-amarelada, que pode encobrir os vasos retinianos próximos; o vítreo torna-se turvo pela exsudação inflamatória. O disco óptico pode mostrar edema.

Em geral, é doença unilateral e acomete, de preferência, indivíduos jovens.

Deve ser feito diagnóstico diferencial com neurite óptica. A coriorretinite justapapilar causa um defeito campimétrico em setor quando o foco situa-se no lado nasal do disco; um escotoma arciforme ocorre se estiver no lado temporal, e, se envolver o feixe papilomacular, torna um escotoma centrocecal.

Os sintomas acusados são uma turvação visual, tanto mais intensa quanto maior a exsudação no vítreo, e baixa da acuidade visual central quando o feixe papilomacular estiver comprometido.

A etiologia é a mesma das uveítes em geral, sendo a causa mais habitualmente invocada a tuberculose.

Com a cura do processo resta uma zona cicatricial junto ao disco, com áreas atróficas, grupamentos pigmentares e, muitas vezes, formação de tecido fibroso.

À angiografia fluoresceínica, a lesão mostra hiperfluorescência que aumenta de extensão com o decorrer da prova angiográfica na fase aguda (Figs. 55-1 e 55-2).

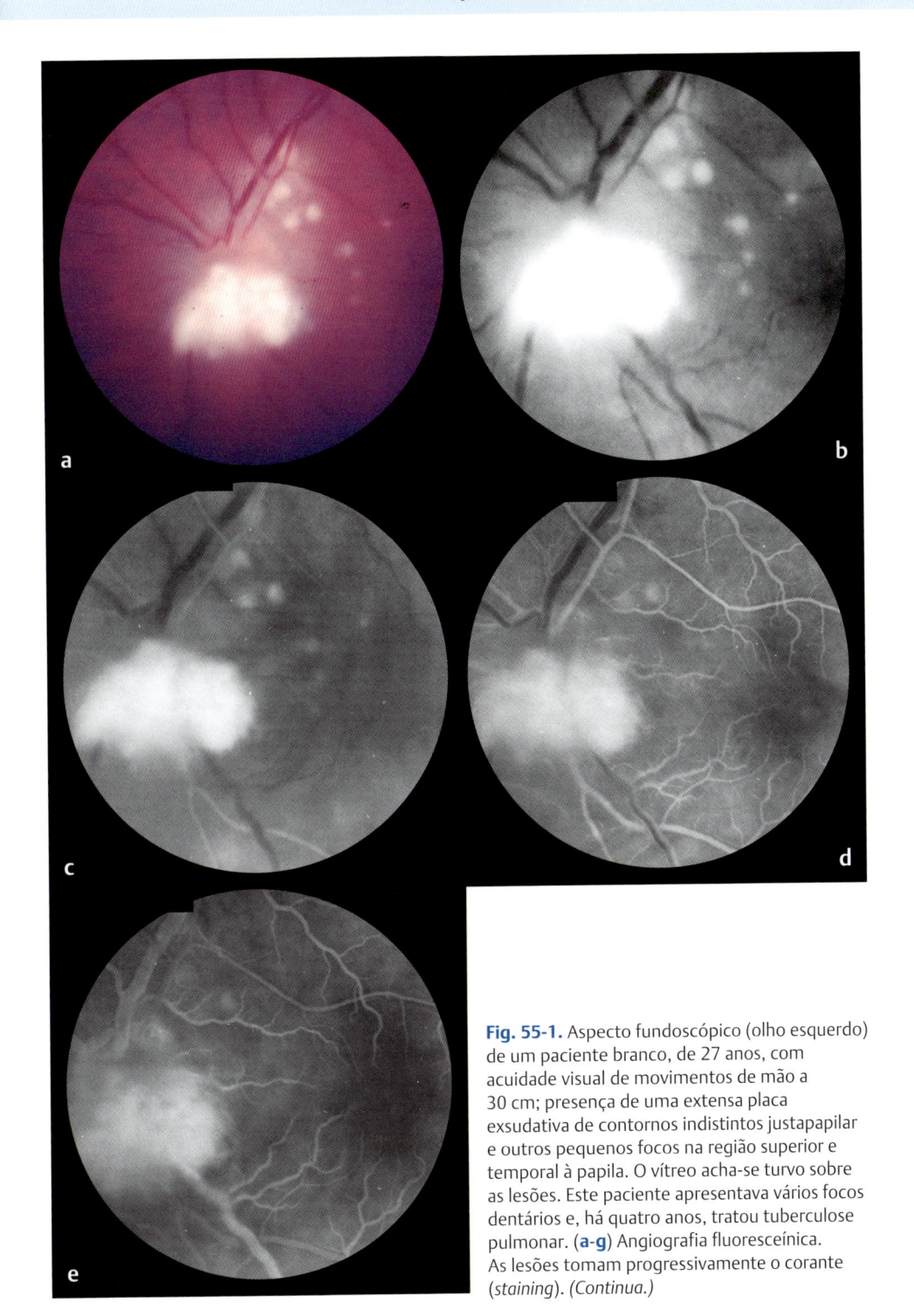

Fig. 55-1. Aspecto fundoscópico (olho esquerdo) de um paciente branco, de 27 anos, com acuidade visual de movimentos de mão a 30 cm; presença de uma extensa placa exsudativa de contornos indistintos justapapilar e outros pequenos focos na região superior e temporal à papila. O vítreo acha-se turvo sobre as lesões. Este paciente apresentava vários focos dentários e, há quatro anos, tratou tuberculose pulmonar. (**a-g**) Angiografia fluoresceínica. As lesões tomam progressivamente o corante (*staining*). *(Continua.)*

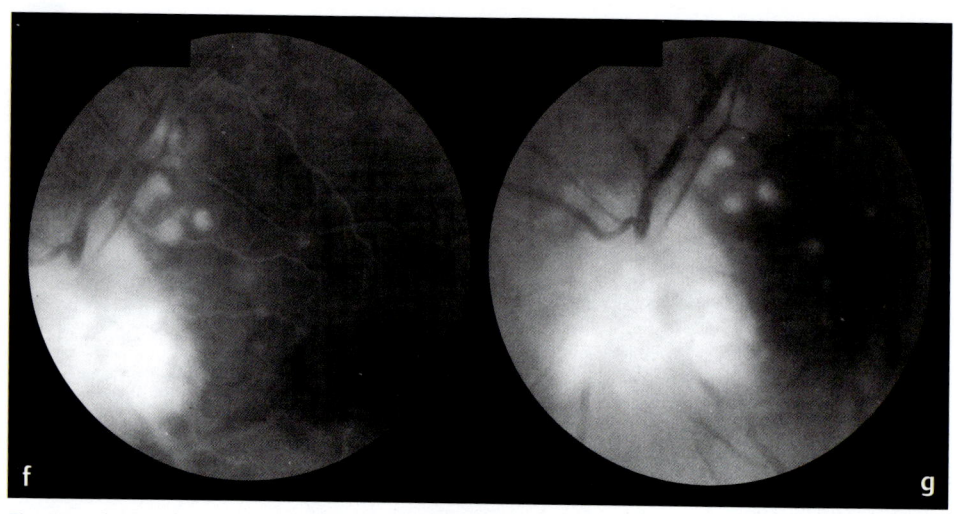

Fig. 55-1. *(Cont.)* **(f)** Três minutos após a injeção da fluoresceína. **(g)** Quatorze minutos depois.

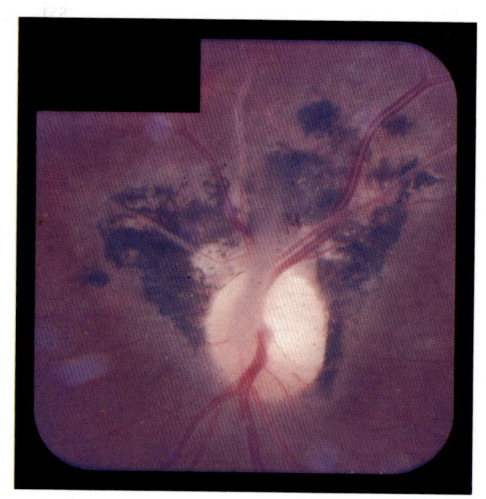

Fig. 55-2. Aspecto de uma coriorretinite justapapilar no estágio cicatricial em uma paciente branca, de 50 anos. Observar a proliferação pigmentar da lesão, o embainhamento vascular, a trave fibrosa por sobre a papila e a palidez papilar temporal. Acuidade visual de 20/20 com correção.

ATROFIA COROIDIANA PRIMÁRIA

A atrofia coroidiana primária é uma condição geralmente bilateral que afeta indivíduos idosos e pertence ao grupo das afecções heredodegenerativas.

O aparecimento desta afecção pode ocorrer na meia-idade, tornando-se plenamente desenvolvida aos 50-60 anos de idade.

Alguns tipos de atrofia coroidiana parecem estacionários em um determinado estágio de sua evolução; outros têm um caráter progressivo.

A atrofia coroidiana, conhecida também como esclerose coroidiana, pode ser assim classificada, de acordo com a zona comprometida no fundo do olho:

1. Forma localizada:
   - Na área posterior do *fundus*:
     - Área macular somente (central).
     - Área macular e adjacências.
     - Área peripapilar.
   - Na área temporal e/ou nasal do *fundus*.
2. Forma difusa ou generalizada:
   - Localizada em extensas áreas de todo o *fundus*.

Em suas fases finais, lembra o aspecto oftalmoscópico da coroideremia.

As áreas comprometidas pela afecção, nos seus estágios iniciais, mostram um distúrbio pigmentar nas bordas; depois, atrofia a coriocapilar, deixando expostos os grossos vasos da coroide.

Nos estágios tardios, os grossos vasos são visíveis como estrias esbranquiçadas. Com a intensa atrofia coroidiana, o branco escleral aparece no fundo das lesões. É comum observarmos pigmentação nas bordas ou na área das lesões.

A retina sobreposta também sofre atrofia, particularmente das camadas externas, secundária à falta de nutrição pela coriocapilar.

Quando a atrofia afeta somente a área macular, forma-se uma lesão em "saca-bocados" de forma circular ou ovalada, forma clínica conhecida como atrofia central da coroide, esclerose areolar central de Sorsby, angiosclerose central coroidiana.

O paciente acusa baixa visual, alteração da visão cromática e o exame do campo visual mostra um escotoma central.

Existe uma forma de esclerose peripapilar onde a atrofia da coroide é total (coriocapilar e grandes vasos), e a lesão toma a forma de uma hélice, sendo, por isso, conhecida como atrofia circumpapilar helicoidal da coroide, coroidite areata, disgenesia circumpapilar do epitélio pigmentar, coriorretinite *estriata*.

Em geral, as lesões são estacionárias, mas, com a progressão das digitações, nos casos graves, as áreas periféricas do *fundus* podem ser alcançadas.

Nas zonas atróficas, o branco escleral está à mostra e pigmentação esparsa, presente.

No exame campimétrico, nota-se escotoma estendendo-se da mancha cega, correspondendo à área atingida. Se a região macular é afetada, a visão central está comprometida (Figs. 56-1 a 56-6).

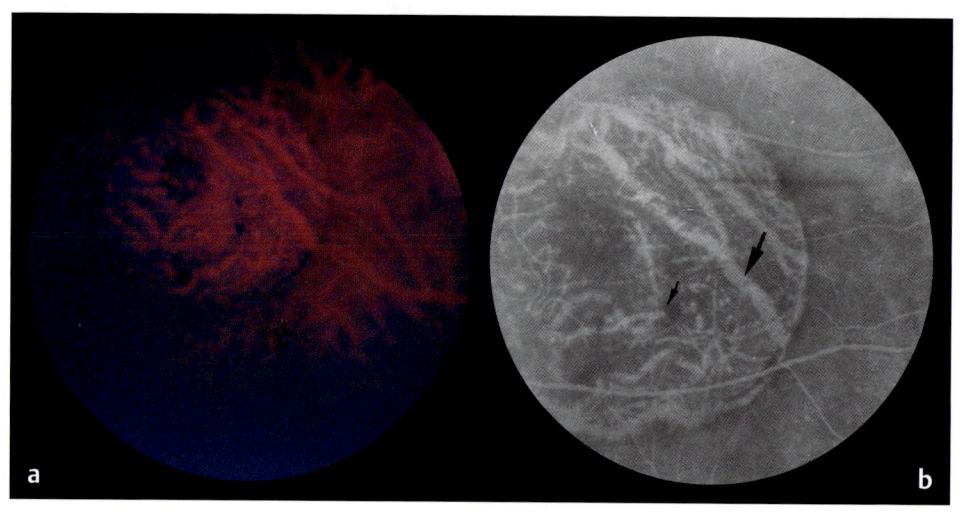

Fig. 56-1. (**a**) Olho direito de uma paciente branca, de 68 anos, com baixa visual progressiva há 15 anos. Acuidade visual de 20/400 com a melhor correção. Tensão ocular de 22 mmHg. Caso de esclerose areolar central — Sorsby. (**b**) Angiografia fluoresceínica, tempo arteriovenoso: vasculatura da coroide à mostra (seta maior); acúmulos pigmentares em negro (seta menor).

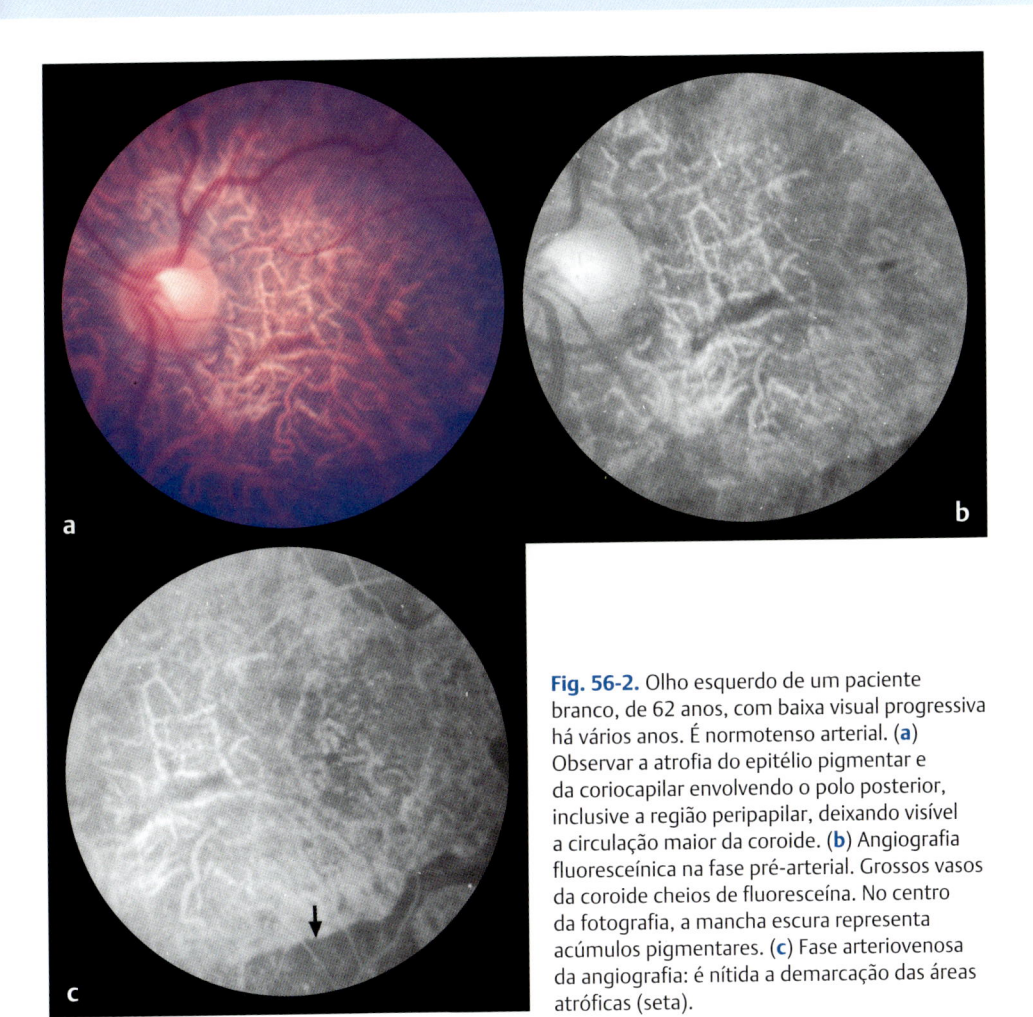

ATROFIA COROIDIANA PRIMÁRIA

Fig. 56-2. Olho esquerdo de um paciente branco, de 62 anos, com baixa visual progressiva há vários anos. É normotenso arterial. (**a**) Observar a atrofia do epitélio pigmentar e da coriocapilar envolvendo o polo posterior, inclusive a região peripapilar, deixando visível a circulação maior da coroide. (**b**) Angiografia fluoresceínica na fase pré-arterial. Grossos vasos da coroide cheios de fluoresceína. No centro da fotografia, a mancha escura representa acúmulos pigmentares. (**c**) Fase arteriovenosa da angiografia: é nítida a demarcação das áreas atróficas (seta).

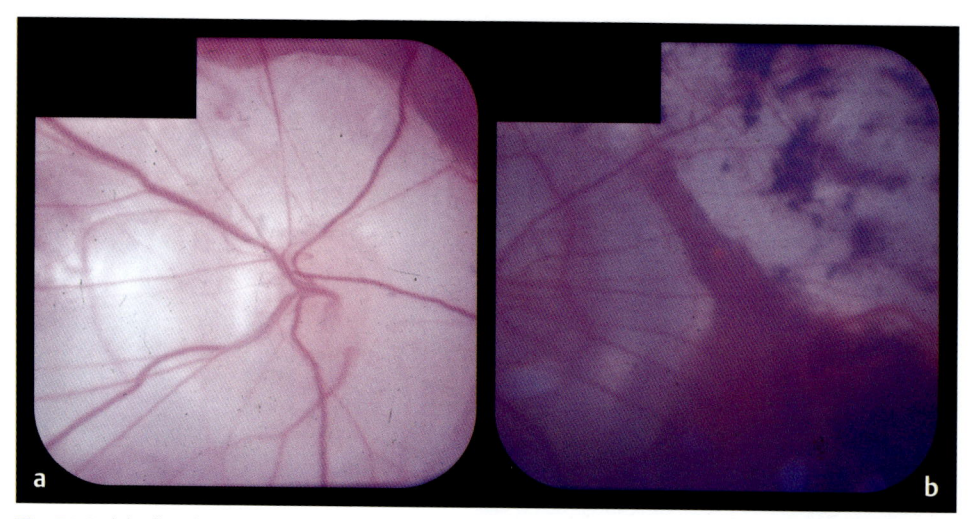

Fig. 56-3. (**a**) Olho direito de um paciente branco, de 64 anos, com atrofia total da coroide na região peripapilar. (**b**) Olho esquerdo mostrando atrofia total da coroide peripapilar e da zona superior à mácula. (Caso do Dr. José da Silva Sambursky.)

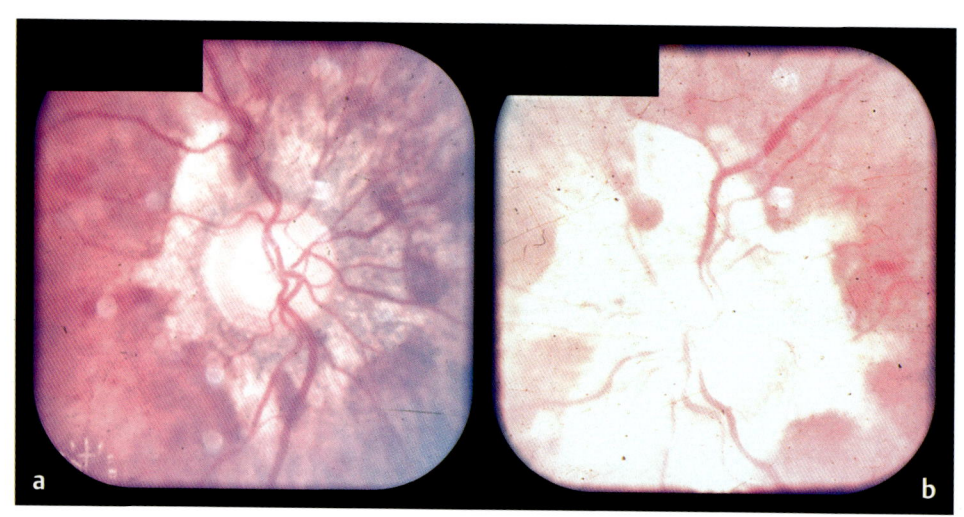

Fig. 56-4. (**a**) Olho direito de uma paciente branca, de 68 anos, diabética e com hipertensão arterial. Acuidade visual de 20/100. Atrofia da coroide peripapilar. (**b**) Olho esquerdo. Acuidade visual de 20/70. (Caso do Dr. João Baptista Braga Teixeira.)

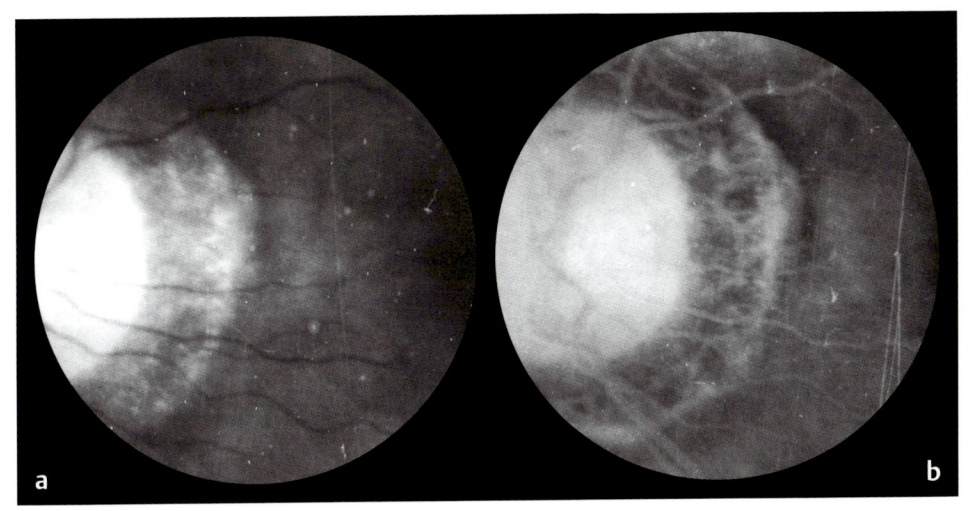

Fig. 56-5. (a) Olho esquerdo de uma paciente branca, de 58 anos, com atrofia óptica em ambos os olhos e esclerose da coroide peripapilar. (b) Angiografia fluoresceínica. As bordas da lesão fluorescem, correspondendo a uma atrofia do epitélio pigmentar, expondo a fluorescência da coriocapilar.

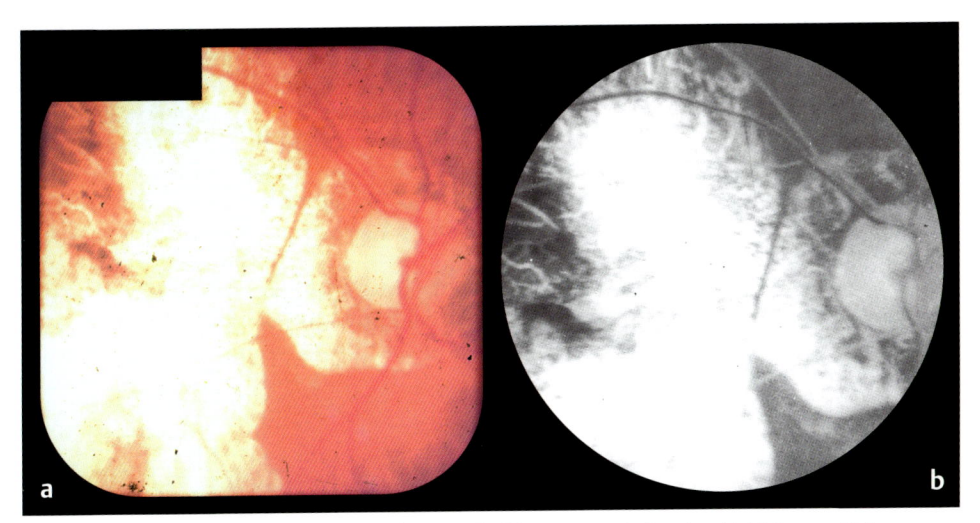

Fig. 56-6. (a) Olho direito de um paciente branco, de 69 anos, com baixa visual há 10 anos. Visão de contar dedos a 30 cm. Atrofia coroidiana no polo posterior, inclusive peripapilar. (b) Angiografia fluoresceínica, fase arteriovenosa precoce: os grossos vasos da coroide e o branco escleral à mostra. O olho esquerdo apresenta alterações pigmentares no polo posterior. Acuidade visual de 20/40 com correção. Tensão ocular em ambos os olhos de 25 mmHg. (Caso do Dr. Aderbal de Albuquerque Alves.)

CAPÍTULO 57
COROIDEREMIA

A coroideremia é uma distrofia tapetocoroidiana recessiva ligada ao sexo, determinando alterações coriorretinianas de caráter progressivo nos indivíduos afetados do sexo masculino e não progressivo nas mulheres portadoras.

O processo nos homens afetados causa cegueira noturna, que é o primeiro sintoma, usualmente manifestado na infância. Pouco a pouco, o campo visual sofre uma contração concêntrica. A acuidade visual só se compromete tardiamente (após os 40 anos), quando então declina progressivamente. Eventualmente, a cegueira é alcançada.

As mulheres portadoras são assintomáticas, e o campo visual é normal.

O exame fundoscópico mostra, nos homens afetados, as alterações iniciais, na média periferia, como pontilhados pigmentares intercalados com pontos discrômicos, conferindo o aspecto de "sal e pimenta". Segue-se atrofia do epitélio pigmentar da retina, deixando os vasos coroidianos à mostra em extensas áreas do *fundus*. Estes vasos coroidianos aos poucos se atrofiam, restando às vezes um reduzido número visível contra o branco escleral. Deposições pigmentares aparecem espalhadas por todo o *fundus*, sem invadir a retina, como na distrofia pigmentar. O processo estende-se à extrema periferia e à região posterior.

Os vasos retinianos permanecem normais ou apenas pouco estreitados. O disco óptico também é normal.

Apenas na região macular costuma ficar um resto de coroide. Na mulher portadora, apenas o aspecto inicial visto no homem afetado está presente, sendo estacionário.

A coroideremia parece resultar de uma atrofia da coroide, seguida de atrofia secundária das camadas externas da retina (Fig. 57-1).

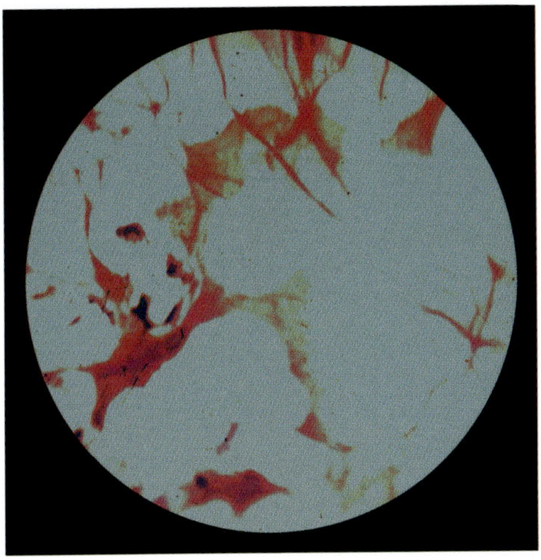

Fig. 57-1. Olho direito de um paciente branco, de 39 anos, com coroideremia. Acuidade visual de 20/200. Cegueira noturna e contração concêntrica extrema do campo visual. Notar as ilhotas restantes de coriorretina normais no polo posterior. (Caso do Prof. Carlos Américo Paiva Gonçalves Filho.)

ATROFIA *GYRATA* DA CORIORRETINA

A atrofia *gyrata*, também conhecida como atrofia em cinta ou atrofia circular, é uma heredodegeneração de causa desconhecida, caracterizada por uma atrofia difusa e progressiva da coroide, epitélio pigmentar e retina.

Inicialmente, a doença atinge o contorno periférico do *fundus*, formando placas atróficas que lentamente avançam para a zona posterior.

As placas são esbranquiçadas, de contorno ora arredondado, ora poligonal ou irregular, evidenciando os vasos coroidianos. Por sobre as placas cruzam vasos retinianos.

Entre as placas atróficas podem-se encontrar áreas de coriorretina normais. Pigmentação irregular é vista salpicando as zonas atróficas.

Com o evoluir do processo, as zonas atróficas fundem-se umas às outras e pouco a pouco tomam conta de todo o *fundus*.

Os vasos retinianos podem tornar-se estreitados e o disco óptico, pálido, chegando mesmo à atrofia.

O quadro final do processo assemelha-se ao da coroideremia.

Podem-se encontrar ainda catarata, distrofia pigmentar da retina, miopia e outras alterações orgânicas (sindactilia, ataxia e infantilismo).

Os sintomas incluem cegueira noturna e baixa da acuidade visual progressiva. O campo visual mostra contração concêntrica progressiva (Fig. 58-1).

ATROFIA *GYRATA* DA CORIORRETINA

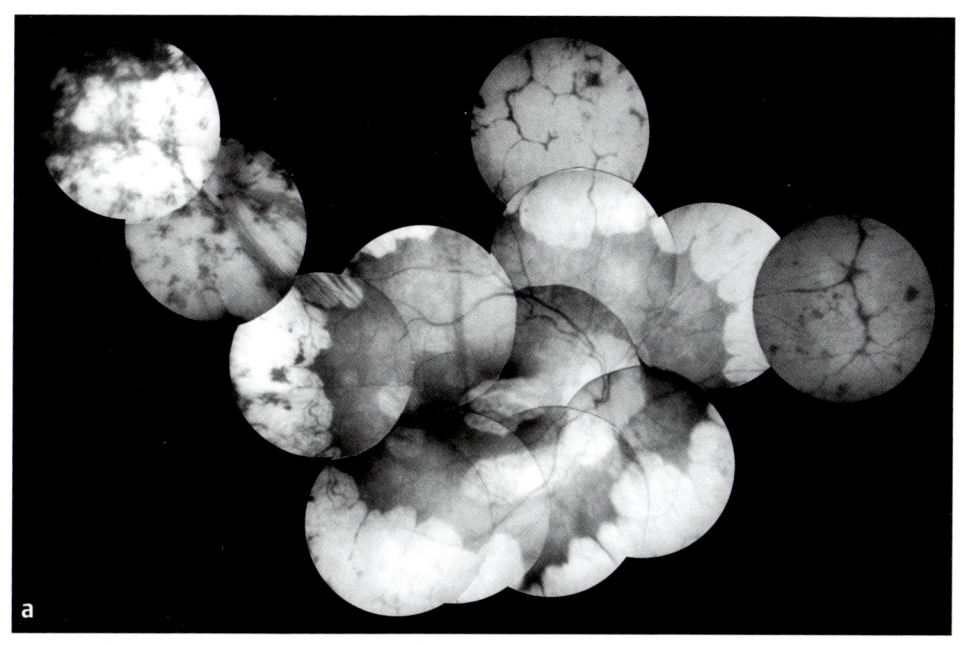

Fig. 58-1. (a) Composição fotográfica do *fundus* (olho direito) de uma paciente branca, de 30 anos, que relata cegueira noturna desde a infância; há cinco anos, submeteu-se à cirurgia de catarata em ambos os olhos. Acuidade visual: 20/70 no olho direito e 20/50 no olho esquerdo com a melhor correção. Observar as placas atróficas da coriorretina, ocupando toda a periferia do *fundus* e estendendo-se para a região posterior. *(Continua.)*

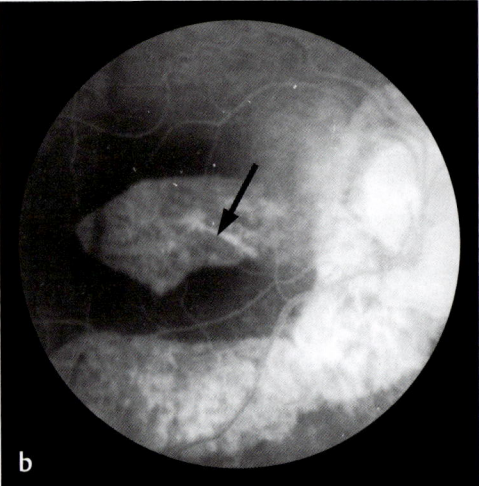

Fig. 58-1. *(Cont.)* (**b**) Angiografia fluoresceínica do olho direito (fase arteriovenosa precoce). A atrofia coriorretiniana deixa visível os grossos vasos da coroide. A seta mostra um vaso coroidiano. (**c**) Exame perimétrico mostrando o campo tubular em ambos os olhos. *(Continua.)*

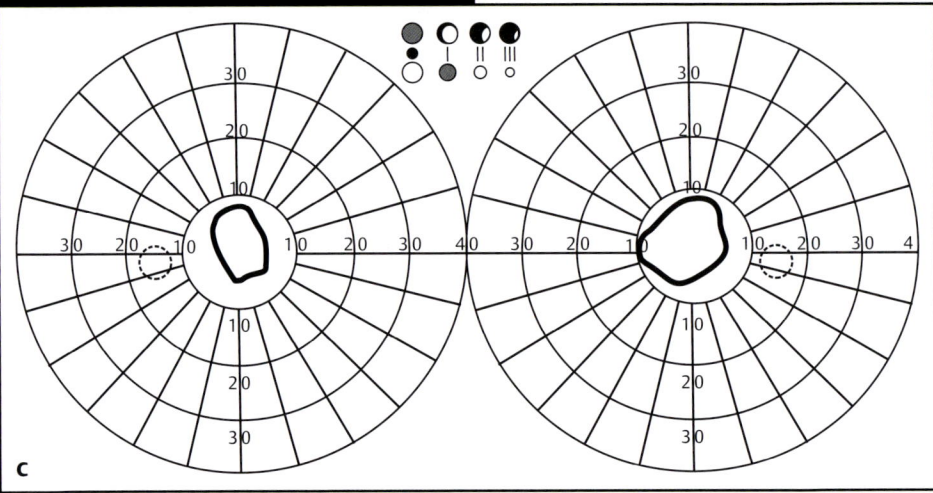

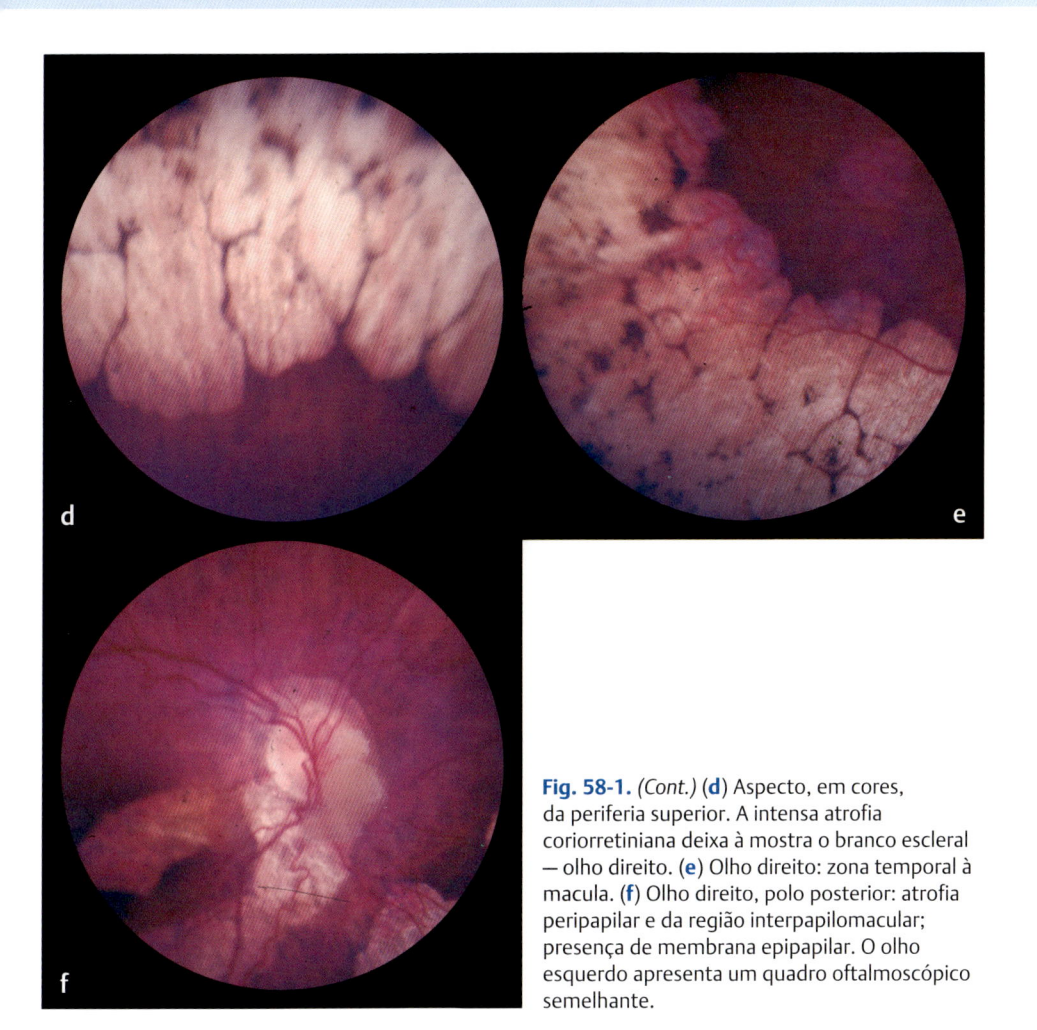

Fig. 58-1. *(Cont.)* (**d**) Aspecto, em cores, da periferia superior. A intensa atrofia coriorretiniana deixa à mostra o branco escleral — olho direito. (**e**) Olho direito: zona temporal à mácula. (**f**) Olho direito, polo posterior: atrofia peripapilar e da região interpapilomacular; presença de membrana epipapilar. O olho esquerdo apresenta um quadro oftalmoscópico semelhante.

CAPÍTULO 59

MIOPIA

A miopia pode ser dividida em dois grupos clínicos.

MIOPIA SIMPLES

É uma ametropia frequentemente diagnosticada em crianças na idade escolar e costuma não ultrapassar as cinco dioptrias. A tendência é aumentar umas poucas dioptrias até a adolescência. Com a correção óptica adequada, a acuidade visual costuma atingir os níveis normais.

O fundo de olho pode ter o aspecto normal, ou tigroide, ou pouco pigmentado, que permite a visualização da vasculatura coroidiana. Um crescente miópico, marginando temporalmente o disco óptico, pode estar presente, algumas vezes delimitado por alguma pigmentação.

MIOPIA MALIGNA

Também conhecida como miopia patológica, complicada ou degenerativa, pode ocorrer em qualquer idade, mesmo desde o nascimento.

O segmento posterior do globo ocular sofre um alongamento progressivo, resultando em aumento da miopia e alterações fundoscópicas degenerativas.

A acuidade visual torna-se diminuída mesmo com a melhor correção da ametropia.

O vítreo pode mostrar alterações degenerativas como opacidades (referidas pelo paciente como "moscas volantes"), sinérese e, mais raramente, o descolamento.

Os achados oftalmoscópicos incluem o crescente miópico, atrofia coriorretiniana peripapilar, aumentada visibilidade dos vasos coroidianos, placas de atrofia coroidiana acompanhada de pigmentação irregular. Os vasos retinianos acham-se mais estreitados que o normal.

Na mácula, podem ocorrer edema e hemorragias, resultando exsudatos organizados pela sua reabsorção, tecido cicatricial ou proliferação pigmentar.

Na periferia da retina, é comum a presença de degeneração cística da retina.

As alterações degenerativas retinianas somadas às degenerações vítreas constituem fatores predisponentes para a ocorrência de um descolamento de retina (Figs. 59-1 a 59-5).

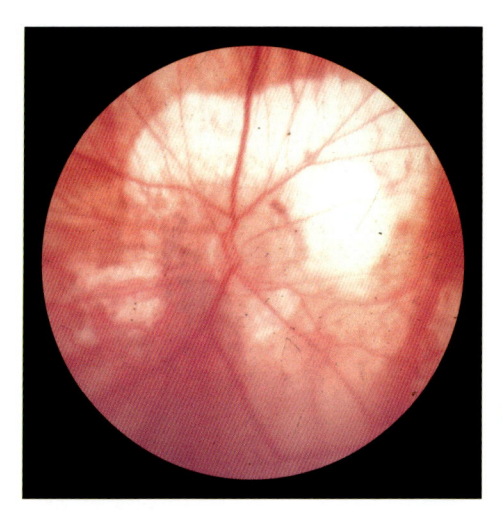

Fig. 59-1. Olho esquerdo de uma paciente branca, de 28 anos, com alta miopia (− 9.0 d.). Extensa área de atrofia coriorretiniana peripapilar. (Caso do Dr. David Gryner.)

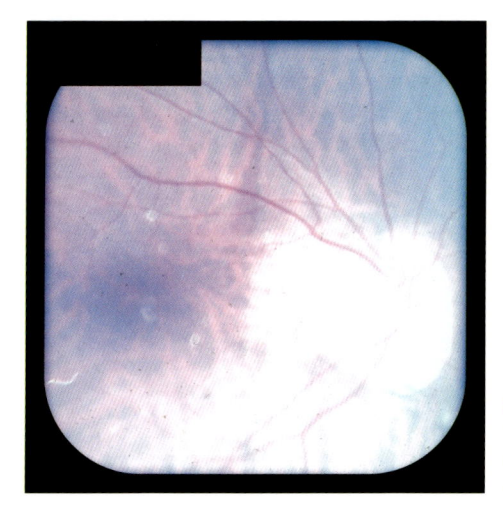

Fig. 59-2. Olho direito de uma paciente branca, de 16 anos (− 12.0 d.), mostrando retinocoroidose miápica generalizada. Presença do crescente miópico temporal.

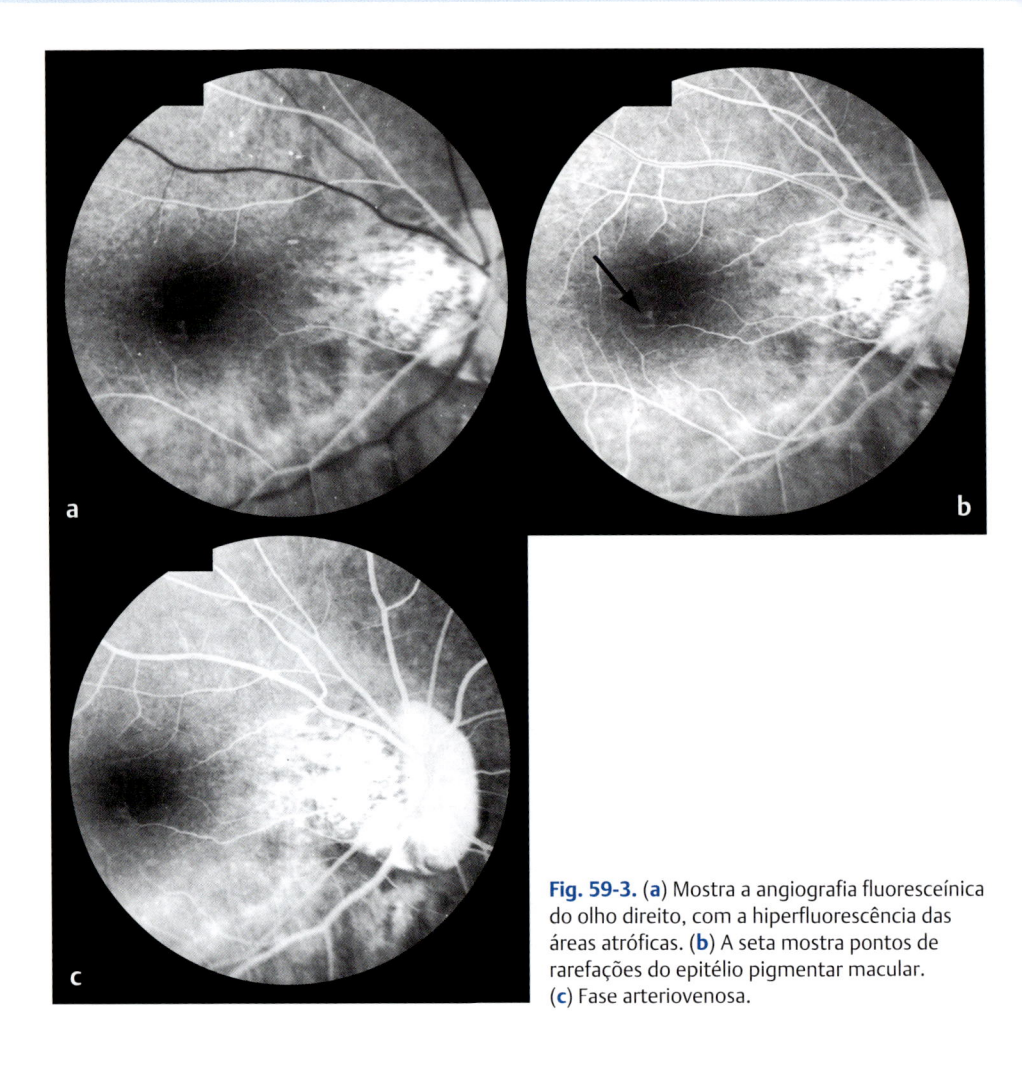

Fig. 59-3. (**a**) Mostra a angiografia fluoresceínica do olho direito, com a hiperfluorescência das áreas atróficas. (**b**) A seta mostra pontos de rarefações do epitélio pigmentar macular. (**c**) Fase arteriovenosa.

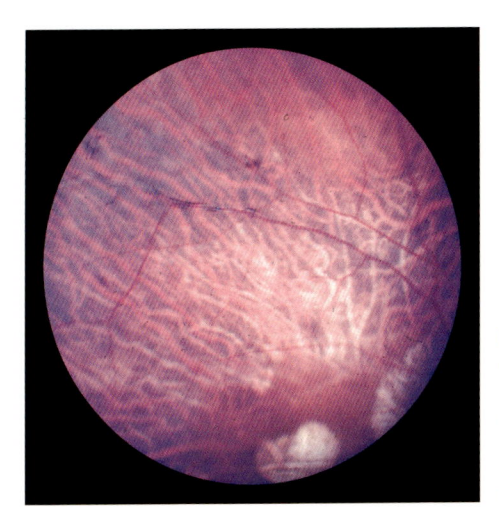

Fig. 59-4. Periferia temporal superior do olho direito de um paciente branco, com 34 anos, degeneração miópica (− 9.50 dioptrias), mostrando a atrofia coriorretiniana, deixando à mostra os grossos vasos coroidianos. Placas de atrofia coriorretiniana são vistas, evidenciando o branco escleral.

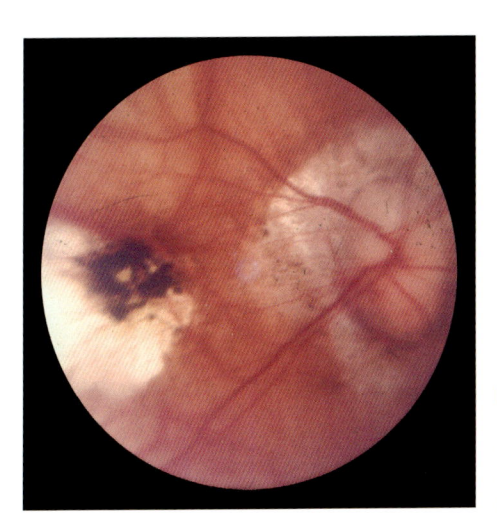

Fig. 59-5. Olho esquerdo de um paciente branco, com 28 anos. Miopia de − 14 dioptrias. Acuidade visual de 20/400 com lentes de contacto. Vemos a atrofia coriorretiniana peripapilar e a macular, com proliferação pigmentar macular.

CAPÍTULO 60
ESTRIAS ANGIOIDES

As estrias angioides representam alterações degenerativas da porção elástica da membrana de Brush. Em geral, são bilaterais.

Também conhecidas como elastose coroidiana, podem estar associadas a afecções sistêmicas de natureza degenerativa semelhante (dos tecidos elásticos). A camada elástica das artérias pode estar também envolvida.

Usualmente, seguem um curso crônico e progressivo, mas podem estacionar.

Oftalmoscopicamente, podemos ver as estrias de coloração avermelhada ou amarronzada, situadas ao redor do disco óptico e daí irradiam-se pela retina, localizadas profundamente, por trás dos vasos retinianos. Podem acompanhar o quadro:

A) Pontos discrômicos alternados com outros pigmentados e agrupados na zona temporal à mácula (com aspecto de "casca de laranja").
B) Drusas.
C) Hemorragias e degeneração macular.
D) Zonas ou placas atróficas de coriorretina.

Não causam sintomas visuais, a menos que se acompanhem de hemorragias e/ou comprometimento macular.

É mais frequente a incidência nos indivíduos do sexo masculino, entre os 30 e 50 anos de idade (Figs. 60-1 a 60-10).

Condições sistêmicas que podem associar-se às estrias angioides:

1. Pseudoxantoma elástico.
2. Fibroplasia hiperelástica.
3. Osteíte deformante.
4. Doença das células falciformes.
5. Acromegalia.
6. Diabetes.
7. Envenenamento pelo chumbo.
8. Púrpura trombocitopênica idiopática.
9. Neurofibromatose.
10. Esclerose tuberosa.
11. Angiomatose facial, etc.

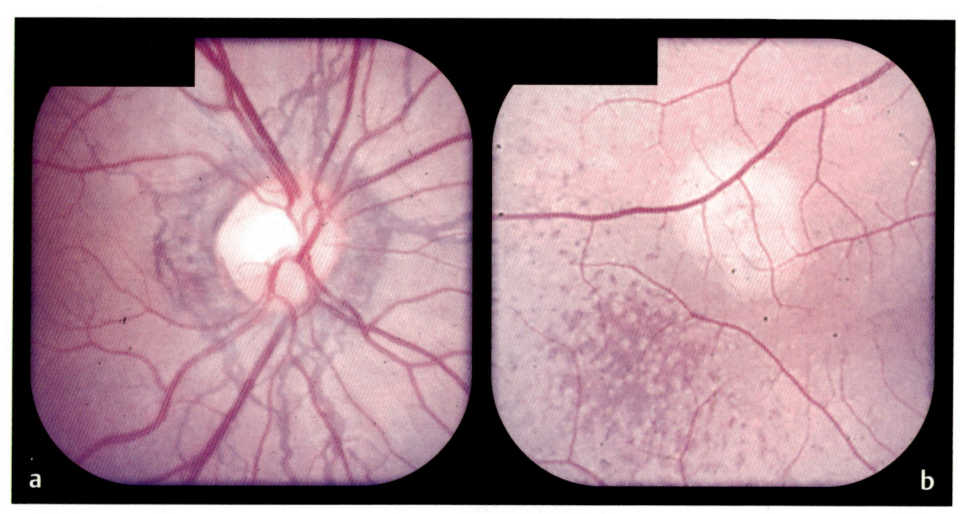

Fig. 60-1. Olho direito de uma paciente branca, com 18 anos, portadora de pseudoxantoma elástico. Esta paciente tem uma prima e um sobrinho (filho desta) com síndrome de Marfan. Acuidade visual deste olho de 20/20. (**a**) Veem-se as estrias angioides, umas concêntricas ao disco óptico e outras irradiando-se deste. (**b**) Área temporal à mácula: aspecto mosqueado da retina conferindo o aspecto de "casca de laranja"; presença de uma placa discrômica retiniana.

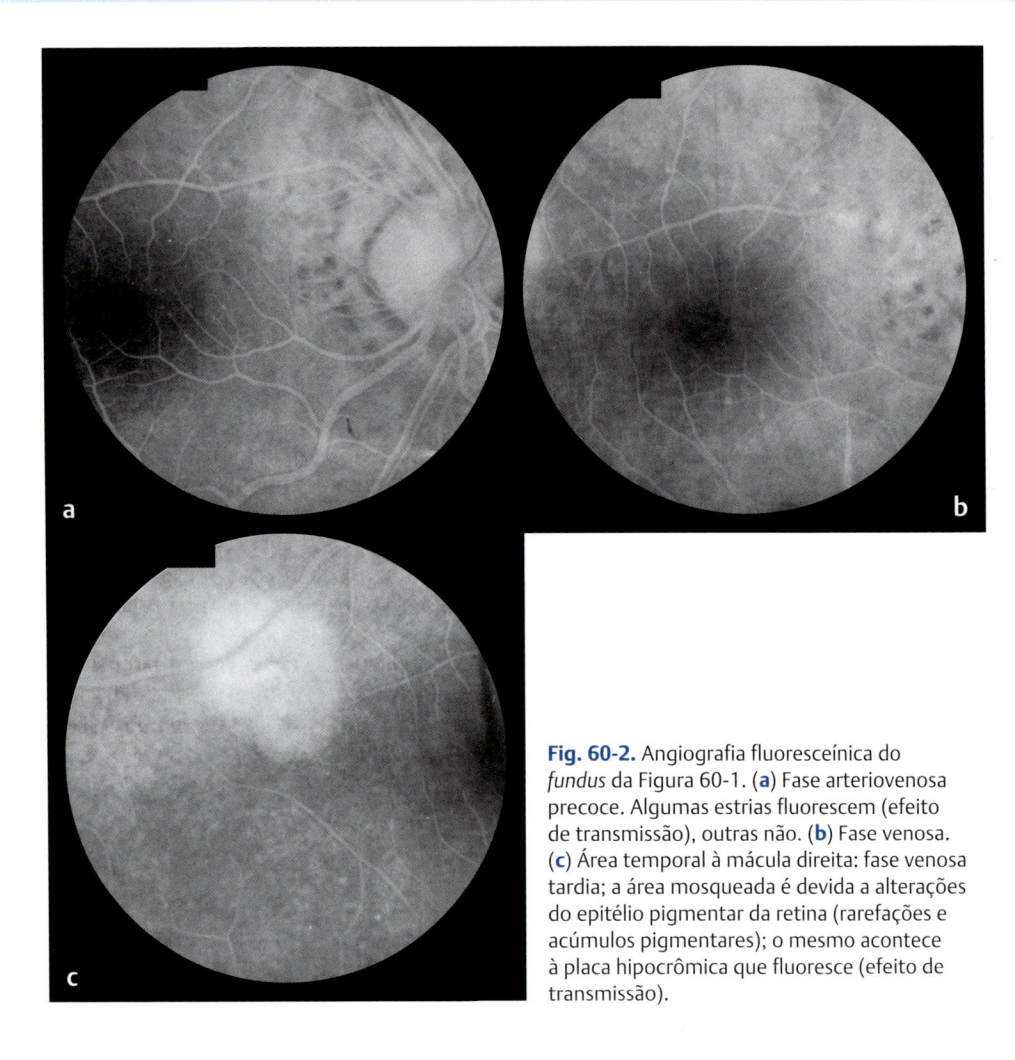

Fig. 60-2. Angiografia fluoresceínica do *fundus* da Figura 60-1. (**a**) Fase arteriovenosa precoce. Algumas estrias fluorescem (efeito de transmissão), outras não. (**b**) Fase venosa. (**c**) Área temporal à mácula direita: fase venosa tardia; a área mosqueada é devida a alterações do epitélio pigmentar da retina (rarefações e acúmulos pigmentares); o mesmo acontece à placa hipocrômica que fluoresce (efeito de transmissão).

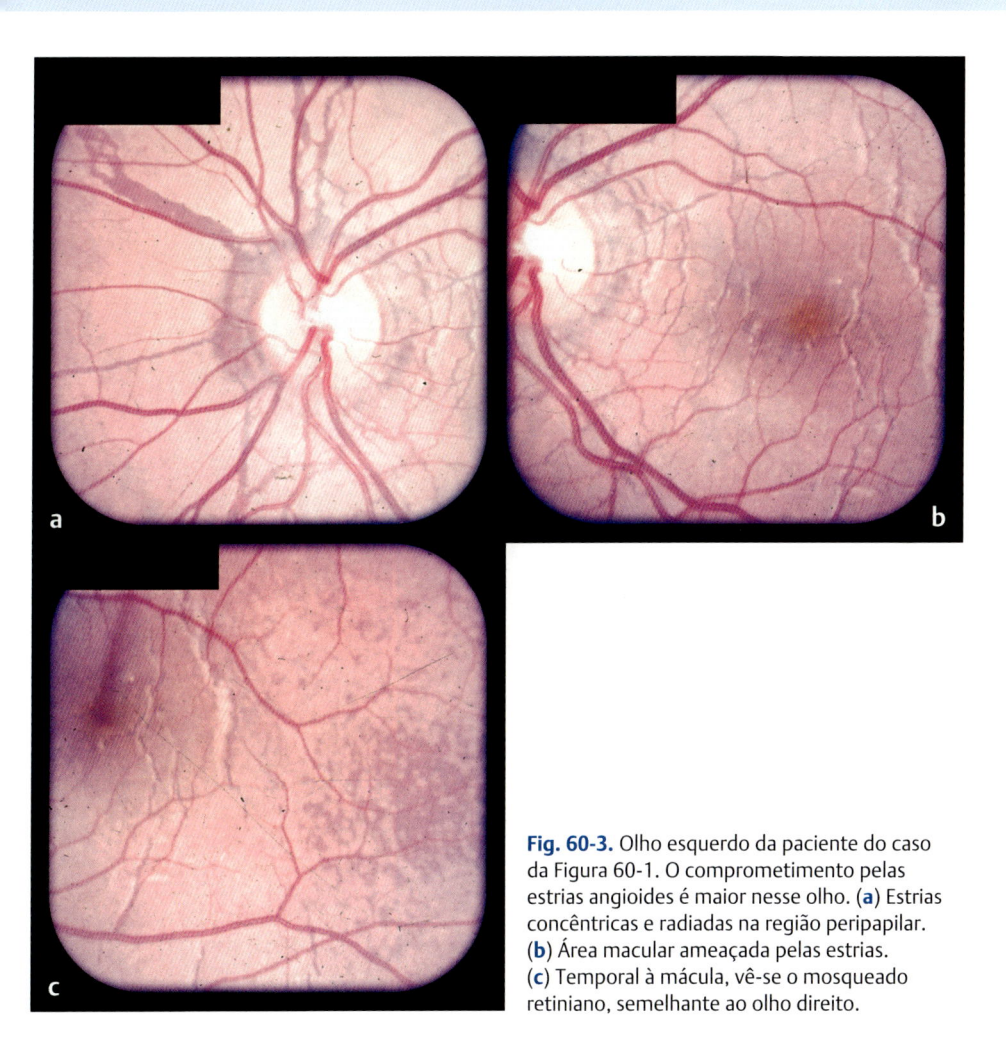

Fig. 60-3. Olho esquerdo da paciente do caso da Figura 60-1. O comprometimento pelas estrias angioides é maior nesse olho. (**a**) Estrias concêntricas e radiadas na região peripapilar. (**b**) Área macular ameaçada pelas estrias. (**c**) Temporal à mácula, vê-se o mosqueado retiniano, semelhante ao olho direito.

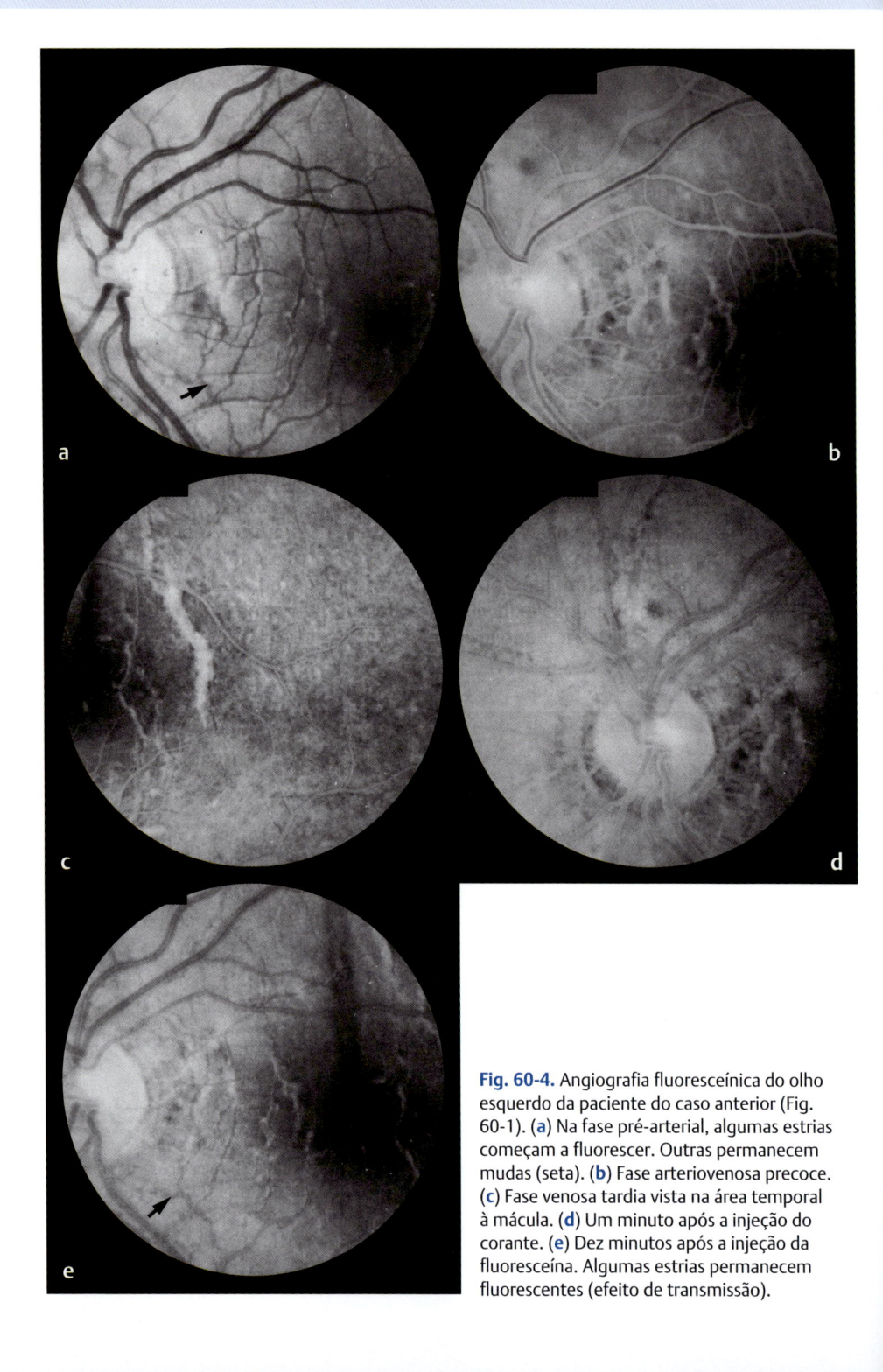

Fig. 60-4. Angiografia fluoresceínica do olho esquerdo da paciente do caso anterior (Fig. 60-1). (**a**) Na fase pré-arterial, algumas estrias começam a fluorescer. Outras permanecem mudas (seta). (**b**) Fase arteriovenosa precoce. (**c**) Fase venosa tardia vista na área temporal à mácula. (**d**) Um minuto após a injeção do corante. (**e**) Dez minutos após a injeção da fluoresceína. Algumas estrias permanecem fluorescentes (efeito de transmissão).

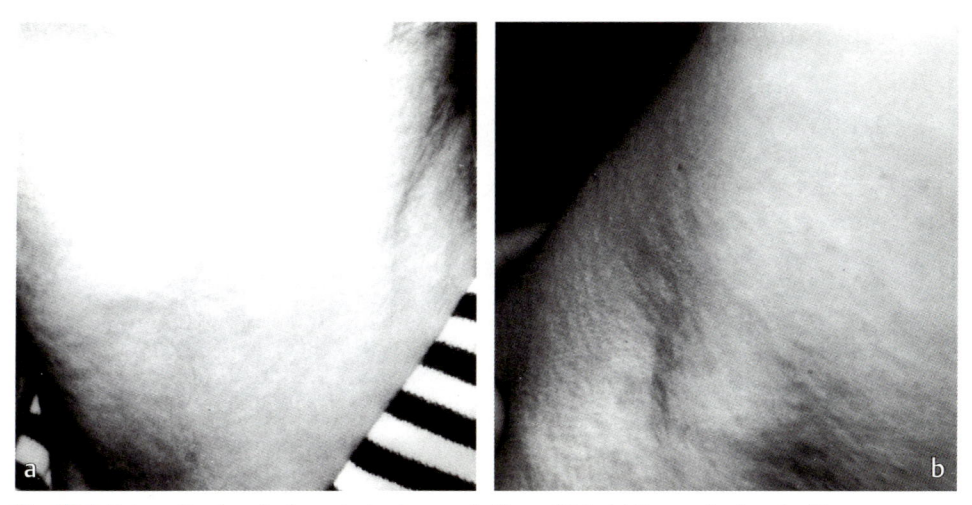

Fig. 60-5. Fotografias da pele da paciente do caso da Figura 60-1. (**a**) O aspecto da pele do pescoço. (**b**) Prega axilar.

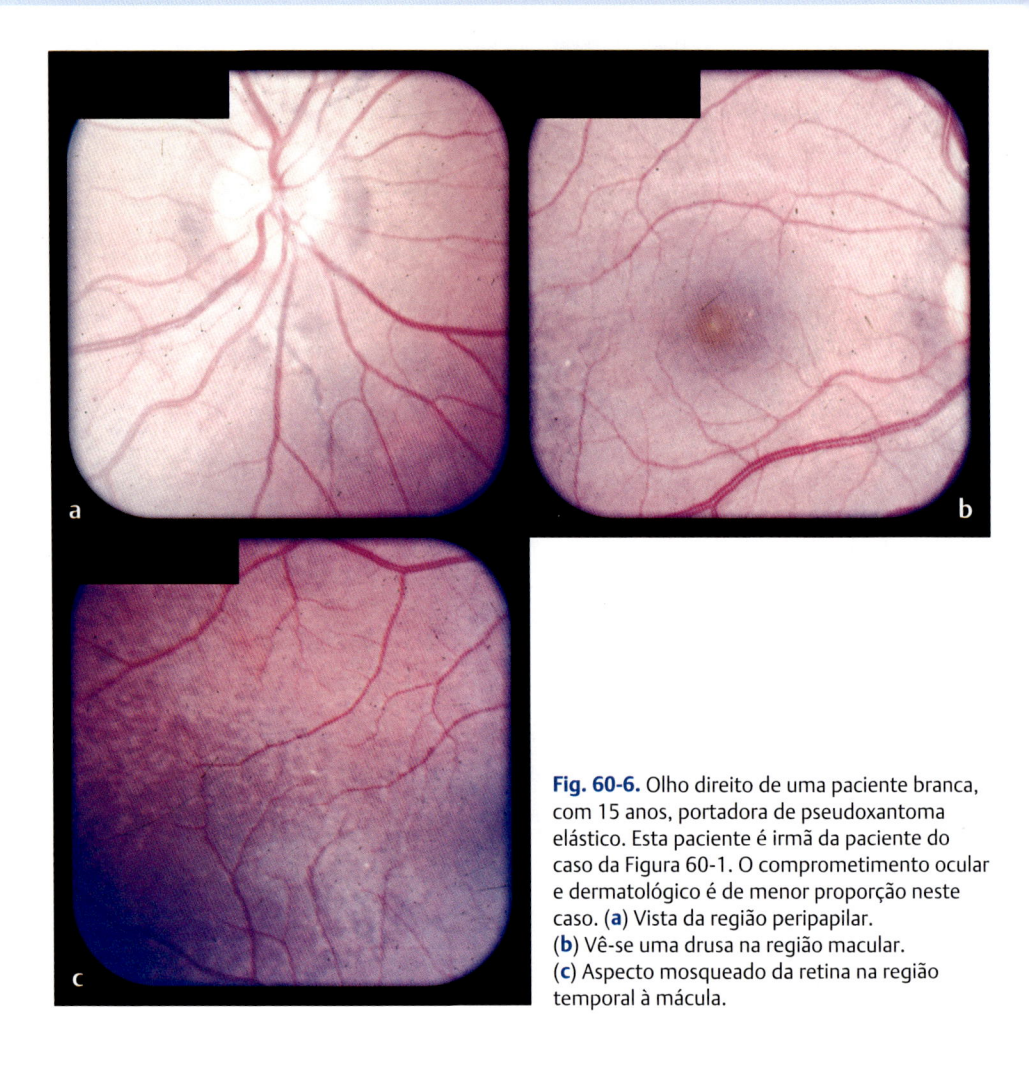

Fig. 60-6. Olho direito de uma paciente branca, com 15 anos, portadora de pseudoxantoma elástico. Esta paciente é irmã da paciente do caso da Figura 60-1. O comprometimento ocular e dermatológico é de menor proporção neste caso. (**a**) Vista da região peripapilar.
(**b**) Vê-se uma drusa na região macular.
(**c**) Aspecto mosqueado da retina na região temporal à mácula.

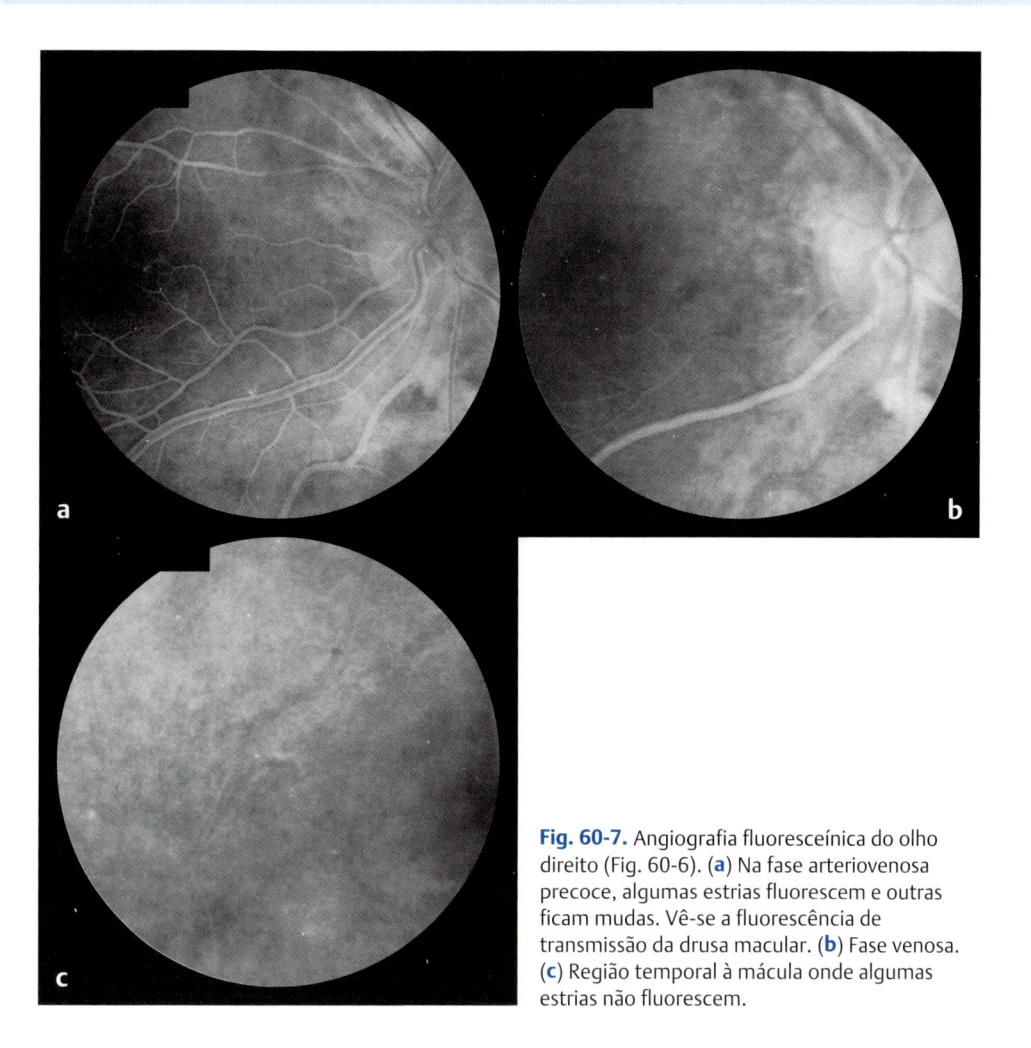

Fig. 60-7. Angiografia fluoresceínica do olho direito (Fig. 60-6). (**a**) Na fase arteriovenosa precoce, algumas estrias fluorescem e outras ficam mudas. Vê-se a fluorescência de transmissão da drusa macular. (**b**) Fase venosa. (**c**) Região temporal à mácula onde algumas estrias não fluorescem.

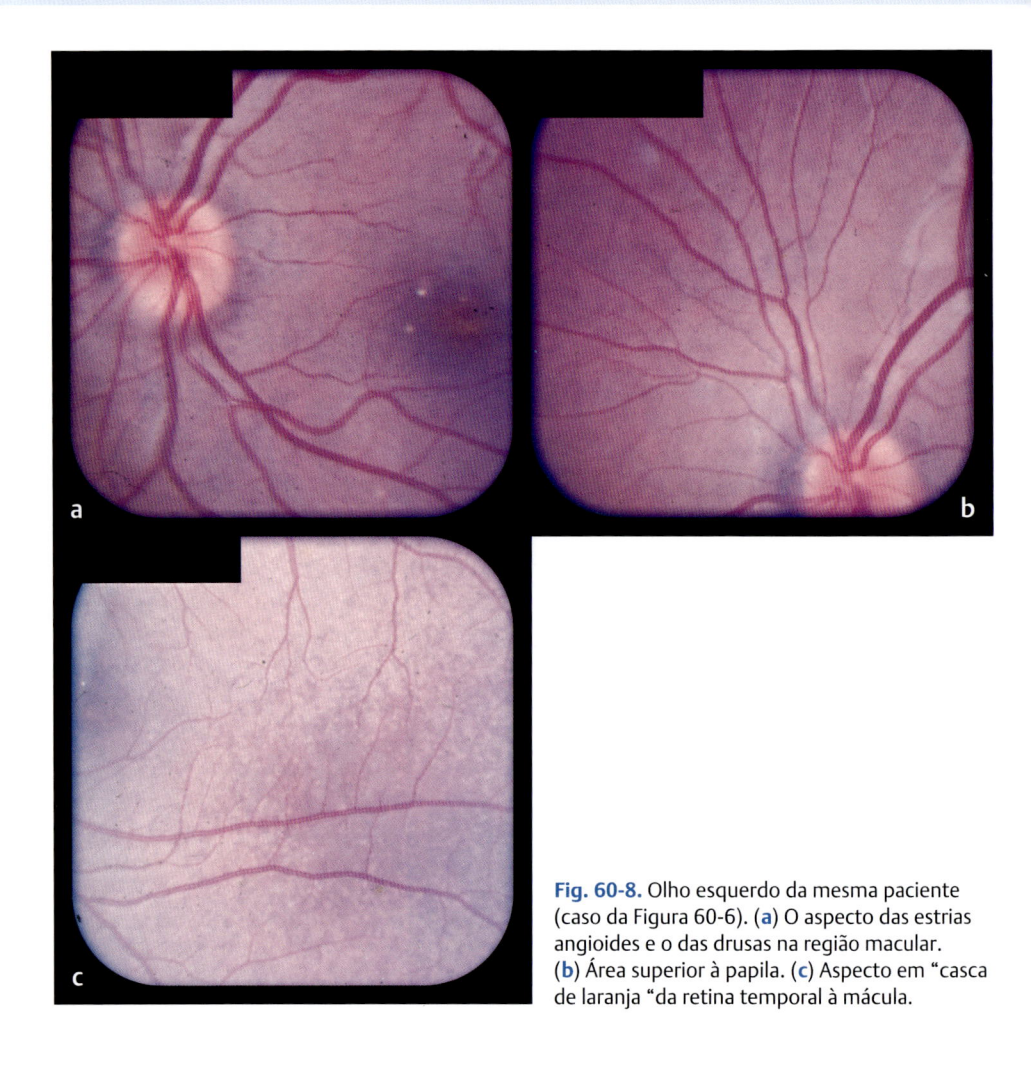

Fig. 60-8. Olho esquerdo da mesma paciente (caso da Figura 60-6). (**a**) O aspecto das estrias angioides e o das drusas na região macular. (**b**) Área superior à papila. (**c**) Aspecto em "casca de laranja" da retina temporal à mácula.

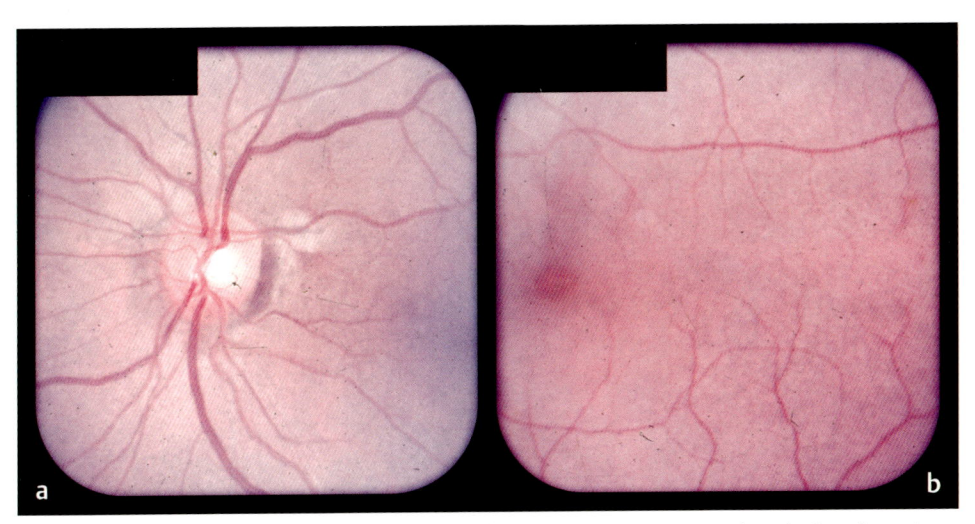

Fig. 60-9. Fundo de olho esquerdo de uma paciente branca, com 33 anos, portadora de descolamento de retina total regmatógeno no olho direito. (**a**) Veem-se as estrias angioides superiores ao disco óptico. (**b**) O aspecto em "casca de laranja" da retina temporal à mácula.

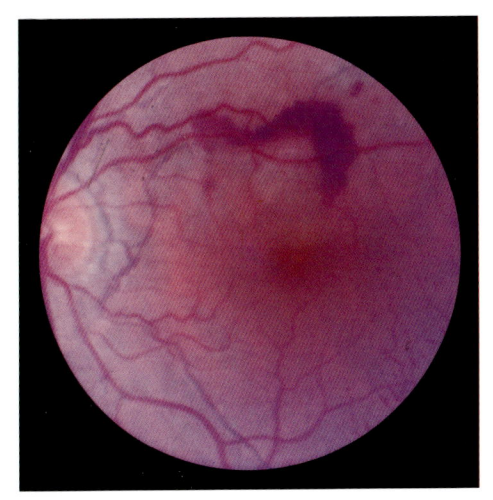

Fig. 60-10. Caso de estrias angioides acompanhadas de hemorragia.

HEMANGIOMA DA COROIDE

O hemangioma da coroide é um tumor vascular congênito benigno, de crescimento lento, manifestando-se comumente em pessoas jovens.

Frequentemente, associa-se ao quadro da angiomatose encefalofacial (síndrome de Sturge-Weber), o que torna seu diagnóstico clínico mais sugestivo.

Ao exame fundoscópico, a tumoração é usualmente percebida na região do polo posterior, próximo ao disco óptico, elevando a retina superposta. O contorno da tumoração costuma ser menos distinto que no melanoma maligno; a coloração é acinzentada ou amarelada, e pigmentação pode ser vista na superfície tumoral; os vasos retinianos e coroidianos encontram-se dilatados na área tumoral e suas proximidades.

Quando possível realizar o exame da transiluminação, a resposta é negativa.

Algumas complicações secundárias determinadas pelo hemangioma incluem descolamento de retina, hipertensão ocular e alterações císticas da retina.

A angiografia fluoresceínica revela uma fluorescência precoce na fase arterial, que aumenta durante a fase venosa e prolonga-se nas fases tardias, devido ao vazamento do corante pelos vasos sanguíneos (Figs. 61-1 e 61-2).

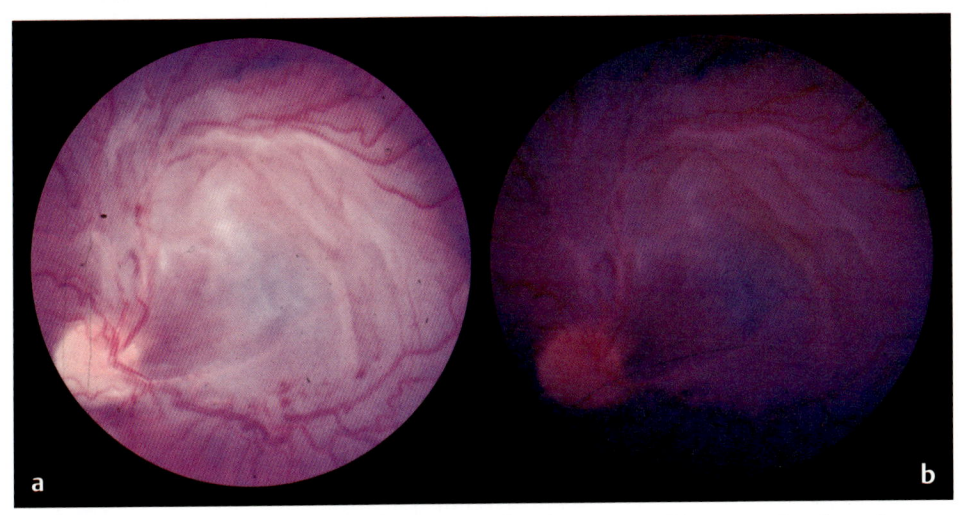

Fig. 61-1. Retinografias de um paciente do sexo masculino, branco, com 11 anos, queixando-se de desvio do olho esquerdo, há quatro anos. Acuidade visual de contar dedos a 1 metro. (**a**) Observa-se a tumoração coroidiana situada entre mácula e papila, delimitada pelos vasos temporais da retina, com 2 D de elevação. Presença de pigmentação na parte central da tumoração. Vasos retinianos tortuosos e congestos. Hemorragias retinianas superficiais presentes junto aos vasos temporais inferiores. (**b**) O aspecto oito meses depois.

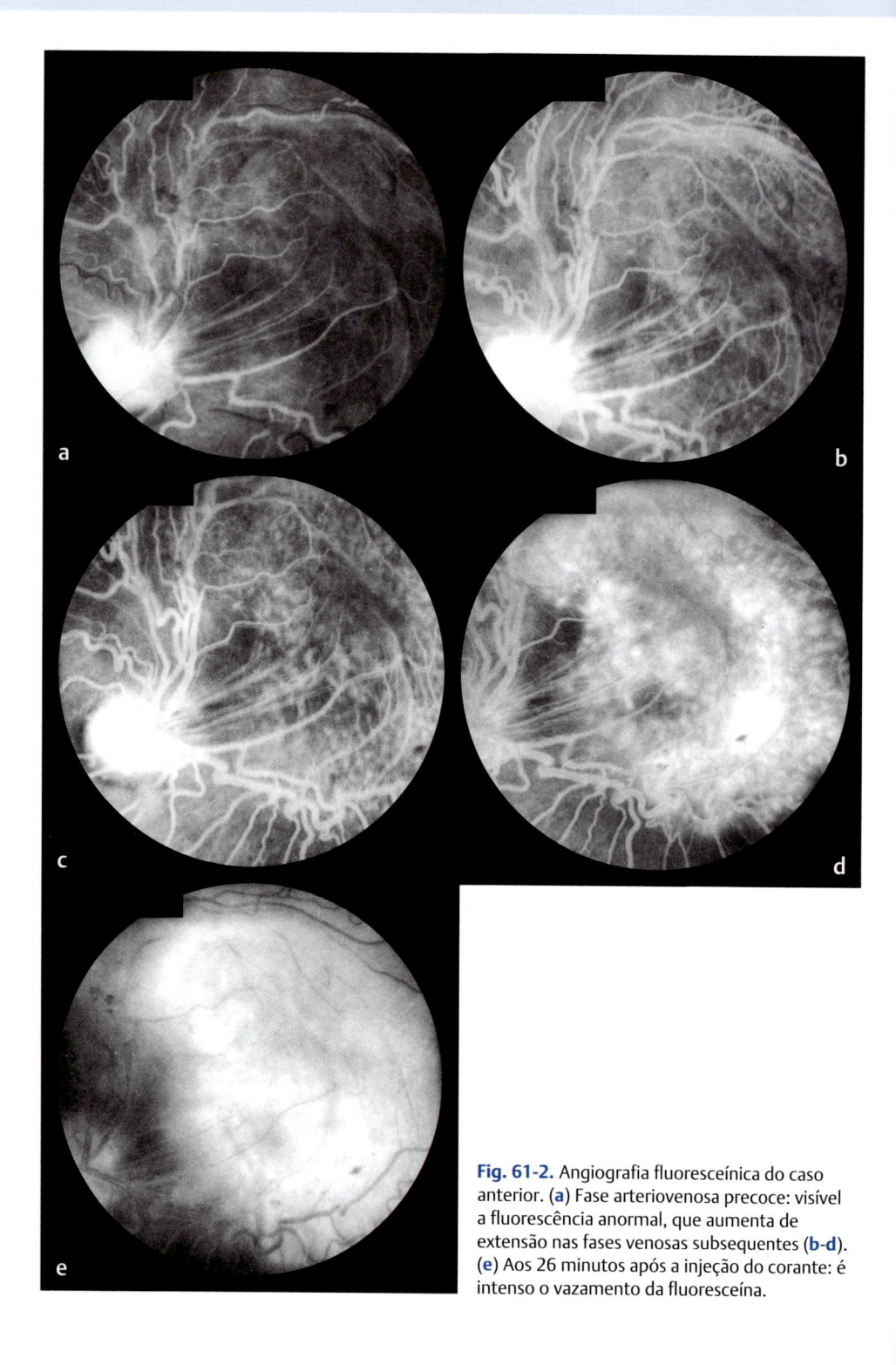

Fig. 61-2. Angiografia fluoresceínica do caso anterior. (**a**) Fase arteriovenosa precoce: visível a fluorescência anormal, que aumenta de extensão nas fases venosas subsequentes (**b-d**). (**e**) Aos 26 minutos após a injeção do corante: é intenso o vazamento da fluoresceína.

MELANOMA MALIGNO DA COROIDE

CAPÍTULO 62

Dos tumores intraoculares malignos, o melanoma da coroide é o mais frequente.

A maior ou menor malignidade do tumor depende do tipo celular. O prognóstico é melhor nos tumores de células fusiformes e grande quantidade de reticulina, e pior nos tumores mistos e epitelioides, com pouca ou nenhuma quantidade de reticulina.

O tumor ocorre com maior frequência em indivíduos em torno dos 50 anos de idade, raramente ocorrendo em crianças. A incidência é menor em pessoas da raça negra. Em geral, o acometimento é unilateral.

Os sintomas relatados pelo paciente dependem do sítio e da extensão do tumor. Quando localizado na mácula ou próximo dela, ocorre baixa visual, metamorfopsia e escotoma central. Tumores mais periféricos podem passar despercebidos pelo paciente, mas podem determinar defeitos no campo visual.

Hipertensão ocular pode ocorrer, assim como descolamento secundário de retina (usualmente, sem rupturas) e hemorragia intraocular.

A disseminação extraocular do melanoma se faz através dos vasos e nervos ciliares ou através da esclera.

A invasão metastática se faz pela corrente sanguínea, localizando-se em qualquer órgão do sistema, com mais frequência no fígado.

Oftalmoscopicamente, nos estágios iniciais, o tumor é visto como uma placa plana ou elevada, de bordas pouco distintas, às vezes com aspecto mosqueado e pigmentação variável (usualmente abundante), mas há casos em que a pigmentação não ocorre. Os vasos retinianos cruzam por sobre o tumor.

À medida que o tumor cresce, a extensão se faz na própria coroide e para a retina, determinando graus variáveis de descolamento de retina. A invasão pode atingir o vítreo.

O diagnóstico pode ser difícil, ocorrendo casos em que houve a enucleação do olho e o exame anatomopatológico não mostrou o tumor.

É indispensável o exame oftalmoscópico (de preferência, o indireto), a biomicroscopia com a lente de Goldman ou similares, a transiluminação escleral e a campimetria.

A ultrassonografia é exame complementar importante.

A angiografia fluoresceínica mostra, nas fases iniciais, uma hiperfluorescência progressiva até uma hiperfluorescência tardia difusa, causada pela presença de vasos intratumorais, pela impregnação do tumor e pelo vazamento do corante (Figs. 62-1 a 62-4).

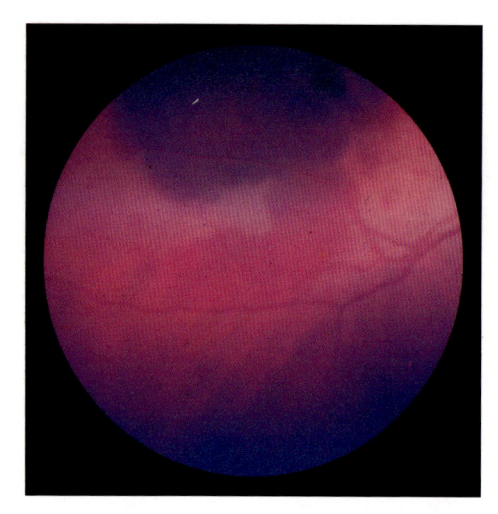

Fig. 62-1. Melanoma maligno da coroide densamente pigmentado no polo posterior de uma paciente branca, com 59 anos. Presença de hemorragias na margem nasal do tumor. (Caso do Prof. Carlos Américo Paiva Gonçalves Filho.)

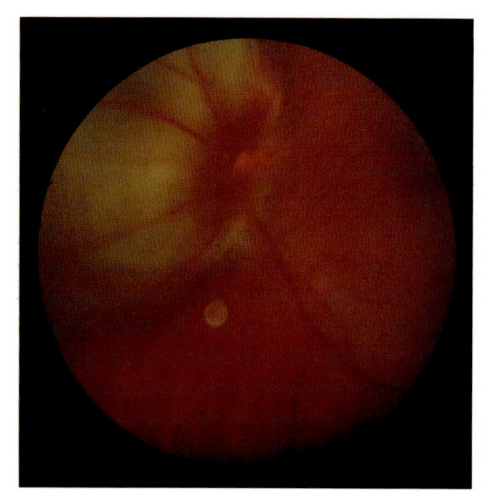

Fig. 62-2. Melanoma maligno amelanótico da coroide, atingindo o disco óptico. (Caso do Prof. Carlos Américo Paiva Gonçalves Filho.)

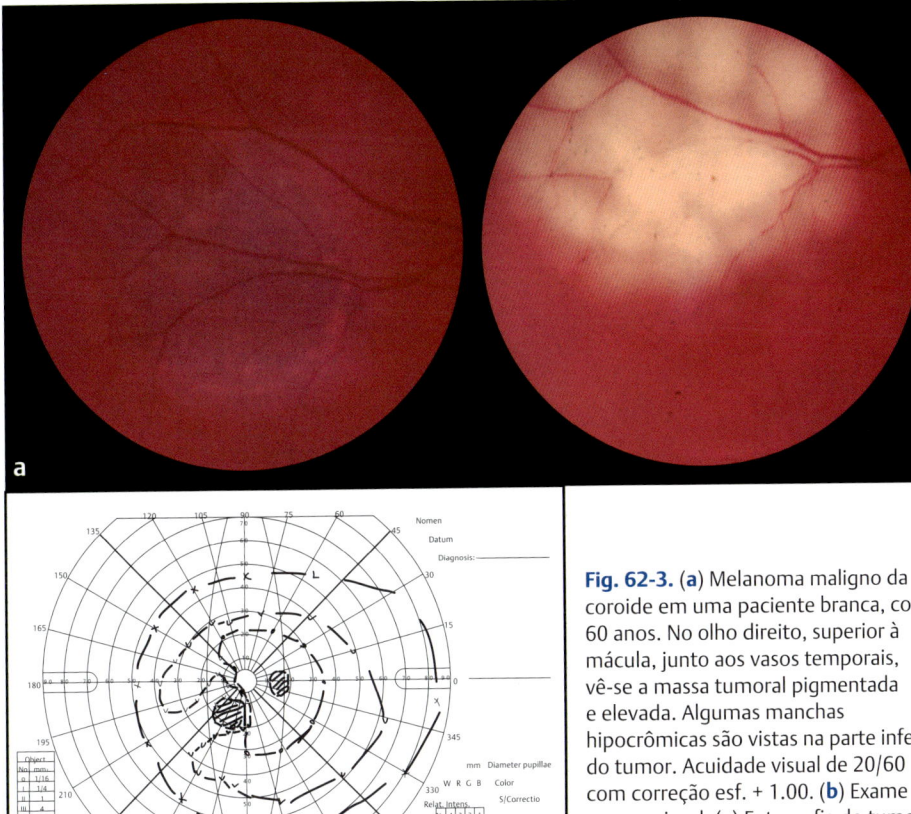

MELANOMA MALIGNO DA COROIDE

Fig. 62-3. (**a**) Melanoma maligno da coroide em uma paciente branca, com 60 anos. No olho direito, superior à mácula, junto aos vasos temporais, vê-se a massa tumoral pigmentada e elevada. Algumas manchas hipocrômicas são vistas na parte inferior do tumor. Acuidade visual de 20/60 com correção esf. + 1.00. (**b**) Exame do campo visual. (**c**) Fotografia do tumor imediatamente após fotocoagulação com xenônio. (Caso do Prof. Joviano de Rezende Filho e da Dra. Liane Nogueira Nascimento de Rezende.)

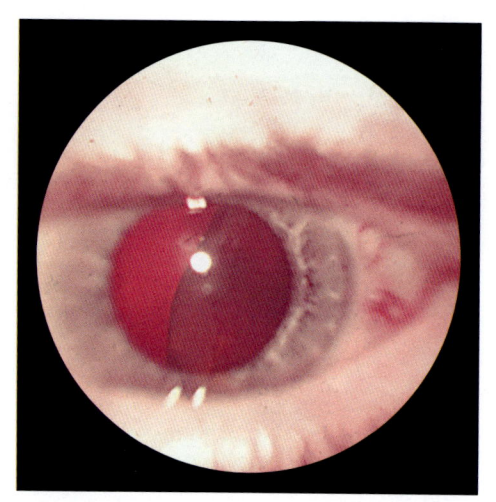

Fig. 62-4. Caso de melanoma maligno da coroide e corpo ciliar. (Caso do Prof. Joviano de Rezende Filho e da Dra. Liane Nogueira Nascimento de Rezende.)

PIGMENTAÇÃO MELÂNICA DO DISCO ÓPTICO

CAPÍTULO 63

O disco óptico pode apresentar pigmentação melânica congênita como resultado de uma metaplasia de células primitivas do talo óptico, de migração da coroide, ou ter origem retiniana.

A pigmentação congênita do disco não determina sintomas visuais (Figs. 63-1 a 63-3).

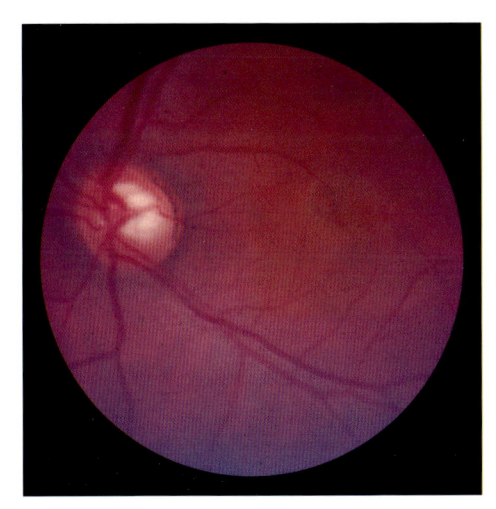

Fig. 63-1 Olho esquerdo de um paciente branco, de 32 anos, apresentando pigmentação melânica margeando a borda temporal do disco. Este paciente apresentava um descolamento disciforme macular.

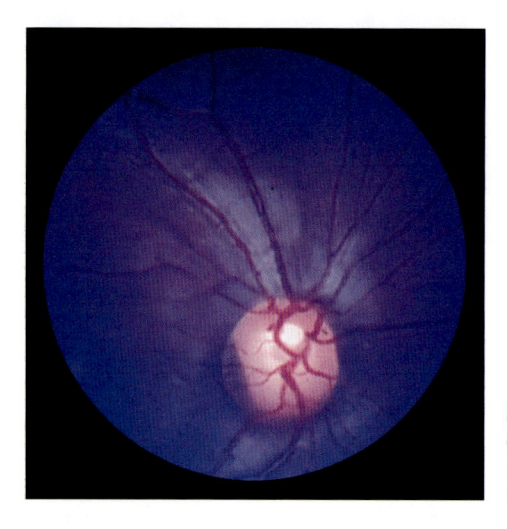

Fig. 63-2 Olho direito de um paciente negro, com sete anos de idade, mostrando pigmentação melânica da borda temporal do disco. O outro olho mostra aspecto semelhante.

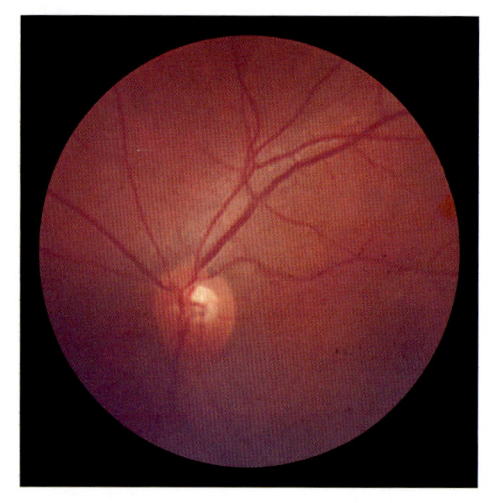

Fig. 63-3 Pigmentação melânica junto à borda do disco (às 11 horas), no olho esquerdo de uma paciente branca, com 56 anos.

FOSSETA DO DISCO ÓPTICO

CAPÍTULO 64

A fosseta é um defeito congênito, considerado uma forma colobomatosa atípica do disco óptico, geralmente unilateral. Usualmente, situa-se na porção temporal do disco, vista como uma pequena depressão de forma circular ou ovalada.

Pode associar-se a edema macular, descolamento do neuroepitélio macular e buraco macular.

Comumente, não determina perturbações visuais, a menos que o feixe papilomacular esteja comprometido.

O exame campimétrico mostra aumento da mancha cega, e, em certos casos, escotomas central e paracentral (Figs. 64-1 e 64-2).

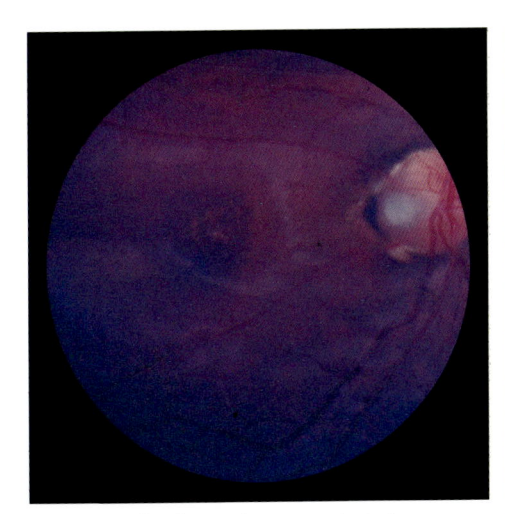

Fig. 64-1. Olho direito de uma paciente branca, de 25 anos. Fosseta de papila associada à degeneração macular. Acuidade visual de 20/200.

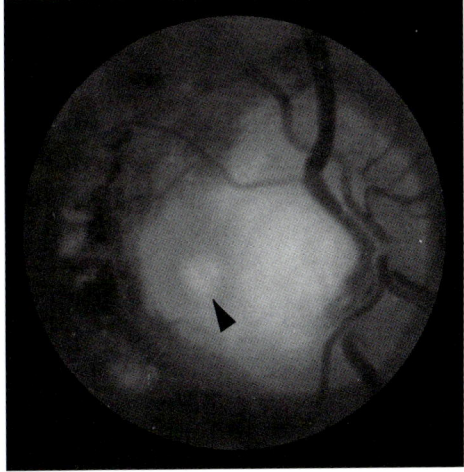

Fig. 64-2. Olho direito de um paciente pardo, de 32 anos, com angiomatose da retina bilateral. A ponta de seta mostra a fosseta da papila.

COLOBOMA DO DISCO ÓPTICO

O coloboma do disco óptico é um defeito congênito devido ao fechamento incompleto da fissura ocular fetal. O coloboma típico situa-se na porção nasal inferior do disco óptico. Pode associar-se ou não ao coloboma da coriorretina.

A acuidade visual é usualmente reduzida. Nistagmo e estrabismo podem associar-se ao defeito.

Oftalmoscopicamente, o disco óptico mostra uma cavidade esbranquiçada, podendo ser rasa ou profunda. Acúmulos pigmentares podem ser vistos nas bordas do defeito.

O arranjo vascular no disco sempre está alterado.

O coloboma do disco associa-se comumente à microftalmia (Figs. 65-1 e 65-2).

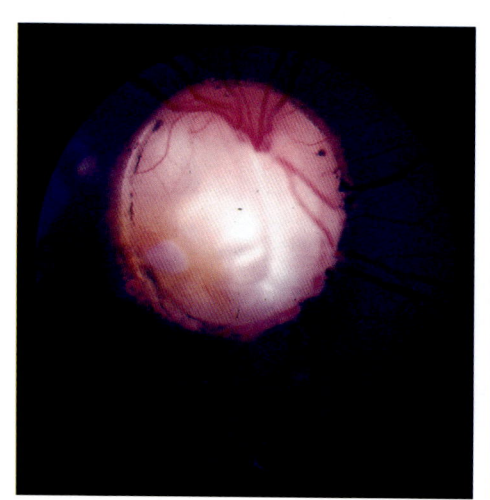

Fig. 65-1. Coloboma do disco óptico do olho direito em uma paciente negra, com 12 anos. Acuidade de vultos.

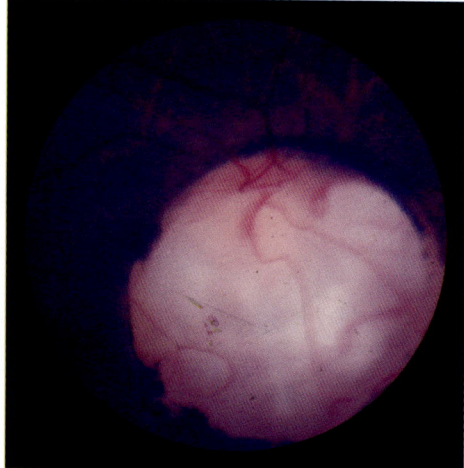

Fig. 65-2. Disco óptico colobomatoso em um paciente negro, de 49 anos. Acuidade visual de 20/30.

# ESTAFILOMA PERIPAPILAR

CAPÍTULO 66

Conhece-se também este defeito como ectasia peripapilar, caracterizado oftalmoscopicamente por uma profunda escavação onde os vasos mostram seu arranjo normal, com a borda da escavação circundada por um halo de atrofia coroidiana pigmentado e esclera exposta.

Parece tratar-se de uma ectasia das túnicas oculares, não sendo um defeito colobomatoso.

Ocasionalmente, encontra-se estafiloma peripapilar em olhos microftálmicos (Figs. 66-1 e 66-2).

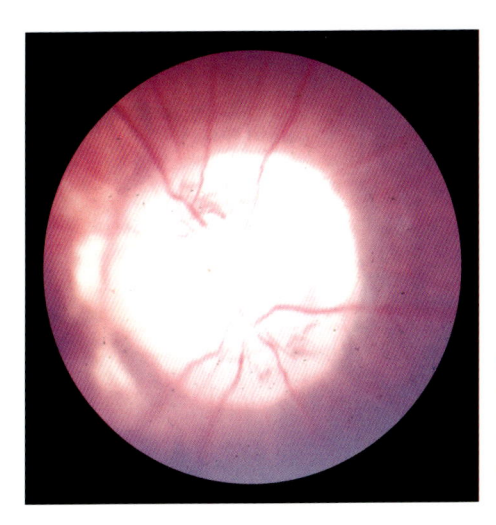

Fig. 66-1. Olho direito de um paciente branco, de 28 anos, com baixa visual desde a infância. Acuidade visual de percepção e projeção luminosa. Focaliza-se o fundo da escavação com uma lente de 15 DE negativa. Atrofia da coroide peripapilar com agrupamentos pigmentares.

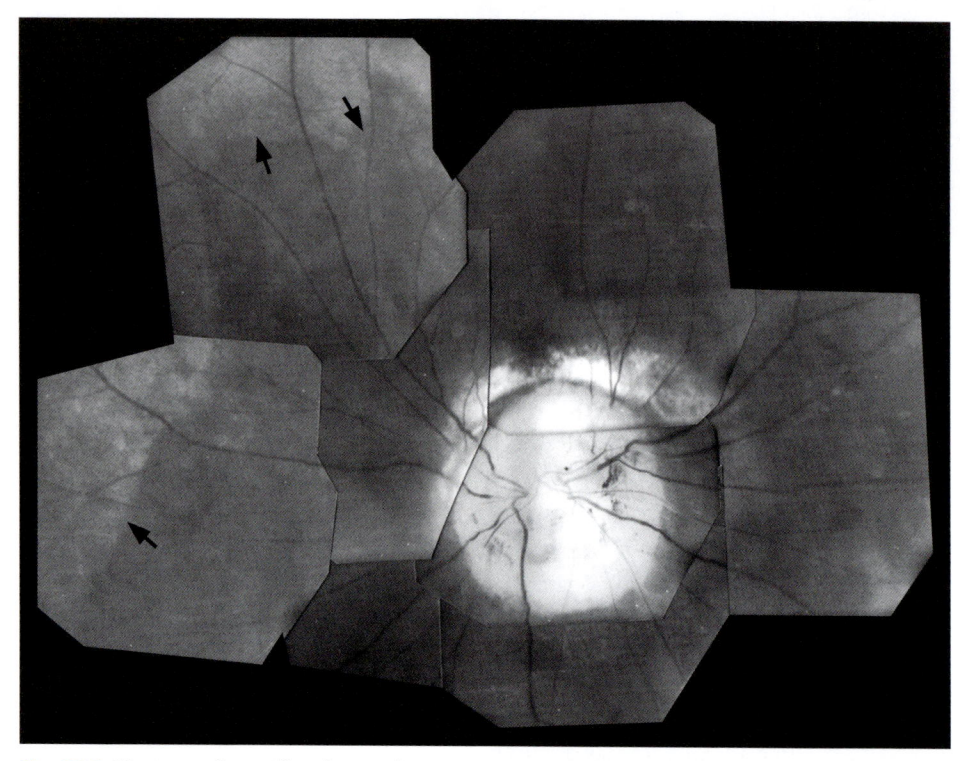

Fig. 66-2. Montagem fotográfica do caso da Figura 66-1. Na periferia do *fundus*, observa-se uma área de retina discrômica bem delimitada (setas), que contorna todo o *fundus* e estende-se até a extrema periferia, sendo provavelmente uma área de retina com atrofia do epitélio pigmentar.

DRUSAS DO DISCO ÓPTICO

As drusas ou corpos hialinos são depósitos opalescentes na substância do disco óptico. Quando numerosas, coalescem e mostram o aspecto de uma amora.

À medida que sobrevém a calcificação, as drusas tornam-se mais brilhantes.

O aspecto fundoscópico das drusas do disco pode levar à confusão com um edema de papila, do qual deve ser feito diagnóstico diferencial.

A visão central raramente é afetada pelas drusas do disco óptico, mas defeitos compimétricos podem ser encontrados (aumento da mancha cega, defeitos arciformes, escotomas cecocentrais, contração concêntrica).

Uma complicação rara que podem ocasionar são as hemorragias que parecem originar-se do efeito mecânico das drusas nas paredes vasculares, causando erosões.

A angiografia fluoresceínica é um exame complementar que muito auxilia a confirmação diagnóstica. Usualmente, as drusas não tomam a fluoresceína (*staining*), mas tornam-se bem delineadas. O disco óptico toma uma leve fluorescência que diminui à medida que o corante se esvai do *fundus*.

As drusas do disco óptico podem associar-se ao papiledema, à degeneração hepatolenticular (Wilson) e à esclerose tuberosa (Bourneville) (Figs. 67-1 a 67-4).

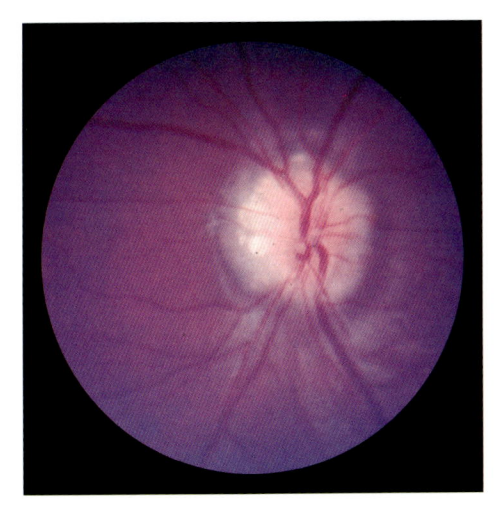

Fig. 67-1. Quadro fundoscópico de um paciente pardo, de 18 anos, assintomático. Acuidade visual de ambos os olhos de 20/20. Olho esquerdo: as bordas do disco são imprecisas e notam-se os corpos hialinos na substância do disco. O olho direito tem aspecto semelhante.

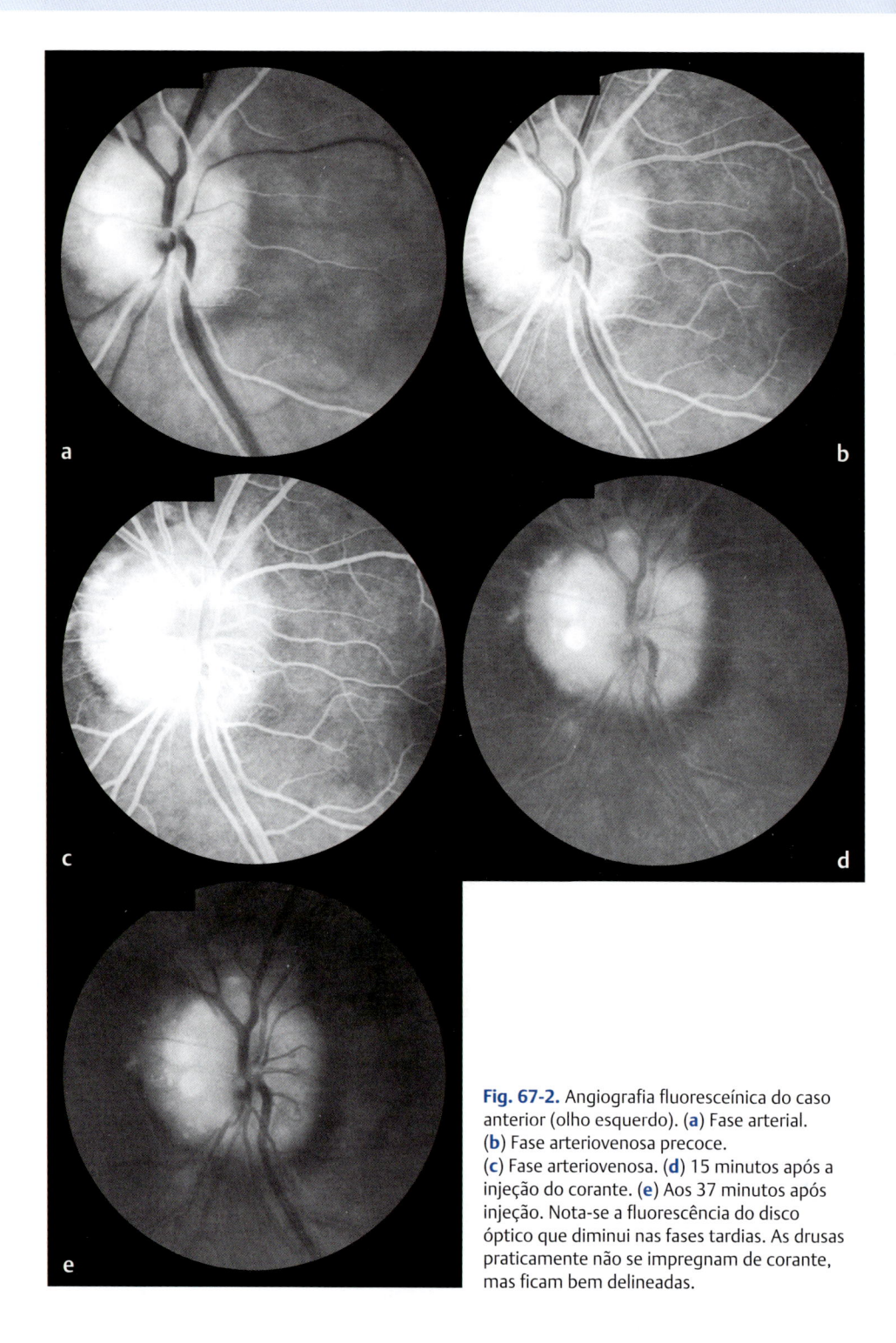

Fig. 67-2. Angiografia fluoresceínica do caso anterior (olho esquerdo). (**a**) Fase arterial. (**b**) Fase arteriovenosa precoce. (**c**) Fase arteriovenosa. (**d**) 15 minutos após a injeção do corante. (**e**) Aos 37 minutos após injeção. Nota-se a fluorescência do disco óptico que diminui nas fases tardias. As drusas praticamente não se impregnam de corante, mas ficam bem delineadas.

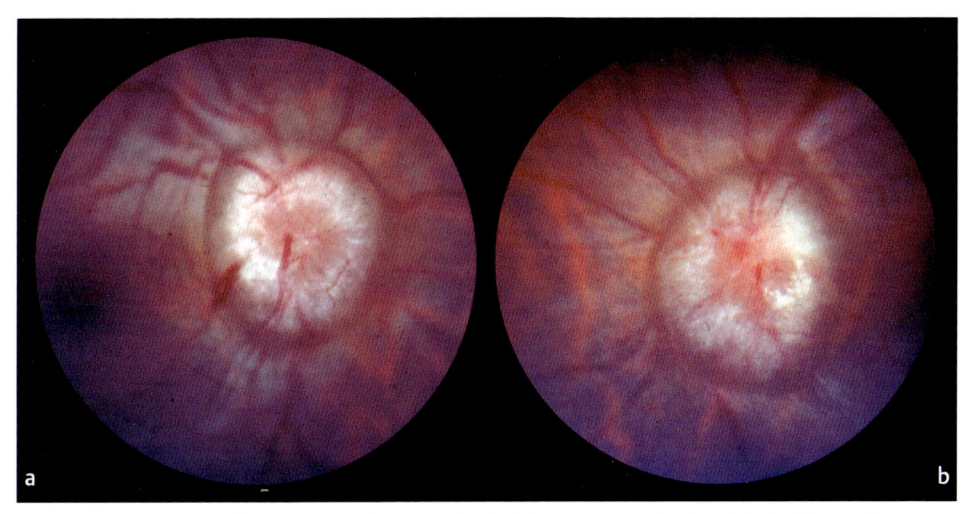

Fig. 67-3. Drusas da papila em uma paciente parda, de 34 anos. Acuidade visual de 20/20 em AO. (**a**) Olho direito: existe uma hemorragia em chama de vela na borda temporal da papila. (**b**) Olho esquerdo. (Caso do Dr. Ruy Costa Fernandes.)

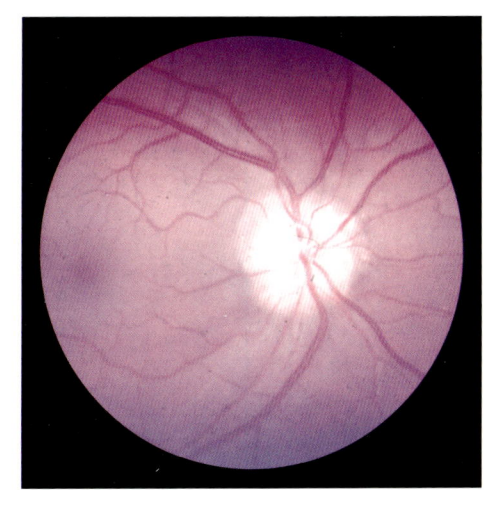

Fig. 67-4. Drusas da papila. (Imagem cedida pelo Prof. Carlos Américo Paiva Gonçalves Filho.)

CAPÍTULO 68

PSEUDOEDEMA DE PAPILA

O pseudoedema de papila ou pseudoneurite é uma alteração congênita ocasionalmente presente em olhos portadores de hipermetropia ou astigmatismo hipermetrópico.

O exame fundoscópico mostra o disco óptico tumefeito, com margens indistintas, coloração algo avermelhada e leve protusão.

Os vasos retinianos não mostram anormalidades.

O pseudoedema de papila é uma alteração não progressiva. Os sintomas visuais decorrem do vício de refração associado.

O aspecto oftalmoscópico pode ser confundido com o edema de papila. Um exame complementar de utilidade para o diagnóstico é a angiografia fluoresceínica. No pseudoedema, é sempre normal. No edema de papila, usualmente ocorre vazamento do corante pelos capilares alterados da papila.

O diagnóstico diferencial deve ser feito também com outras afecções, como drusas do disco óptico, fibras de mielina, restos do sistema hialóideo e tumores do disco óptico (Fig. 68-1).

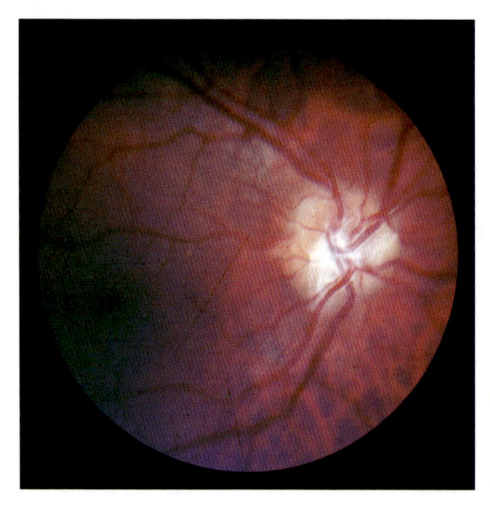

Fig. 68-1. Paciente branco, de 45 anos, com alta hipermetropia. Acuidade visual com correção de 20/30. A angiografia fluoresceínica não mostrou vazamento no disco óptico.

NERVO ÓPTICO E GLAUCOMA

O nervo óptico apresenta grande variação em sua forma e dimensões. Em sua porção central existe uma depressão chamada escavação. A rima neural é o tecido de cor vermelho-alaranjada, localizada entre a escavação e a margem do disco. É nela que se concentram os axônios. A relação escavação/disco é uma medida indireta da quantidade de tecido neural na cabeça do nervo óptico. Em um disco normal a rima inferior é tipicamente mais larga, seguida pela rima superior, nasal e, por último, a rima temporal (regra ISNT).

- *Camada das fibras nervosas da retina:* são mais bem observadas nos polos inferior e superior do disco e seguem temporalmente
- *Borda escleral:* fina rima branca que delimita a borda do disco.
- *Zona beta:* crescente corioescleral, área de despigmentação irregular mais larga e corresponde a retração do EP na margem do disco (afinamento ou ausência de coroide na margem do disco). O aumento da zona beta pode estar relacionado ao glaucoma.
- *Zona alfa:* crescente papilar de pigmentação aumentada, periférica à zona beta. Pode ser mau posicionamento da prega embriônica ou irregularidade do EP.
- *Escavação grande fisiológica:* segue o padrão ISNT e há simetria entre os olhos. É importante acompanhar ao longo do tempo para observar se haverá aumento progressivo da escavação, o que é sugestivo de glaucoma. A escavação grande fisiológica frequentemente é semelhante entre pais e filhos.
- *Atrofia óptica glaucomatosa focal:* em estágios iniciais da lesão, a área mais comum a ser afetada é a região temporal inferior, levando a uma verticalização da escavação. Geralmente a região nasal é a última a ser envolvida. Os afilamentos localizados são conhecidos como *notch*. Quando o vaso sanguíneo atravessa essa região e muda bruscamente de direção, é chamado de vaso em baioneta.
- *Atrofia óptica glaucomatosa concêntrica:* pode ser o achado mais comum da lesão inicial glaucomatosa. É importante a avaliação do olho contralateral para a presença de assimetrias, o que ajuda a diferenciar de escavações grandes fisiológicas.
- *Aprofundamento da escavação:* pode causar um aspecto de vasos em passarela, nos quais os vasos passam sobre a área profunda e dobram sobre a escavação.
- *Exposição da lâmina crivosa:* são fenestrações acinzentadas conhecidas como *dot signs* que, quando apresentam aspecto estriado, tem associação com lesão glaucomatosa.
- *Escavação nasal:* há perda do anel neural no segmento nasal de disco.

- *Palidez e escavação:* a escavação pode ser maior que a área de palidez. Para diferenciação é importante observar a deflexão dos vasos na borda da escavação e não a coloração da mesma (escavação pintada de rosa).
- *Escavação glaucomatosa avançada:* disco óptico branco, sem a visualização da rima neural, com os vasos defletindo na borda do disco.
- *Hemorragia do disco:* mais comum em glaucoma de pressão normal. Localização mais frequente no quadrante temporal inferior, mas pode desaparecer e reaparecer em outros locais. Pode ser sinal de glaucoma em progressão.
- *Tortuosidade dos vasos retinianos:* pode aparecer em lesões glaucomatosas moderadas e avançadas.
- *Desnudamento de vaso circunlinear:* pode ser visto em escavações fisiológicas e neuropatias ópticas glaucomatosas, porém há associação significativa em perda de campo visual.
- *Anasalamento dos vasos:* pode ser indício de aumento da escavação, porém, como os vasos entram e saem do nervo na região nasal, a posição dos vasos depende do tamanho da escavação e, por isso, não é um parâmetro confiável.
- *Alterações peripapilares:* no glaucoma, surgem defeitos na camada de fibras nervosas, com estrias escuras ou defeitos em cunha (sinal de Hoyt) e alterações pigmentares peripapilares (zonas alfa e beta) (Figs. 69-1 a 69-18).

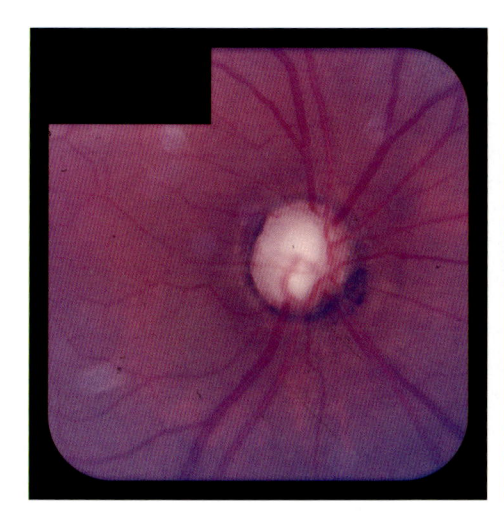

Fig. 69-1. Escavação do disco óptico de um paciente negro, com 56 anos, portador de glaucoma crônico simples. Tensão intraocular (olho direito): 25 mmHg. Acuidade visual de 20/20.

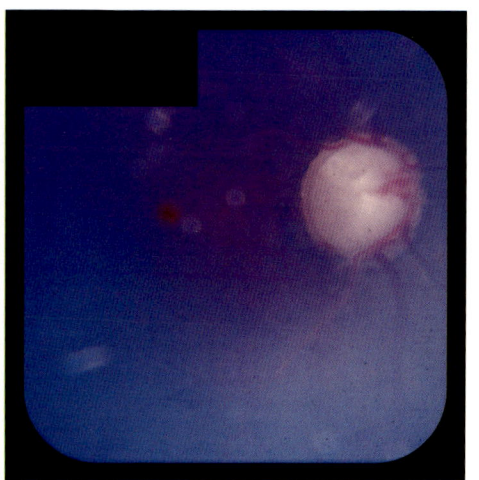

Fig. 69-2. Olho direito de uma paciente negra, de 48 anos, com baixa da acuidade visual, indolor e progressiva, há um ano. Acuidade visual de má percepção luminosa em todos os quadrantes. Tensão ocular à aplanação de 80 mmHg. Escavação papilar total.

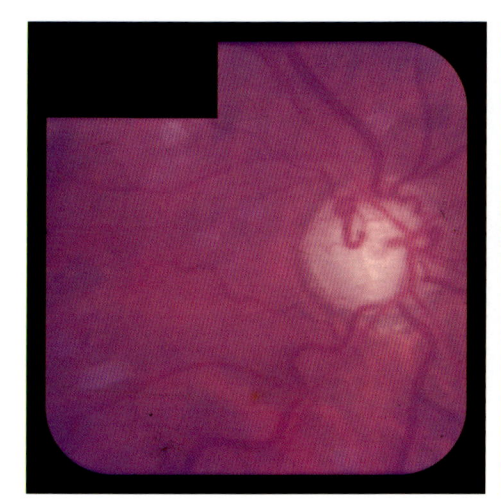

Fig. 69-3. Olho direito de um paciente branco, com 64 anos, com glaucoma crônico de ângulo estreito. Acuidade visual de 20/60. Tensão à aplanação de 45 mmHg. Escavação papilar avançada.

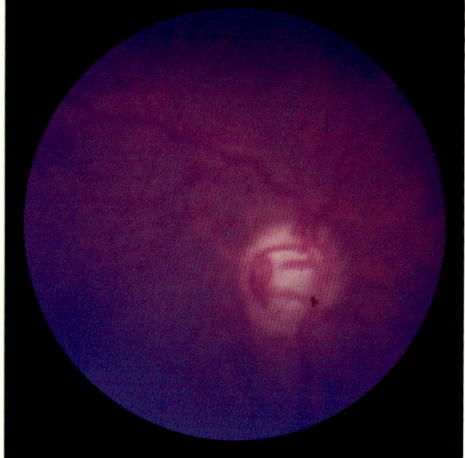

Fig. 69-4. Paciente glaucomatosa, de 59 anos. Escavação papilar e neovasos no disco óptico, sequela de trombose venosa crônica. (Caso do Dr. Adalmir Morterá Dantas.)

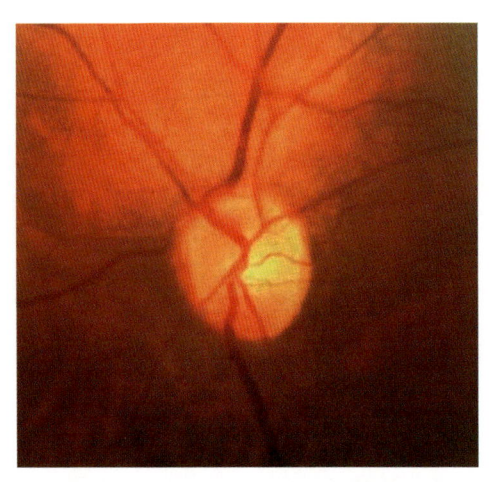

Fig. 69-5. Disco óptico normal, respeitando a regra ISNT. (Imagem cedida pela Dra. Graziela Massa Resende.)

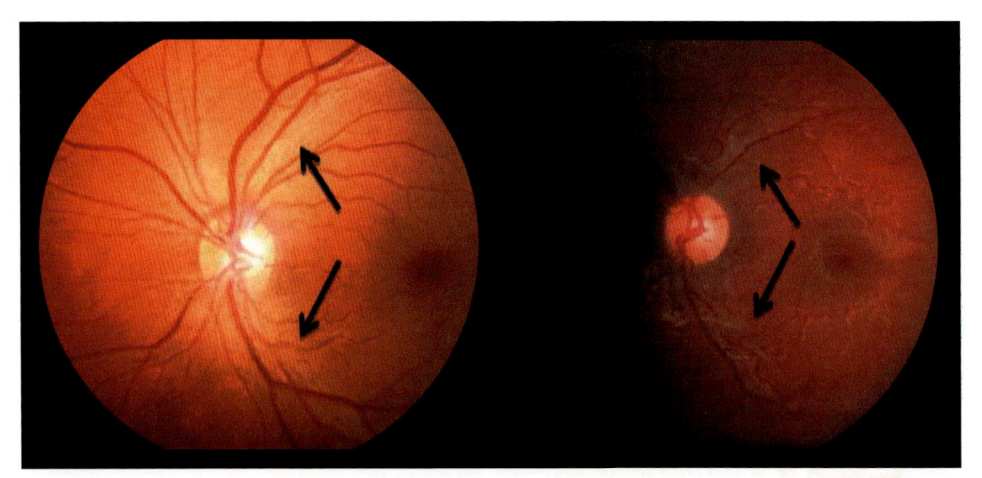

Fig. 69-6. Camada de fibras nervosas da retina, melhor observadas nos polos inferior e superior do disco, e seguem temporalmente. (Imagens cedidas pela Dra. Graziela Massa Resende.)

NERVO ÓPTICO E GLAUCOMA

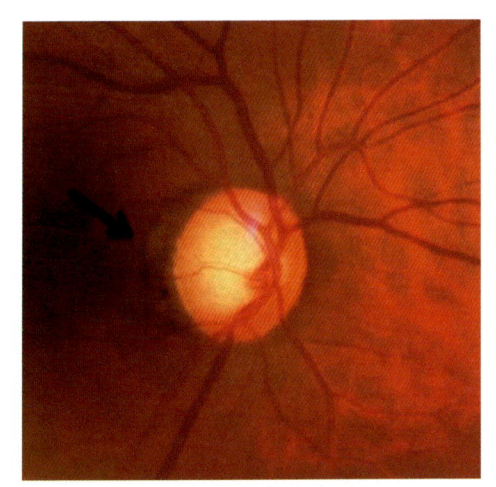

Fig. 69-7. Zona alfa peripapilar (seta) em disco com escavação glaucomatosa. (Imagem cedida pela Dra. Graziela Massa Resende.)

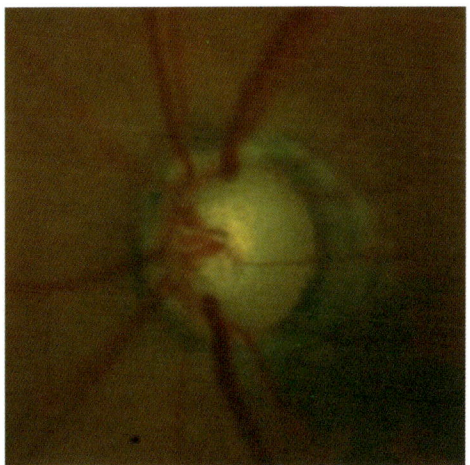

Fig. 69-8. Zonas alfa e beta em disco com escavação glaucomatosa avançada. (Imagem cedida pela Dra. Graziela Massa Resende.)

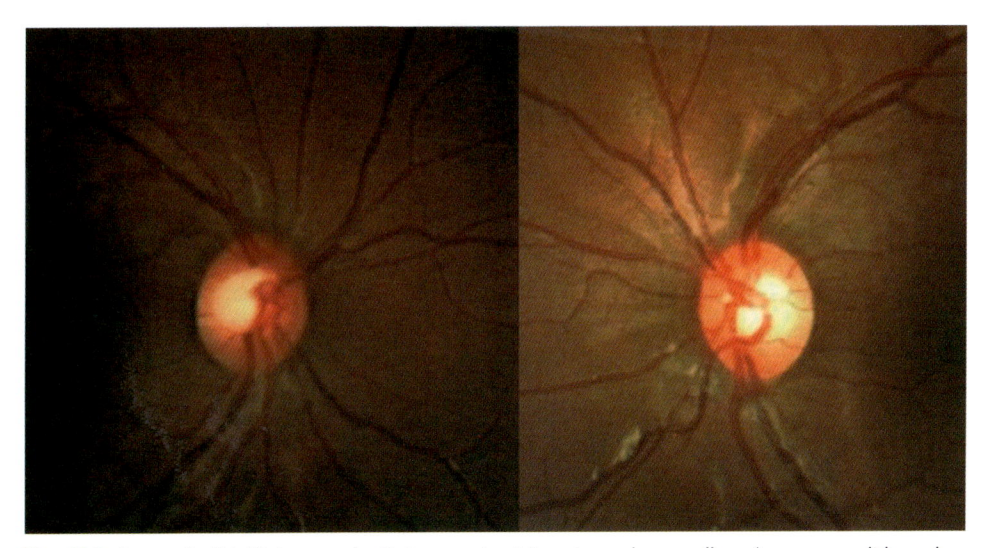

Fig. 69-9. Escavação fisiológica grande. Note-se a simetria entre ambos os olhos. (Imagens cedidas pela Dra. Graziela Massa Resende.)

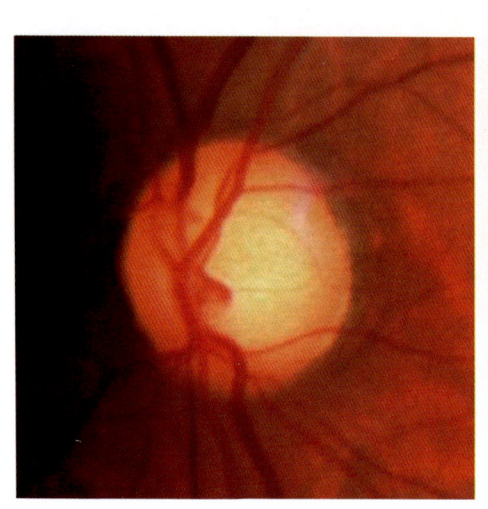

Fig. 69-10. Afilamentos localizados na região temporal superior e inferior. (Imagem cedida pela Dra. Graziela Massa Resende.)

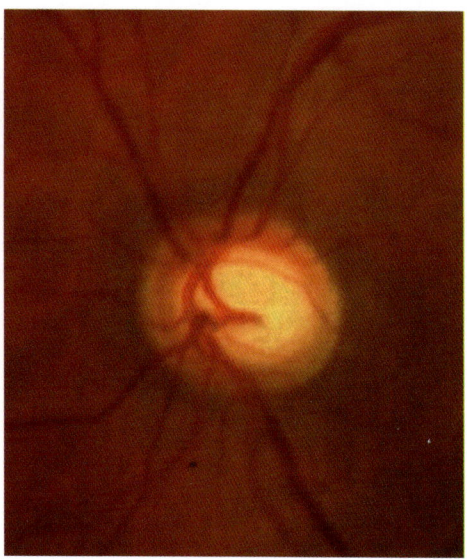

Fig. 69-11. Observa-se um aumento concêntrico da escavação, com desnudamento de vaso circunlinear superior. (Imagem cedida pela Dra. Graziela Massa Resende.)

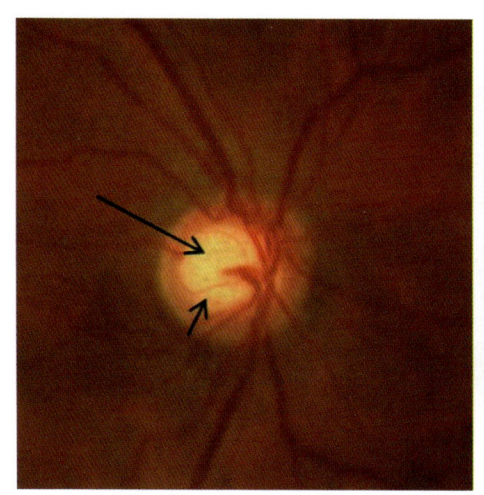

Fig. 69-12. Poros da lâmina crivosa (seta maior) e vaso em passarela (seta menor). Perda do anel neural no segmento nasal do disco. (Imagem cedida pela Dra. Graziela Massa Resende.)

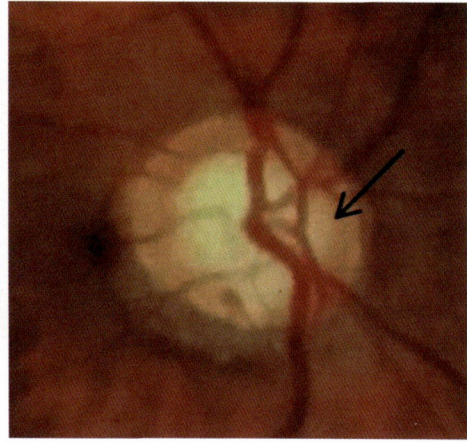

Fig. 69-13. Escavação nasal (seta). (Imagem cedida pela Dra. Graziela Massa Resende.)

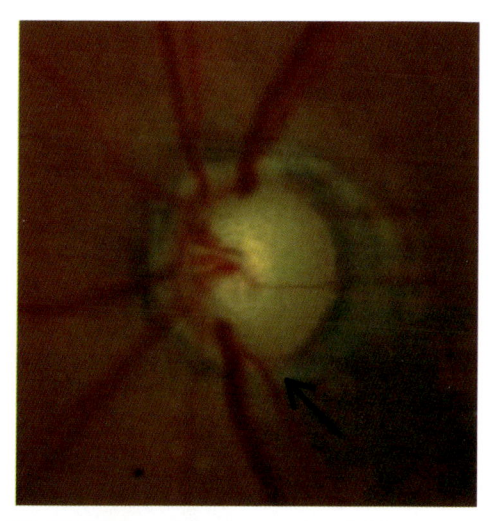

Fig. 69-14. Escavação glaucomatosa total, com vasos em baioneta (seta). (Imagem cedida pela Dra. Graziela Massa Resende.)

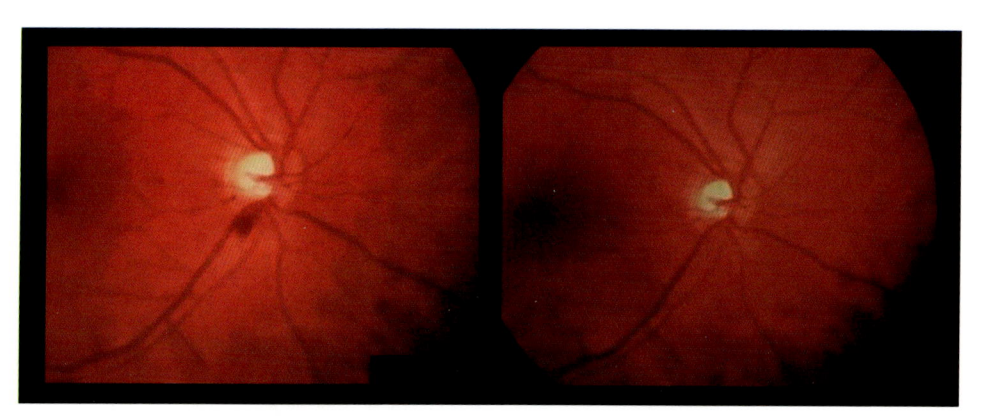

Fig. 69-15. Hemorragia temporal inferior no disco e o mesmo paciente sem a hemorragia após tratamento clínico hipotensor. (Imagens cedidas pela Dra. Graziela Massa Resende.)

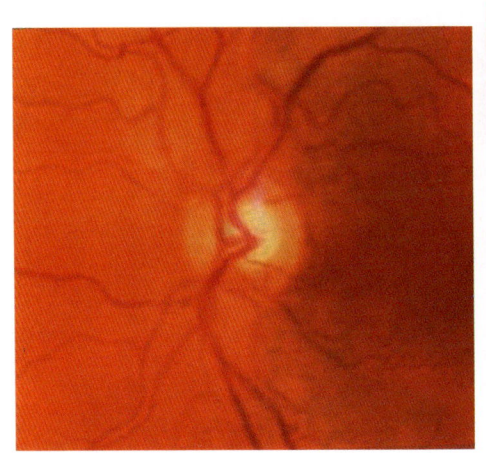

Fig. 69-16. Aumento da tortuosidade vascular. (Imagem cedida pela Dra. Graziela Massa Resende.)

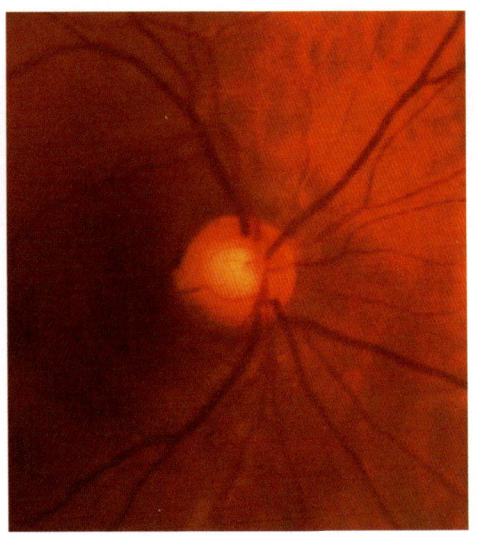

Fig. 69-17. Desnudamento de vaso circunlinear inferior. (Imagem cedida pela Dra. Graziela Massa Resende.)

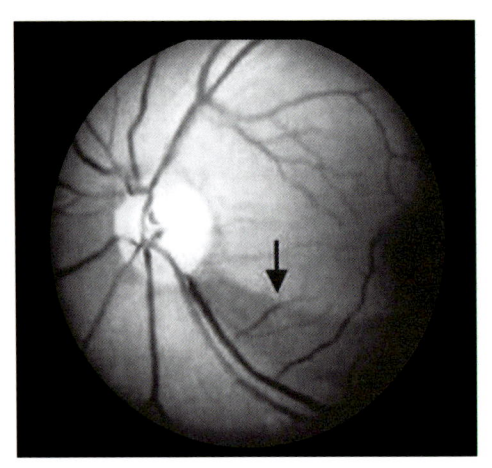

Fig. 69-18. Defeito na camada de fibras nervosas (Hoyt) (Imagem cedida pela Dra. Vanessa Vidotti Pimenta.)

NEURITE ÓPTICA

CAPÍTULO 70

A inflamação da porção intraocular do nervo óptico, ou seja, antes da lâmina crivosa, é denominada neurite óptica intraocular ou papilite.

À oftalmoscopia, em uma papilite, podemos observar o disco óptico edemaciado, com bordas borradas, uma turvação por sobre o disco, devido à exsudação inflamatória para o vítreo; são frequentes as hemorragias em "chama de vela" no disco; seus capilares acham-se dilatados; as veias retinianas, túrgidas. A retina adjacente ao disco pode acompanhar o quadro inflamatório, aspecto denominado de neurorretinite.

Com a melhora do quadro inflamatório, pode sobrevir atrofia óptica secundária, ficando o disco com as bordas mal definidas.

Nesta afecção, a acuidade visual está comprometida, com alguma dor retro-ocular pela movimentação do olho ou pela pressão sobre o globo ocular.

O campo visual pode mostrar um escotoma central com ou sem depressão ou contração periférica e mesmo um escotoma arciforme.

Em geral, a visão e o campo visual retornam à normalidade findo o processo inflamatório, com a terapêutica adequada. É quase sempre uma afecção unilateral.

A neurite óptica retrobulbar é a inflamação do nervo óptico por detrás da lâmina crivosa e tem caráter clínico semelhante ao da papilite, exceto que o aspecto oftalmoscópico, geralmente, nada revela. Com a cura do processo inflamatório, podemos observar a regressão dos sintomas ou resta uma atrofia óptica parcial (temporal) ou total. Também é normalmente uma doença unilateral.

A angiografia fluoresceínica demonstra um vazamento (*leaking*) do corante, devido à alteração da permeabilidade dos capilares do disco óptico (Figs. 70-1 e 70-2).

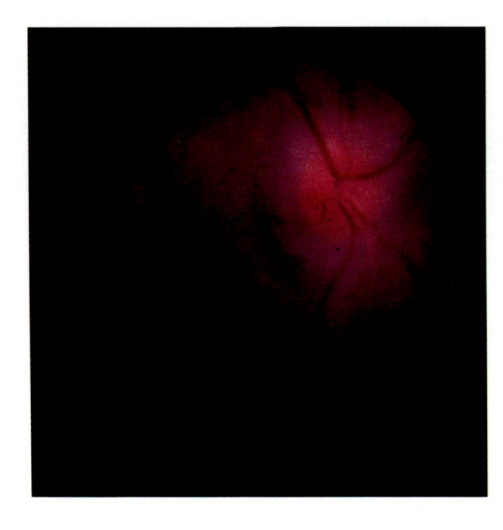

Fig. 70-1. Olho direito de uma paciente branca, com 50 anos, com baixa da acuidade visual há cinco dias. Visão de 20/100 com escotoma central. Papila com bordas turvas e elevação de duas dioptrias.

A etiologia é variada:

1. Neuromielite óptica (Devic).
2. Esclerose múltipla.
3. Encefalite periaxial difusa (Schilder).
4. Diabetes.
5. Drogas (cloranfenicol, sulfas, estreptomicina, di-hidroestreptomicina, etc.).
6. Arterite temporal.
7. Lúpus eritematoso.
8. Viroses (herpes-zóster, poliomielite, sarampo, mononucleose infecciosa, etc.).
9. Parasitoses (toxoplasmose, etc.).
10. Sífilis.
11. Alterações endócrinas (mixedema), etc.

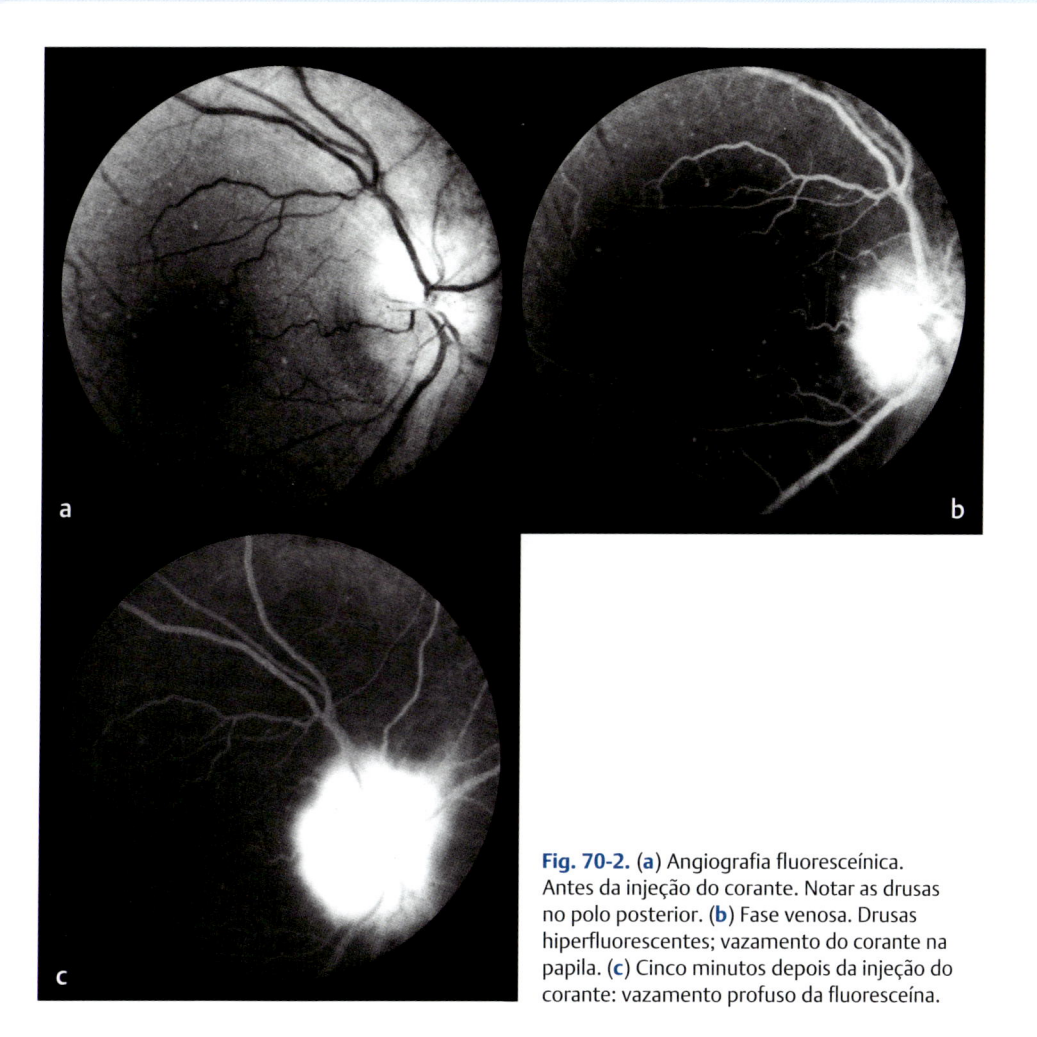

Fig. 70-2. (a) Angiografia fluoresceínica. Antes da injeção do corante. Notar as drusas no polo posterior. (b) Fase venosa. Drusas hiperfluorescentes; vazamento do corante na papila. (c) Cinco minutos depois da injeção do corante: vazamento profuso da fluoresceína.

NEOVASCULARIZAÇÃO DO DISCO ÓPTICO

Várias causas podem ser arroladas na neovascularização do disco óptico, expressão, em última análise, de uma hipóxia (Figs. 71-1 a 71-3).

As mais correntes são:

1. Diabetes.
2. Oclusões venosas e arteriais da retina.
3. Glaucoma.
4. Doença sem pulso (Takayasu), etc.

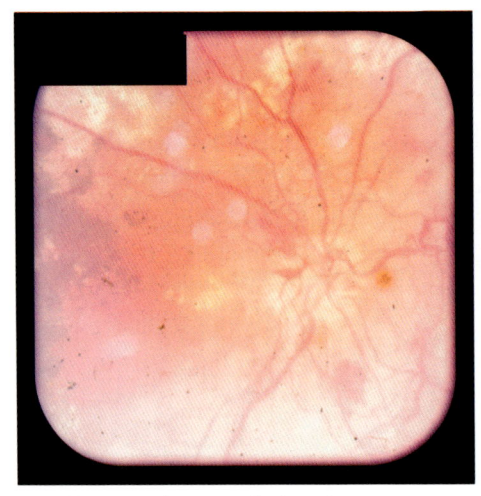

Fig. 71-1. Vascularização do disco óptico em um caso severo de diabetes.

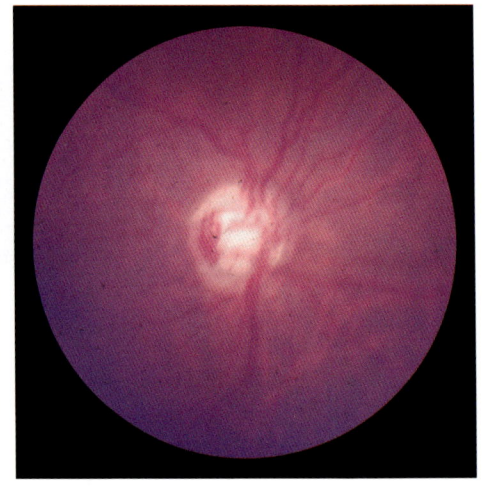

Fig. 71-2. Aspecto do disco óptico com vasos neoformados em um caso de glaucoma crônico. (Caso do Dr. Sansão Isaac Kac.)

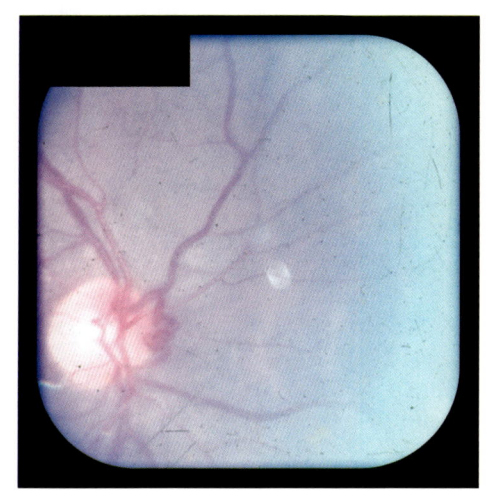

Fig. 71-3. Vasos neoformados do disco óptico em um caso pós-trombose venosa. (Caso do Dr. Geraldo Mota.)

CAPÍTULO 72

ATROFIA ÓPTICA

A atrofia óptica é o resultado final de afecções que destroem as fibras do nervo óptico, com degeneração e disfunção desses elementos nervosos, podendo ser parcial ou total.

Uma palidez do disco óptico nem sempre indica atrofia, mas pode ser seu primeiro sinal.

Na atrofia simples ou primária, o contorno do disco é bem delineado, a coloração torna-se esbranquiçada pela diminuição de sua vascularização, a escavação do disco não é profunda e a lâmina crivosa é bem visível.

Os vasos retinianos mostram um estreitamento de seus calibres. Há redução da circulação sanguínea quando há uma perda funcional do tecido nervoso da retina.

O sintoma causado pela atrofia óptica é a baixa visual, que pode levar à cegueira.

As atrofias secundárias do nervo óptico seguem-se às papilopatias edematosas. O contorno do disco é mal definido; a escavação usualmente é preenchida por proliferação de tecido glial.

A angiografia fluoresceínica pode detectar a escassez de capilares do disco óptico atrofiado (Figs. 72-1 a 72-4).

Etiologia:

1. Atrofia óptica secundária
   - Neurite óptica.
   - Edema de papila (hipertensão intracraniana, doenças circulatórias, etc.).
2. Atrofia óptica primária
   - Alterações circulatórias da retina de causa local ou geral.
   - Doenças degenerativas da coriorretina.
   - Doenças inflamatórias da coriorretina.
   - Glaucoma.
   - Doenças do sistema nervoso central.
   - Doenças metabólicas.
   - Causas mecânicas por pressão do nervo em seu trajeto desde a porção intraocular até a porção intracraniana.
   - Doenças infecciosas gerais.
   - Doenças carenciais.
   - Doenças endócrinas.
   - Discrasias sanguíneas.
   - Agentes tóxicos.

ATROFIA ÓPTICA

- Agentes externos físicos ou químicos.
- Doenças congênitas.
- Outras causas.

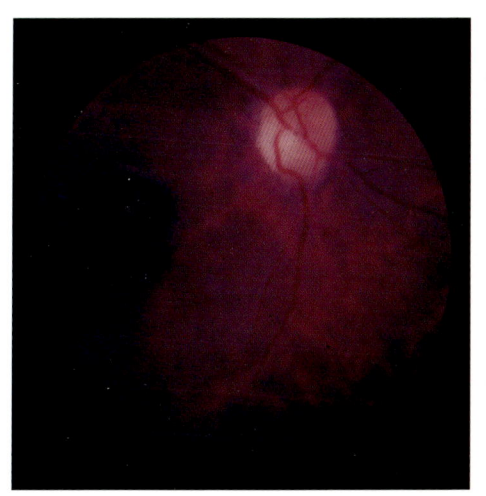

Fig. 72-1. Olho direito de uma paciente branca, com 41 anos, com atrofia temporal do disco óptico devido a uma lesão de coriorretinite macular. A lesão é vista no estágio cicatrizado com proliferação pigmentar.

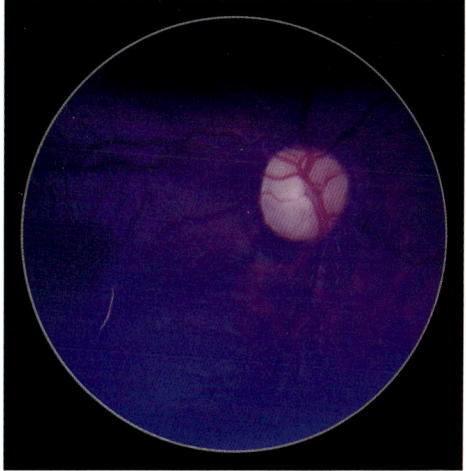

Fig. 72-2. Atrofia óptica pós-traumatismo craniano.

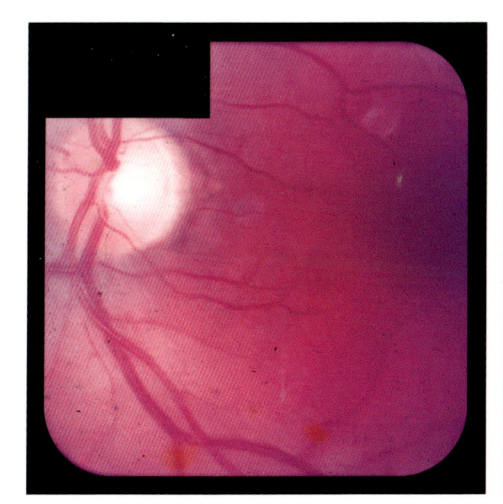

Fig. 72-3. Atrofia óptica temporal em um paciente branco, com 16 anos, portador de adenoma hipofisário.

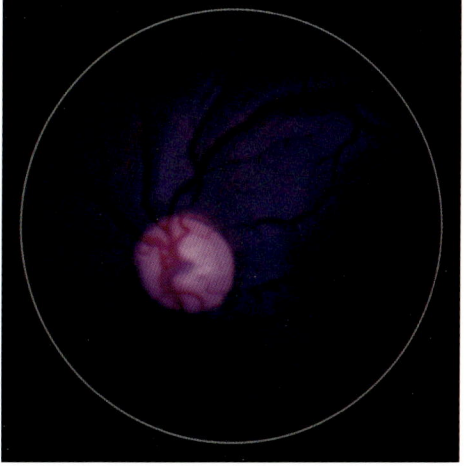

Fig. 72-4. Olho esquerdo de um paciente branco, de 17 anos, com atrofia óptica hereditária.

CAPÍTULO 73
EDEMA DE PAPILA

O edema de papila é um processo não inflamatório causado pela congestão passiva da papila óptica, podendo estar associado ou não a um aumento da pressão intracraniana.

As causas do papiledema podem ser:

A) Oculares (trombose da veia central da retina, hipotensão ocular, tumorações do disco óptico).
B) Orbitárias (afecções que ocupam espaço).
C) Hipertensão intracraniana (tumores, cistos, abscessos, anomalias vasculares, hemorragias, meningite, etc.).
D) Hipertensão arterial, discrasias sanguíneas, etc.

Mais frequentemente, o edema de papila é causado por tumores cerebrais e pela hipertensão arterial.

Nos estágios iniciais, as bordas do disco óptico (exceto a temporal) tornam-se borrosas, indistintas, e as veias mostram-se túrgidas; com a progressão do processo, toda a papila fica hiperemiada, elevada, o contorno indistinto e a escavação, preenchida pelo edema. Hemorragias sobre o disco e mesmo na retina adjacente podem estar presentes; o edema pode também estender-se à retina nas proximidades.

A acuidade visual, na fase de edema, usualmente não está afetada. O exame campimétrico mostra, principalmente, um aumento da mancha cega.

Na fase de resolução, o disco óptico pode voltar ao aspecto inicial ou mostrar palidez ou mesmo atrofia, com resultante deterioração visual.

A angiografia fluoresceínica revela, nas fases iniciais, a trama capilar dilatada no disco, podendo estar presentes microaneurismas; pouco a pouco, a fluorescência do disco aumenta de extensão devido ao vazamento do corante pelos capilares (Figs. 73-1 a 73-6).

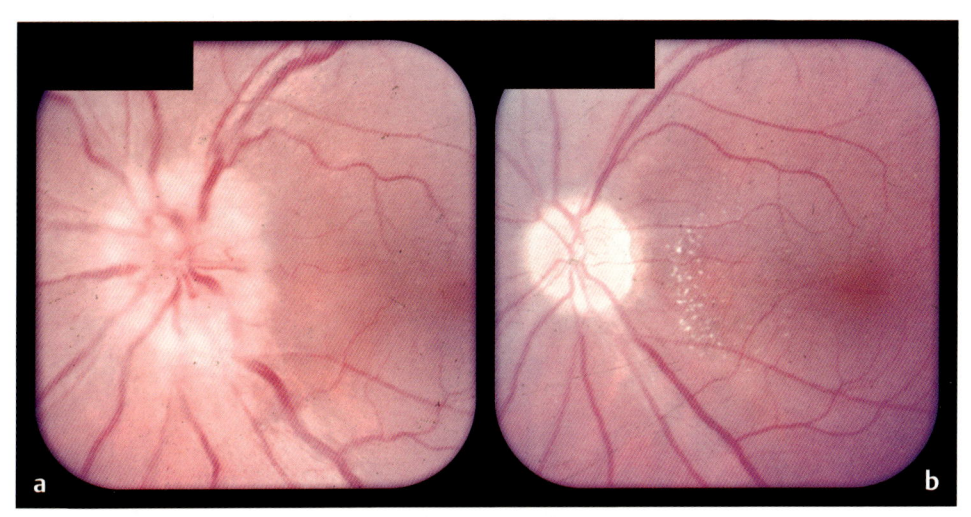

Fig. 73-1. (**a**) Olho esquerdo de uma paciente branca, com 46 anos, queixando-se de obscurecimentos visuais e cefaleia, há três dias. Toma anovulatórios, há 10 anos, e é portadora de flebotrombose no membro inferior esquerdo. Acuidade visual de 20/20. Vê-se o disco óptico edemaciado, elevado, de contornos indefinidos e com uma hemorragia na porção nasal. Veias retinianas túrgidas. O exame neurológico e clínico desta paciente foi normal. (**b**) Aspecto dois meses após. Observar a palidez do disco óptico e os exsudatos duros na retina, resultantes do líquido de edema. A acuidade visual agora é de 20/25.

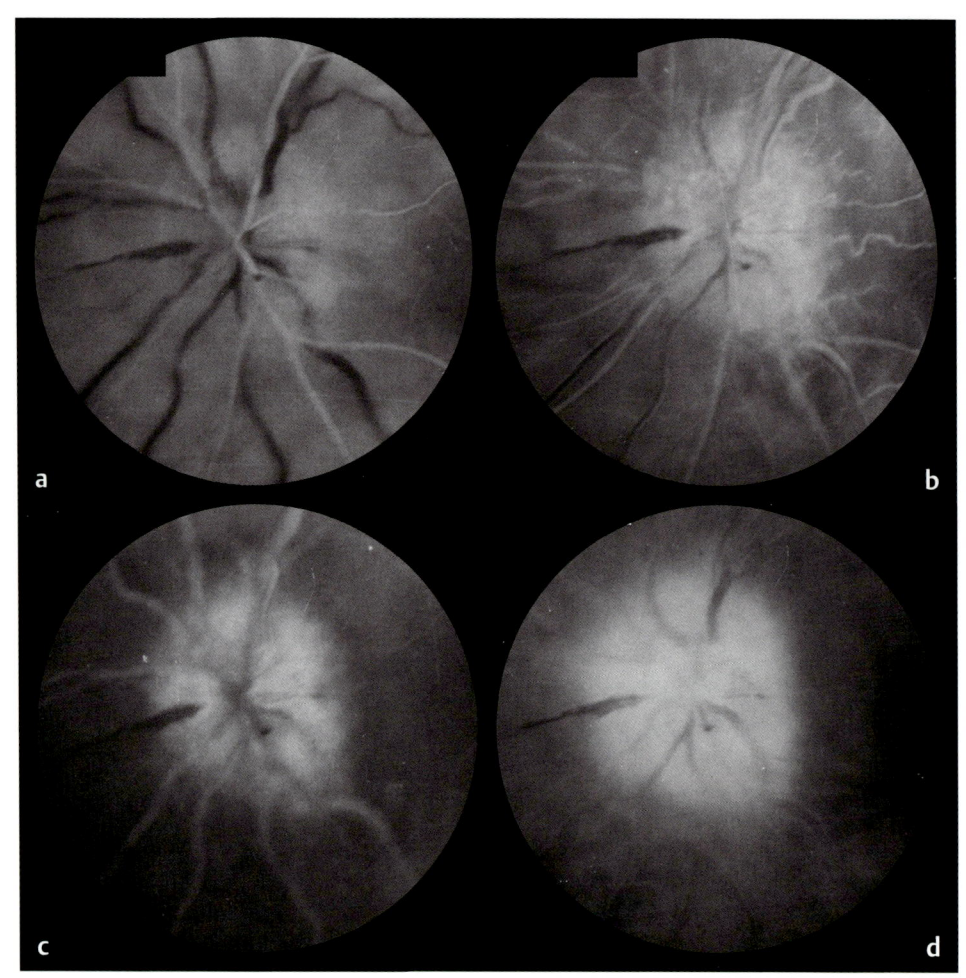

Fig. 73-2. Angiografia fluoresceínica do caso da Figura 73-1. (**a**) Na fase arterial: aumento da trama capilar dilatada sobre o disco. A hemorragia aparece em escuro. (**b**) Na fase arteriovenosa precoce. (**c**) Na fase venosa tardia. (**d**) 10 minutos após a injeção do corante: extravasamento do corante.

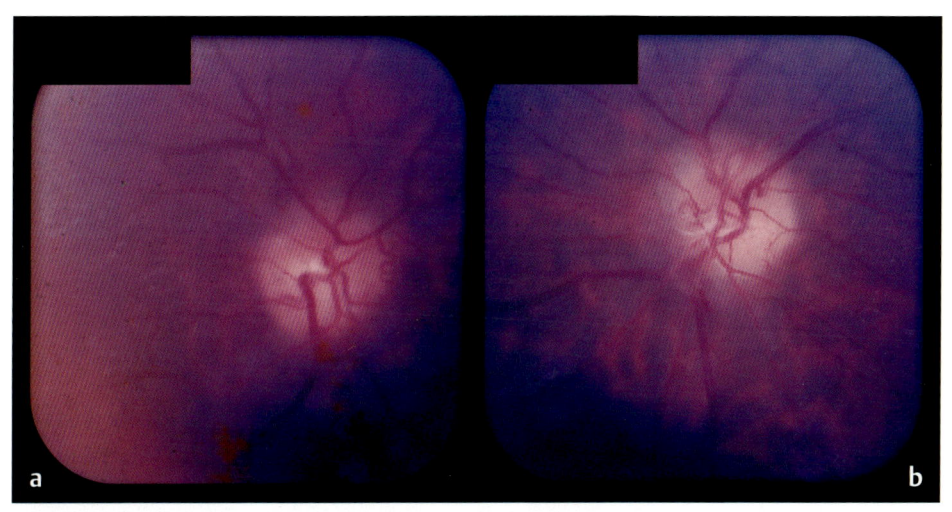

Fig. 73-3. Paciente branco, de 14 anos, com queixas de cefaleias, vertigens e perda de consciência frequentes, durante 11 meses. (**a**) Olho direito: edema de papila, com o disco já de uma coloração esbranquiçada. (**b**) Olho esquerdo: aspecto semelhante. Exame neurológico: tumor no lobo temporal esquerdo. Apesar da operação e retirada do tumor, o paciente desenvolveu atrofia óptica bilateral.

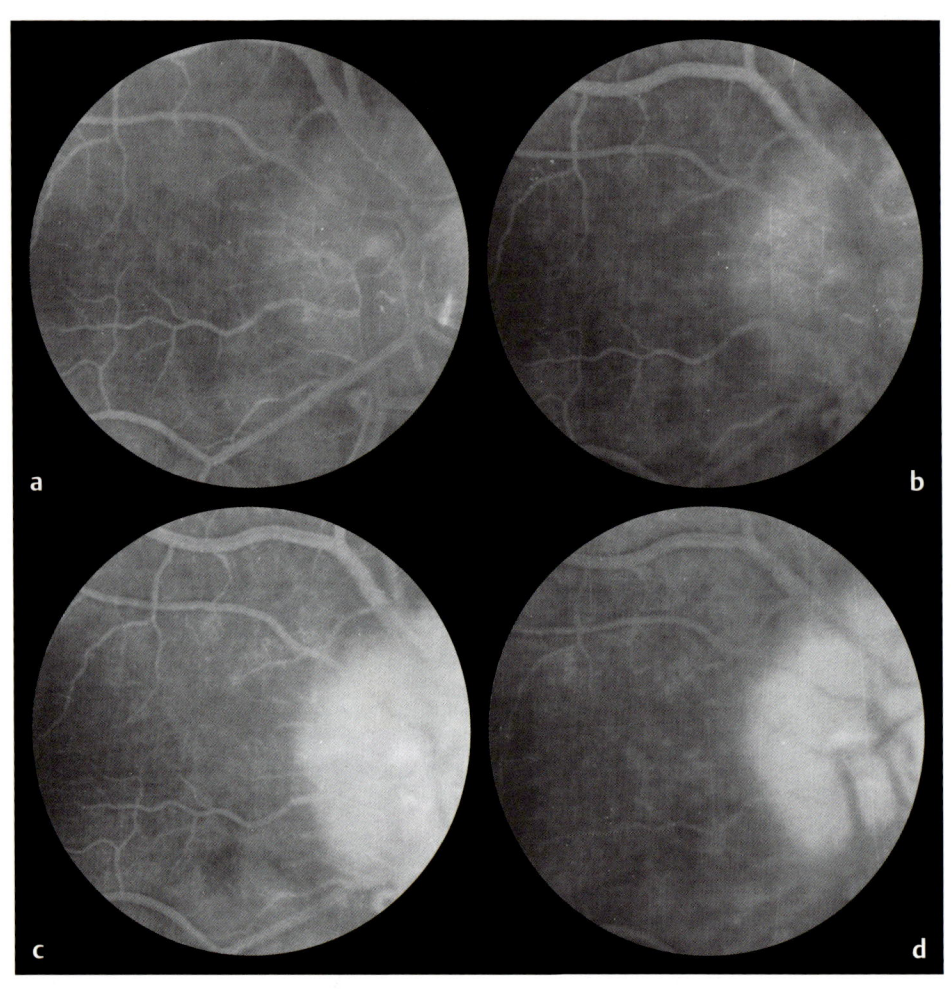

Fig. 73-4. Angiografia fluoresceínica do olho direito do caso da Figura 73-3. (**a**) Fase arteriovenosa precoce: dilatação e aumento dos capilares visíveis sobre o disco óptico. (**b-d**) Extravazamento progressivo do corante através dos capilares do disco.

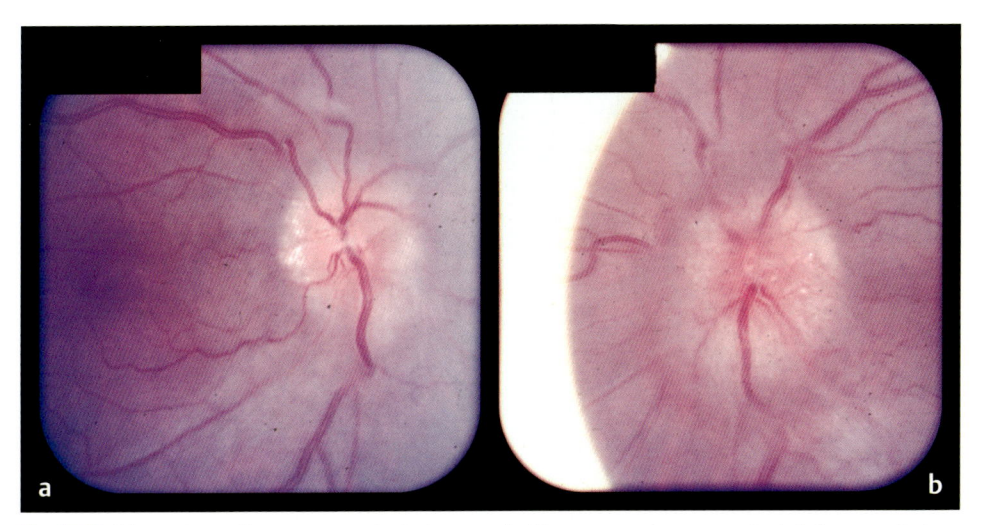

Fig. 73-5. Edema de papila em uma paciente branca, de 41 anos, com tumor cerebral da fossa posterior. (**a**) Olho direito. (**b**) Olho esquerdo. Esta paciente teve óbito após a angiografia cerebral.

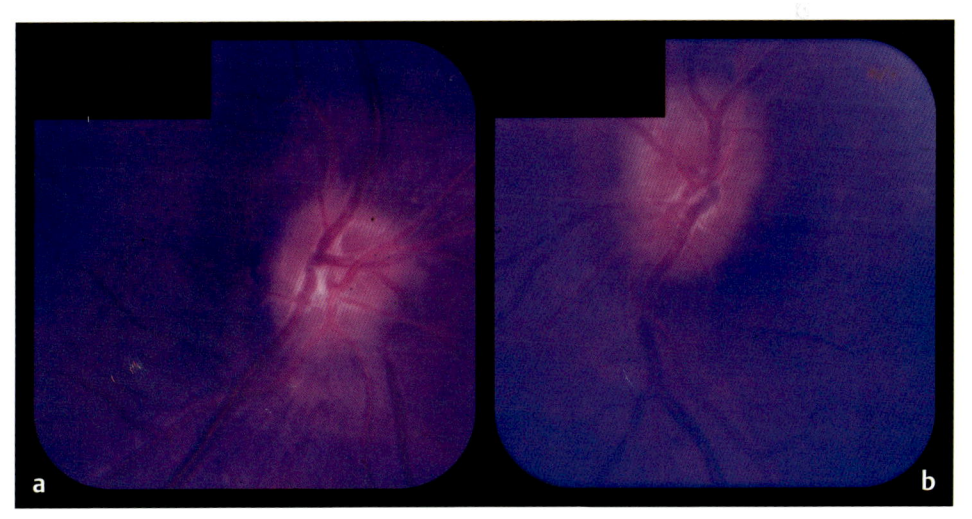

Fig. 73-6. Paciente parda, com 34 anos, queixando-se de cefaleias frequentes, há dois anos. Baixa visual progressiva há um ano. Apresenta nistagmo, alterações da marcha e outros sinais de disfunção cerebelar. (**a**) Olho direito: edema de papila, com o disco um pouco pálido; turgidez venosa. (**b**) Olho esquerdo. O exame neurológico revelou tumoração cerebelar.

MELANOCITOMA DO DISCO ÓPTICO

O melanocitoma do disco óptico é uma lesão melanótica relativamente rara, e seu aspecto clínico nos adverte para o diagnóstico diferencial com o melanoma maligno da coroide justapapilar.

É um tumor histologicamente benigno, não havendo, portanto, indicação para a enucleação do olho. O diagnóstico, muitas vezes, é feito em um exame de rotina oftalmológica, pois o paciente não relata queixas para que dele suspeitemos; outras vezes, mais raras, há queixa de baixa da acuidade visual, devido ao comprometimento das fibras nervosas do disco óptico.

A localização do tumor e sua falta de progressão sugerem o diagnóstico clínico. Em cerca de 50% dos casos, afeta pessoas de cor negra.

A localização mais comum do tumor é na porção temporal inferior do disco óptico. Em geral, é unilateral.

O exame fundoscópico mostra uma massa de coloração escura, com uma elevação, geralmente, não mais de duas dioptrias, ocultando parte ou todo o disco óptico, sem vasos próprios.

Os vasos retinianos mostram-se normais.

A campimetria mostra um aumento da mancha cega.

A angiografia fluoresceínica revela um bloqueio da fluorescência do disco e da zona correspondente de retina afetada. Não aparecem vazamentos de fluoresceína (Figs. 74-1 a 74-3).

MELANOCITOMA DO DISCO ÓPTICO

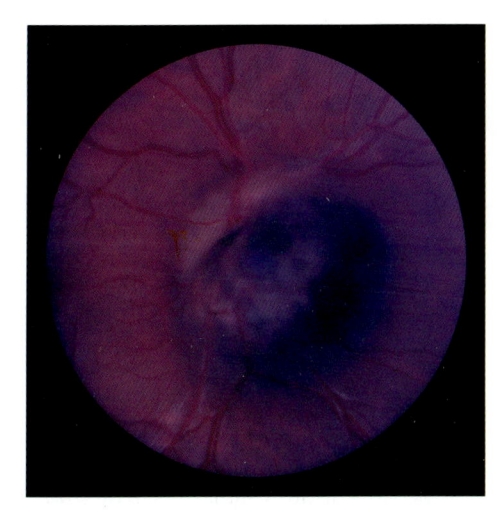

Fig. 74-1. Olho direito de um paciente de cor parda, com 23 anos. A massa tumoral ocupa cerca de 2/3 do disco óptico, deixando visível apenas uma porção nasal e polar superior do disco, com uma elevação de duas dioptrias. Não se observam vasos tumorais. Vasos retinianos normais.

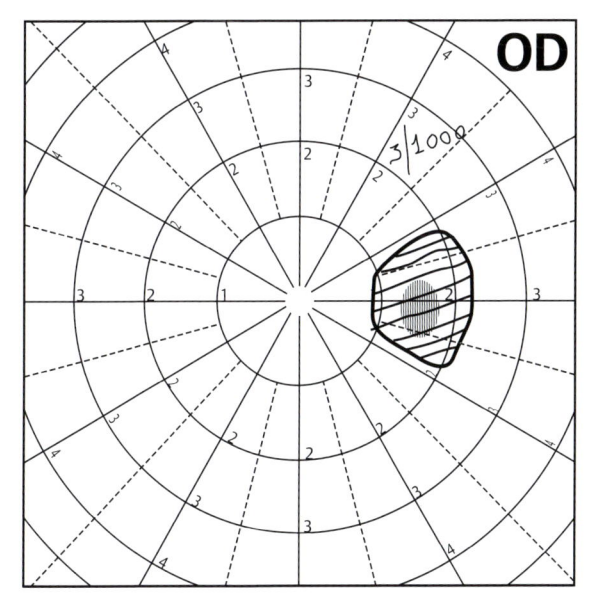

Fig. 74-2. Campimetria mostrando o aumento da mancha cega.

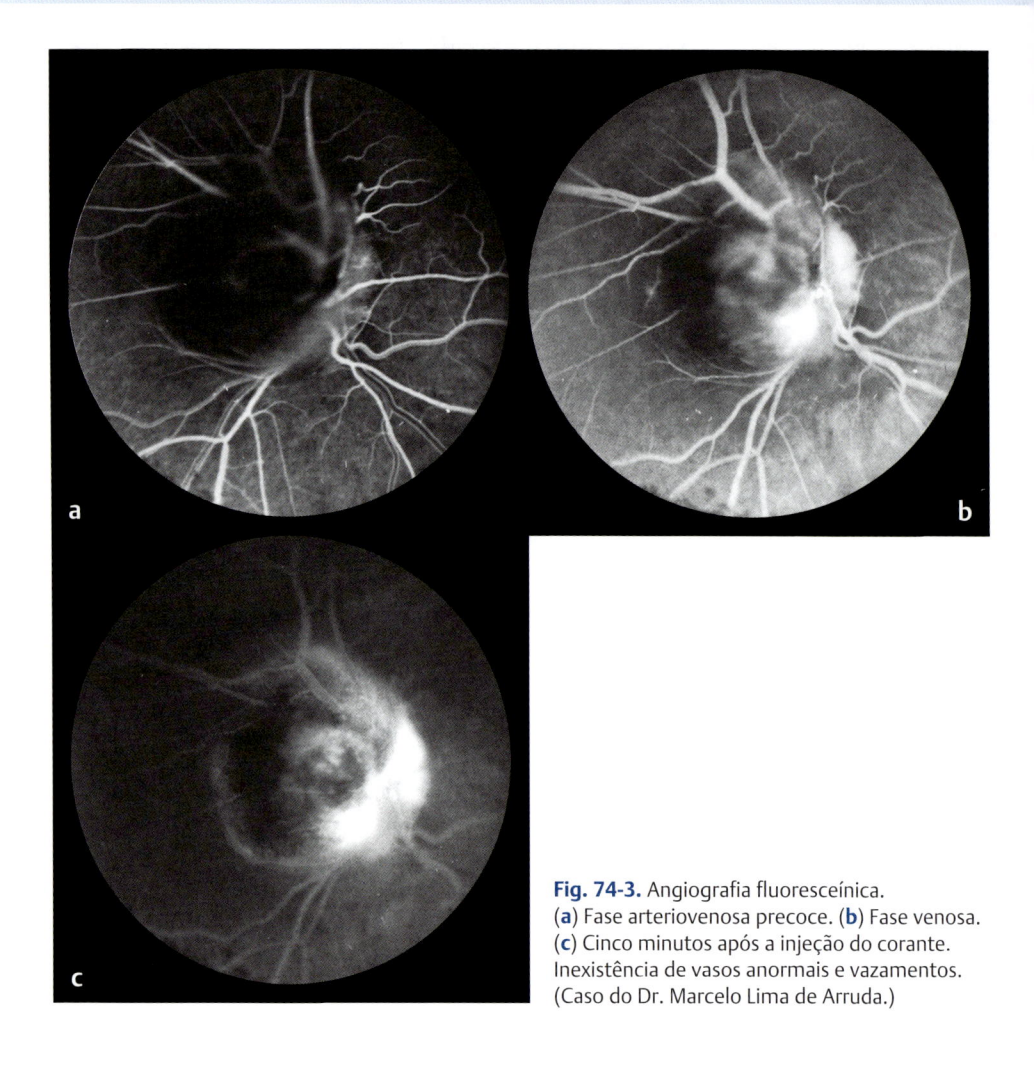

Fig. 74-3. Angiografia fluoresceínica.
(**a**) Fase arteriovenosa precoce. (**b**) Fase venosa.
(**c**) Cinco minutos após a injeção do corante.
Inexistência de vasos anormais e vazamentos.
(Caso do Dr. Marcelo Lima de Arruda.)

ANOMALIA DE *MORNING GLORY*

CAPÍTULO 75

Essa anomalia é uma displasia, condição unilateral rara, podendo ser bilateral.

O disco óptico mostra-se alargado, com uma escavação ampla em funil. No fundo da escavação pode mostrar restos de tecido hialoide. Os vasos sanguíneos, aumentados em número, emergem da escavação como raios de uma roda, sendo que vênulas e arteríolas são quase indistinguíveis. Pigmentação corioretiniana circunda o disco. Alguns casos podem desenvolver descolamento de retina.

Anomalias como depressão da ponte nasal, hipertelorismo, fenda palatina e lábio leporino podem estar associados. (Fig. 75-1)

Raramente pode apresentar quadro de neurofibromatose tipo II.

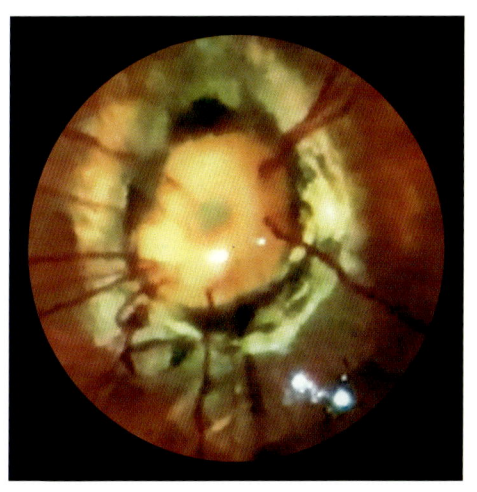

Fig. 75-1. Anomalia de *Morning Glory*, (Imagem cedida pelo Dr. Denis Cardoso Hueb.)

BIBLIOGRAFIA

Aaberg TM, Blair CJ, Gass JDM. Macular holes. Am J Ophthalmol. 1970 Apr;69(4):555-62.
Agarwal LP, Malik SRK. Solar retinitis. Br J Ophthalmol. 1959 Jun;43(6):366-70.
Albert DM, Geltzer AL. Retinitis punctacta albescens in a Negro studied with fluorescein angiography. Arch Ophthalmol. 1969 Feb;81(2):170-6
Alezzandrini AA. La angiofluoresceinografía en el diagnóstico de los tumores intraoculares, Anais 2º. Congresso Luso-Hispano Bras Oft. 1972;1:140.
Alezzandrini AA, Genovesi MP. Helmintiases endoculares. Arch Oftalmol B Aires. 1970 Jun;45(6):213-22.
Alezzandrini AA, Genovesi MP. Retinofluoresceinografia. Arch Oftalmol B Aires. 1965 Nov;40(11):363-82.
Allen JH. May's manual of the diseases of the eye. 24th ed. Baltimore: The Williams & Wilkins Co., 1968.
Amalric P. Interêt du test à la fluoresceine dans l'étude de certains dégénérescences tapéto-rétiniennes et en particulier dans le fundus flavimaculatus. Ophtalmologica.1967;154:367.
Amalric P. Some new indications for fluorescein angiography. Ann Ocul. 1967;200:129-62.
Amalric P, Biau C. Les capilaires de la macula par angiographie fluoresceinique. Ann Ocul. 1967;200:522-5.
Anaclerio AM, Wickers HS. Self-induced solar retinopathy by patients in a psychiatric hospital, Am J Ophthalmol. 1970 May;69(5):731-6.
Apple DJ, Rabb MF. Clinicopathologic Correlation of Ocular Disease. C.V. Mosby Co., 1974.
Arakaki K, Ferreira LE. Estudo da papila à luz da fluoresceinografia. Congr Luso-Hispano-Bras Oft. 1972;1:155.
Araújo FD, Faria J. Contribuição ao estudo da etiopatogenia da retinopatia hipertensiva. Rev Bras Oft. 1960;19:45.
Archer D, Krill AE, Newel FW. Fluorescein studies of choroidal sclerosis. Am J Ophthalmol. 1971 Jan;71(1 Pt 2):266-85.
Armaly MF. Genetic determination of cup/disc ratio of the optic nerve. Arch Ophthalmol. 1967 Jul;78(1):35-43.
Arruda J. Senilidade e degeneração macular, An. XVI Congr Bras Oft. 1971;1:33.
Arruda J, Sbrissa RA, Arruda ML. Le diagnostic differentiel de l'angiomatose rétinienne, Acta XXII Cone. Opht, Vol. 2: 983, 1976, Masson, Paris (1974).
Ashton N. Observations on the choroidal circulation, Br J Ophthalmol. 1952 Sep;36(9):465-81.
Ashton N. & all. Foveal retinal ischemia. Br J Ophthalmol. 1966 Jun;50(6):285
Azevedo DJ. Facomatoses, Rev Bras Oft. 1974;33:313.
Azevedo, DJ, Azevedo O. Retinoblastoma. Rev Bras Oft. 1974;33:551.
Babel J. Le rôle de la chorio-capillaire dans les affections dégénératives du pôle postérieur. Bull Soc Fr Opht. 1958;71:389.

Babel J, Stangos N, Spiritu M, Karol S. Dégénérescences choriorétiniennes du pôle postérieur, Bull Soc Opht Fr.1972;479.
Babel MJ. Classification de les afecciones dégénératives de la macula. Arch Oft, 1970;45:329.
Badia (h), José Alberto. Alteraciones oculares en la diabetes. Buenos Aires: Ed. Panamericana; 1975.
Bailliart, JP. Clinical forms of the macular degeneration called senile. Ann Ocul. 1960;193:829.
Ballantyne AJ, Michaelson IC. Textbook of the fundus of the eye. 2th ed. Londres: E & S Livinstone; 1970.
Barsante C. Imagens fluoresceinográficas, Rev Bras Oft. 1974;33:427.
Behrman S. Retinal vein obstruction. Brit J. Ophth. 1962;46:336.
Benchimol R. Estrias angióides com pseudoxantoma elástico. Rev Bra. Oft. 1962;21:277.
Bengtsson B.The inheritance and development of cup and disc diameters. Acta Ophthalmol (Copenh). 1980 Oct;58(5):733-9.
Bergsma DR, Kaiser-Kupfer M. A new form of albinism. Am J Ophthalmol. 1974 Jun;77(6):837-44.
Berkow JW, Font RL. Disciform macular degeneration with subpigment epithelial hematoma. Arch Oftalmol. 1969;82:51.
Betten MG, Bilchik RC, Smith ME. Pigmentary retinopathy of myotonic dystrophy. Am J Ophthalmol. 1971 Oct;72(4):720-3.
Binder PS. Unusual manifestations of retinoblastoma. Am J Ophthalmol. 1974 May;77(5):674-9.
Blair CJ, Aaberg TM. Massive subretinal exudation associated with senile macular degeneration. Am J Ophthalmol. 1971 Mar;71(3):639-48.
Blodi FC. Second symposium on the physiopathology of macular lesions. Trans Am Acad Ophthalmol Otolaryngol. 1966;70:1047.
Blodi FC, Allen L, Frasier O. Stereoscopic Manual of the Ocular Fundus in Local and Systemic Diseases. St. Louis: C.V. Mosby Co.;1970.
Blodi FC, Reuling FH, Sornson, ET. Pseudomelanocytoma at the optic nervehead: an adenoma of the retinal pigment epithelium. Arch Ophthalmol. 1965 Mar;73:353-5.
Bonamour G. La biomicroscopie du fond d'oeil. Arch Ophthalmol. 1969;29:433.
Bonnet M. La rétinite circinée. Arch Ophthalmol. 1972;32:5.
Bonnet M. La rétinite circinée: valeur semiologique. Bull Soc Opht Fr. 1972;72:483.
Bonnet M. Les tumeurs pigmentées de la papille optique. Bull Soc Opht Fr. 1965;66:850.
Bonnet M. Méthodes cliniques objetives d'examen de la macula. Conf. Lyonn. D'Opht., 1974; n°123:3.
Braley AE. Dystrophy of the macula. Am J Ophthalmol. 1966 Jan;61(1):1-24
Braley AE, Spiney BE. Hereditary vitelline macular degeneration. A clinical and functional evaluation of a new pedigree with variable expressivity and dominant inheritance. Arch Ophthalmol. 1964 Dec;72:743-62.
Brown N, Hill DW. Fundus flavimaculatus. Two familial cases with macular degeneration. Br J Ophthalmol. 1968 Nov;52(11):849-52.
Busacca A. Manuel de Biomicroscopie Oculaire. Paris: Doin; 1966.
Busacca, A. Destacchi del vitreo di origine infiammatoria. Livro Jubilar do Prof. Ivo Correa Meyer, Porto Alegre, 259:1969.
Busacca, A., Goidmann, H., Shiff-Wartheimer, S. Biomicroscopie Du Corps Vitré et du Fond de l'Oeil, Masson et Cie, Paris, 1957.
Caldwell JBH, Sears ML, Gilman M. Bilateral peripapillary staphyloma with mormal vision. Am J Ophthalmol. 1971 Jan;71(1 Pt 2):423-5.
Carpel EF, Engstrom PF. The normal cup-disk ratio. Am J Ophthalmol. 1981 May;91(5):588-97.
Carr RE. Fundus flavimaculatus. Arch Ophthalmol. 1965 Aug;74:163-8.
Carr RE, Siegel IM. Unilateral retinitis pigmentosa. Arch Ophthalmol. 1973 Jul;90(1):21-6.
Carvalho CA, Castro SM, Magalhães PB. Retinose pigmentar unilateral e glaucoma. Rev Bras Oftalmol. 1962;21:339.
Chandler PA, Grant WM. Lectures on glaucoma. Philadelphia: Lea & Febiger; 1968.
Chandra SR, Gragoudas ES, Friedman E, Van Burskirk EM, Klein ML. Natural history of disciform degeneration of the macula. Am J Ophthalmol. 1974 Oct;78(4):579-82.

Charamis J, Katsourakis N, Mandras G. The study of the cerebroretinal circulation by intravenous fluorescein injection. Am J Ophthalmol. 1966 May;61(5 Pt 2):1078-80.
Chaves E, Granville R. Choroidal malignant melanoma in a two-and-one-half-old girl. Am J Ophthalmol. 1972 Jul;74(1):201.
Chervin M, De Vecchi HP. Melanocitoma de la papila óptica. Arch Oftamol B Aires. 1970;45:509.
Chester EM. The ocular fundus in systemic disease. Case Western Reserve University; 1973.
Chisholm IA, Dudgeon J. Pigmented paravenous retino-choroidal atrophy Br J Ophthalmol. 1973 Aug;57(8):584-7.
Chumbley LC, Frank RN. Central serous retinopathy and pregnancy Am J Ophthalmol. 1974 Feb;77(2):158-60.
Collado EP., Petit, F.P. — Exploración y Sintomatologia Oftalmoneurológica. Barcelona: Ed. Palestra; 1965.
Coscas G, Aubry JP. Aspects angiographiques évolutifs des chorio-retinopathies séreuses centrales. Bull Soc Opht Fr. 1972;169.
Coscas G. Principes de l'analyse et de l'interprétation d'un angiogramme oculaire. Rev Ch. 1975;79:71.
Cogan DG, Kuwabara T, Moser H. Fat emboli in the retina following angiography. Arch Ophthalmol. 1964 Mar;71:308-13.
Cunningham RD, Sewell JJ. Aneurysm of the ophthalmic artery with drusen of the optic nerve head. Am J Ophthalmol. 1971 Oct;72(4):743-5.
Curry HF Jr, Schonberg SS. Fluorescein photography in choroidal sclerosis. Arch Ophthalmol. 1969 Feb;81(2):177-83.
Curry HF Jr, Moorman LT. Fluorescein photography of vitelliform macular degeneration. Arch Ophthalmol. 1968 Jun;79(6):705-9.
Dahrling BE. The histopathology of early central retinal artery occlusion. Arch Ophthalmol. 1965 Apr;73:506-10.
Damel CS, Balza J, Brodsky M. Lesiones maculares producidas por eclipse solar. Arch Oft B Aires. 1947;22:173.
Dantas AM, Melo ACF, Anjos MN, et al. Síndrome de Laurence-Moon-Bardet-Biedl. Rev Bras Oft. 1970;29:269.
Davis WH Jr, Nevins RC Jr, Elliott JH. Optic atrophy after ocular contusion. Am J Ophthalmol. 1972 Feb;73(2):278-80.
Delaney WV Jr. Asteroid hyalitis (Benson's disease) and retinal separation. Br J Ophthalmol. 1973 Apr;57(4):281-5.
Demailly Ph, Bernard JA. Oeil et Cortisone. Paris: Masson & Cie; 1975.
Déodati F, Bec P, Camezind M, Labro JB. Choroidérémie familiale. Bull Soc Opht Fr. 1972;321.
Deutman AF, Jansen LM. Dominantly inherited drusen of Bruch's membrane. Br J Ophthalmol. 1970 Jun;54(6):373-82.
Deutrnan AF. Benign concentric annular macular dystrophy. Am J Ophthalmol. 1974 Sep;78(3):384-96.
Dhermy P, Simon S. Melanocytomes de l'uvée. Bull Soc Opht Fr. 1972;72:1179.
Dobree JH. Proliferative diabetic retinopathy. Evolution of the retinal lesions. Br J Ophthalmol. 1964 Dec; 48(12): 637–649.
Dollery CT, Hill DW, Paterson JW, Ramalho PS, Kohner EM. Collateral blood flow after branch arteriolar occlusion in the human retina. Br J Ophthalmol. 1967 Apr;51(4):249-55.
Duke-Elder S. System of Ophthalmology. Vol. III (1963), Vol. IX (1966), Vol. X (1967), Vol. XI (1969).
Eigner EH. Self-induced solar retinitis. Am J Ophthalmol. 1966 Jun;61(6):1546-7.
Elkington AR, Kanski JJ. Retinoschisis. Its significance and management. Br J Ophthalmol. 1973 Aug;57(8):563-5.
Ernest JT, Stern WH. Internal limiting membrane detachment in branch retinal vein obstruction. Am J Ophthalmol. 1974 Aug;78(2):324-6.
Ernest JT. Krill AE. Fluorescein studies in fundus flavimaculatus and drusen. Am J Ophthalmol. 1966 Jul;62(1):1-6.

BIBLIOGRAFIA

Fantin J, Lavagna B. Le fond d'oeil dans l'hypertension arterielle. Inform. Jacques Daviel, n. 5,1975 (Lab. Dulcis, Monaco).

Ferry AP. Lesions mistaken for malignant melanoma of the posterior uvea. A clinicopathologic analysis of 100 cases with ophthalmoscopically visible lesions. Arch Ophthalmol. 1964 Oct;72:463-9.

Ferry AP. Macular detachment associated with congenital pit of the optic nerve head. Pathologic findings in two cases simulating malignant melanoma of the choroid. Arch Ophthalmol. 1963 Sep;70:346-57

Ferry AP, Llovera L, Shafer DM. Central areolar choroidal dystrophy. Arch Ophthalmol. 1972 Jul;88(1):39-43.

Fialho SA. Memorial de Oftalmologia. GB; 1965.

Filho AP, Carvalho HPF. Etiopatogenia e patologia do descolamento de retina. Rev Bras Oft. 1962;21:243.

Filho P. Degeneração circinada. Livro Jubilar do Prf. Hilton Rocha Rio de Janeiro: Ed. Pongetti; 1971.

Franceschetti J, François J, Babel J. Les hérédo-dégénérescences choriorétiniennes. Paris: Masson et Cie; 1963.

François J. Differential diagnosis of tapetoretinal degenerations. AMA Arch Ophthalmol. 1958 Jan;59(1):88-120.

François J, De Lacy JJ. Oclusões vasculares da retina. Ars Curandi em Oft. 1975;1(11):4. Traduzido de Ann. Ocull. 1974; 207:697.

Freitas JAH, Nalini LG. Coriovitreoretinose infiltrativa. Arq Bras Oft. 1972;35:26.

Freitas MMLH. Pigmentação melânica do disco óptico, Rev Bras Oft. 1970;29:193.

Friedman E, Smith T, Kuwabara T. Senile choroidal vascular patterns and drusen. Arch Ophthalmol. 1963 Feb;69:220-30.

Friedman E, Smith TR. Pathogenesis senile changes of the choriocapillaris at the posterior pole. Trans. Trans Am Acad Ophthalmol Otolaryngol. 1965 Jul-Aug;69:652-61.

Ganley JP, Comstock GW. Benign nevi and malignant melanomas of the choroid. Am J Ophthalmol. 1973 Jul;76(1):19-25.

Garner A. Tumours of the retinal pigment epithelium. Br J Ophthalmol. 1970 Nov;54(11):715-23.

Gartner S. Macular degeneration; a clinical and pathologic study. Am J Ophthalmol. 1946 Apr;29:468.

Gass JDM. A fluorescein angiographic study of macular dysfunction secondary to retinal vascular disease. I. Embolic retinal artery obstruction. Arch Ophthalmol. 1968 Nov;80(5):535-49.

Gass, JDM. Differential Diagnosis of The Intraocular Tumours. St. Louis: C.V. Mosby, Co.; 1974.

Gass JDM. Macular Diseases. Saint Louis: C.V. Mosby Co.;1970.

Gass JDM. Pathogenesis of disciform detachment of the neuroepithelium. Am J Ophthalmol. 1967 Mar;63(3):Suppl:1-139.

Gass JDM, Norton EW, Justice J Jr. Serous detachment of retinal pigment epithelium. Trans Am Acad Ophthalmol Otolaryngol. 1966 Nov-Dec;70(6):990-1015.

Gass JDM, Norton EW. Cystoid macular edema and papilledema following cataract extraction. A fluorescein fundoscopic and angiographic study. Arch Ophthalmol. 1966 Nov;76(5):646-61.

Geeraets WJ. Síndromes Oculares. Barcelona: Ed. Jims; 1968.

Gehring, JR. Macular edema following cataract extraction. Arch Ophthalmol. 1968 Nov;80(5):626-31.

Gelber PJ, Shah A. Fluorescein study of albipunctate dystrophy. Report of a case. Arch Ophthalmol. 1969 Feb;81(2):164-9.

Giardulli A. Contribuição ao estudo das drusas da coróide. Tese. Rio de Janeiro, 1960.

Goldberg MF. Classification and pathogenesis of proliferative sickle retinophathy. Am J Ophthalmol. 1971 Mar;71(3):649-65.

Gomez Morales A. Coats disease. Natural history and results of treatment. Am J Ophthalmol. 1965 Nov;60(5):855-65.

Gonçalves P. Glaucoma. São Paulo: Ed. Procienx; 1966.

Gonçalves P. Manual de traumatologia Ocular. Rio de Janeiro: Cooperativa Ed.

Gonçalves P. Oftalmologia. Manual. Rio de Janeiro: Atheneu S.A.;1960.
Harrington DO. The Visual Fields. 2th ed. St. Louis: C.V. Mosby Co.;1964.
Harrison TR. Medicina Interna. Rio de Janeiro: Ed. Gb. Koogan;1962.
Haut J, Limon S. Chirurgie Pratique du Vitré. Paris: Masson & Cie;1972.
Haye C. Diagnostic d'une atrophie optique. Rev Chi. 1972;70:31.
Hayreh SS. Anterior Ischemic Optic Neuropathy. New York: Springer Verlag, Berlin Heidelberg;1975.
Hayreh SS. Blood supply of the optic nerve head and his role in optic atrophy, glaucoma and edema of the optic disc. Br J Ophthalmol. 1969 Nov;53(11):721-48.
Hayreh SS. Occlusion of the central retinal vessels. Br J Ophthalmol. 1965 Dec;49(12):626-45.
Hayreh SS. Optic disc changes in glaucoma. Br J Ophthalmol. 1972 Mar;56(3):175-85.
Hayreh, SS. Pathogenesis of occlusion of central retinal vessels. Am J Ophthalmol. 1971 Nov;72(5):998-1011.
Hendrickx KH, van den Enden A, Rasker MT, Hoyng PF. Cumulative incidence of patients with disc hemorrhages in glaucoma and the effect of therapy. Ophthalmology. 1994 Jul;101(7):1165-72.
Henkind P. Craterlike holes of the optic nerve. Report of a case with optic nerve colobomas and horizontally oval pupils. Am J Ophthalmol. 1963 Mar;55:613-5
Henkind P, Wise GN. Retinal neovascularization, collaterals and vascular shunts. Br J Ophthalmol. 1974 Apr;58(4):413-22.
Hermann P. A propos d'une anumalie papillaire. Bull Soc Ophtalmol Fr. 1973 Apr;73(4):617-8.
Hitchings RA, Spaeth GL. Chronic retinal vein occlusion in glaucoma. Br J Ophthalmol. 1976 Oct;60(10):694-9.
Hollows FC, McGuiness R. The size of the optic cup. Trans Ophthalmol Soc Aust. 1966;25:33-8.
Howard GM. Angioid streaks in acromegaly. Am J Ophthalmol. 1963;56:137.
Ide CH, Wilson RJ. Juvenile retinoschisis. Br J Ophthalmol. 1973 Aug;57(8):560-2.
Imre G. Coats disease. Am J Ophthalmol. 1962;54:175.
Jacobson DR, Dellaporta A. Natural history of cystoid macular edema after cataract extraction. Am J Ophthalmol. 1974 Apr;77(4):445-7.
Jonas JB1, Gusek GC, Naumann GO. Optic disc, cup and neuroretinal rim size, configuration and correlations in normal eyes. Invest Ophthalmol Vis Sci. 1988 Jul;29(7):1151-8.
Keeney AH. Doenças que envolvem a mácula. Rev Bras Oft. 1960;19:137.
Keith CG. Angiomatosis retinae. Br J Ophthalmol. 1973 Aug;57(8):593-4.
Kimura SJ. Macular diseases: slit lamp examination of the macula. Trans Am Acad Ophthalmol Otolaryngol. 1965 Jul-Aug;69:643-51.
Kirkhan TH, Ffytche TJ, Saunders MD. Placoid pigment epitheliopathy with retinal vasculitis and papillitis. Br J Ophthalmol. 1972 Dec;56(12):875-80.
Kirsch RE, Anderson DR. Clinical recognition of glaucomatous cupping. Am J Ophthalmol. 1973 Mar;75(3):442-54.
Klein BA. Diseases of the macula. Basic histopathologic processes in retina, pigment epithelium and choroid wich modify their clinical appearence. Arch. Ophthalmol. 1958;60(1):75.
Knight CL, Hoyt WF. Monocular blindness form drusen of the optic disk. Am J Ophthalmol. 1972 Jun;73(6):890-2
Kornzweig AL. Macular diseases: pathogenesis. Diseases of the macula in the aged. Trans Am Acad Ophthalmol Otolaryngol. 1965 Jul-Aug;69:668-82
Kornzweig AL, Feldstein M, Schneider J. The pathogenesis of senile macular degeneration. Am J Ophthalmol. 1959 Jul;48(1, Part 2):22-8.
Kornzweig AL. The eye in old age. Diseases of the macula: a clinicopathologic study. Am J Ophthalmol. 1965 Nov;60(5):835-43.
Krill AE, Klien BA. Flecked retina syndrome. Arch Ophthalmol. 1965 Oct;74(4):496-508.
Krill AE, Archer D. Classification of choroidal atrophies. Am J Ophthalmol. 1971 Sep;72(3):562-85.
Larsen HW. Manuel et Atlas du Fond d'Oeil Normal et Pathologique. Paris: Masson & Cie; 1971.
Leishman R. The eye in general vascular disease: hypertension and arteriosclerosis. Br J Ophthalmol. 1957 Nov;41(11):641-701.
Leydhecker W. El Glaucoma en la Práctica. 2. ed. Barcelona: Ed. Toray S.A.;1971.

Lima HC. Fibroplasia retrocristaliniana. Rev Bras Oftalmol. 1963;22:421.
Lima RF. Estado atual do tratamento das neurites ópticas. Rev Bras Oftalmol. 1960;19:323.
Lima SC, Dantas AM. Pseudoxantoma elástico. Arqu Bras Oftalmol. 1974;37:113.
Magnùsson L, Törnquist R. Incipient lesions in angiomatosis retinae. Acta Ophthalmol (Copenh). 1973;51(2):152-8
Manschot WA de Brujin WC. Coats' disease; definition and pathogenesis. Br J Ophthalmol. 1967 Mar;51(3):145-57.
Maumenee AE. Further advances in the study of the macula. Arch Ophthalmol. 1967 Aug;78(2):151-65.
Maumenee AE. Macular diseases. Symposium. Clinical manifestations. Trans Am Acad Ophthalmol. 1965;69:605.
Maumenee AE, Emery JM. Anatomic classification of diseases of the macula. Am J Ophthalmol. 1972 Oct;74(4):594-9.
Maclean AL, Maumenee AE. Hemangioma of the choroid. Am J Ophthalmol. 1960 Jul;50:3-11.
Medeiros A, Barsante C, Gaivão P, Gonçalves E, Gorestein S, Lima JVA, Soares E. Maculopatias. Anais XV Congr. Bras Oftalmol. 1971;1: 438.
Meyer E, Gdal-On M, Zonis S. Transient monocular blindness in a case of drusen of the optic disc. Ophthalmologica. 1973;166(5):321-6.
Meyer IC. Contribuição ao estudo dos aspectos oftalmoscópicos da degeneração disciforme submacular. Rev Bras Oftalmol. 1960;19:275.
Meyer-Schwickerath G. Light coagulation. St. Louis: CV Mosby Co.;1960.
Nano HM. Fundus Oculi, 3.ed. B. Aires: Ed. Universitaria;1958.
Nano HM. Mácula en Fondo de Ojo. Buenos Aires, 1966.
Norton EW, Gass, JDM, Smith JL, Curtin UT, David NJ, Justice J Jr. Macular diseases: fluorescein in the study of macular diseases. Trans Am Acad Ophthalmol Otolaryngol. 1965 Jul-Aug;69:631-42.
Norton EW, Gutman F. Fluorescein Angiography and haemangioms of the choroid. Arch Ophthalmol. 1967 Aug;78(2):121-5.
Orzalesi N, Ricciardi L. Segmental retinal periarteritis. Am J Ophthalmol. 1971 Jul 30;72(1):55-9.
Pacheco J. Tumores intra-oculares na infância. Arq Bras Oftalmol. 1970;30:117.
Patnaik B, Malik SR. Fluorescein fundus photography of angioid streaks. Br J Ophthalmol. 1971 Dec;55(12):833-7.
Pederson JE, Anderson DR. The mode of progressive disc cupping in ocular hypertension and glaucoma. Arch Ophthalmol. 1980 Mar;98(3):490-5.
Pereira LC, Ferreira B, Gonçalves Filho P. Estrias angióides. Anais XVI Congr Bras Oftalmol. 1971;1:68.
Pereira LC, Oliveira JA, Gonçalves Filho P. Manchas brancas algodoadas. Anais XVI Congr Bras Oftalmol. 1971;1:211.
Perkins ES. Recent advances in the study of the uveitis. Br J Ophthalmol. 1974 Apr;58(4):462-7.
Pessoa SB. Parasitologia Médica. 6.ed. Rio de Janeiro: Guanabara Koogan; 1963.
Phelps CD. The association of pale-centered retinal hemorrhages with intracranial bleeding in infancy. A reporto f two cases. Am J Ophthalmol. 1971 Aug;72(2):348-50.
Primrose J. Mechanism of production of papilloedema. Br J Ophthalmol. 1964 Jan;48:19-29.
Brodrick JD. Drusen of the disc and retinal hemorrhages. Br J Ophthalmol. 1973 May;57(5):299-306.
Queiroz JM. Coriopatia e retinopatia serosa. Rev Bras Oftalmol. 1966;15:39.
Ralph RA. Prediction of cardiovascular status from arteriovenous crossing phenomenon. Ann Ophthalmol. 1974 Apr;6(4):323-6
Razemon P, Dufour D, Leser C. Maladie de Eales et esclerose en plaques; Bilan à propos de nouveau cas. Bull Soc Ophtalmol Fr. 1972 Nov;72(11):1143-6.
Reese AB. Congenital melanomas. Am J Ophthalmol. 1974 Jun;77(6):789-808
Reese AB. Telangiectasis of the retina and Coats' disease. Am J Ophthalmol. 1956 Jul;42(1):1-8.
Reese AB. The role of the pigment epithelium, in ocular pathology. Am J Ophthalmol. 1960 Dec;50:1066-84.

BIBLIOGRAFIA

Reese AB. Tumors of the Eye. New.York: Harper & Row; 1963.
Reese AB, Jones IS. Hematomas under the retinal pigment epithelium. Trans Am Ophthalmol Soc. 1961;59:43-79.
Reese AB, Jones IS. The differential diagnosis of malign melanoma of the choroid. AMA Arch Ophthalmol. 1957 Oct;58(4):477-82.
Reese AB, Jones IS, Cooper WC. Macular changes secondary to vitreous traction. Am J Ophthalmol. 1967 Sep;64(3):Suppl:544-9.
Reese AB, Jones IS. Hematomas under the retinal pigment epithelium. Trans Am Ophthalmol Soc. 1961;59:43-79.
Règnault F, Bonsch N, Pasticier M, Kern P. Romquin M. Adhésivité et agrégation plaquettaire au cour de la rétinopathie diabétique. Bull Mem Soc Fr Ophtalmol. 1972;85(0):221-30.
Ring HG, Fujino T. Observations on the anatomy and pathology of choroidal vasculatura. Arch Ophthalmol. 1967 Oct;78(4):431-44.
Rocha H, Barsante C. Mácula e fluoresceína. Arq Bras Oftalmol. 1971;34(2):50-121.
Rocha H, Gaivão PG. Caso de cisticerco sub-retiniano justapapilar tratado pela fotocoagulação. Rev Bras Oftalmol. 1963 Mar;22:41-9.
Rocha H, Gaivão PG, Calixto N, Medeiros A. Biomicroscopia do vítreo e da retina. Arq Bras Oftalmol. 1967;30(3):51-118.
Rothstein T. Bilateral central vein closure as the inicial manifestation of polycythemia. Am J Ophthalmol. 1972 Aug;74(2):256-60.
Rucher CW. Papilledema. Arch Ophthalmol. 1964;71:454.
Ryan SJ, Maumenee AE. Acute posterior multifocal placoid pigment epitheliopathy. Am J Ophthalmol. 1972 Dec;74(6):1066-74.
Ryan SJ, Maumenee AE. Degeneração disciforme da mácula: observações clínicas e experimentais. Rev Bras Oftalmol. 1974;33:243.
Salorio MS, Salorio DP. Atlas de Retinopatias Vasculares. Barcelona: Sandoz S.A.E.;1972.
Sambursky JS. Comunicação pessoal; 1978.
Sbrissa RA. Comentários sobre algumas alterações retinianas em patologias vasculares da retina, mostradas pela angiografia fluoresceínica. Rev Bras Oftalmol. 1974;33:759.
Sbrissa RA. Degeneração macular senil discifirme. Rev Bras Oftalmol. 1975;34:423.
Sbrissa RA. Estrias angiáides e pseudoxantoma elástico. Rev Bras Oftalmol. 1974;33:327.
Sbrissa RA. Pegadas de urso na retina. Rev Bras. Oftalmol. 1974;33:481.
Sbrissa RA. Perivasculite retiniana primária. Doença de Eales. Rev Bras Oftalmol. 1974;33:527.
Sbrissa RA. Retinoblastoma e fotocoagulação. Rev Bras Oftalmol. 34:311, 1975.
Sbrissa RA, Arruda ML. Epiteliopatia pigmentar em placas multifocal posterior. Rev Bras Oftalmol. 1974;33:183.
Sbrissa RA, Souza JC, Teixeira JBB. Angiografia fluoresceinica. Rev Bras Oftalmol. 1975;34:71.
Scheie HG, Albert DM. Adler's Textbook of Ophthalmology. 8.ed. Saunders; 1972.
Schlaegel TF Jr. Recent advances in uveitis. Ann Ophthalmol. 1972 Jul;4(7):525-30.
Schulman PF. Differential diagnosis of optic nerve pathology and its anomalias. Am J Optom Arch Am Acad Optom. 1973 Jul;50(7):558-70.
Seligman M. Patogenia da retinopatia diabética. Bol. Centro Est. Ivo Correa Meyer. 1969;1(3):69.
Shields JA, Font RL. Melanocytoma of the choroid clinically simulating a malignant melanoma. Arch Ophthalmol. 1972 Apr;87(4):396-400.
Shields JÁ. Lesions simulating malignant melanoma of the posterior uvea. Arch Ophthalmol. 1973 Jun;89(6):466-71.
Shikano S, Shimizu K. Atlas of Fluorescein Fundus Angiography. Toky: Igaka Shoin Ltd.; 1968.
Siam A. Macular hole with central retinal detachment in high myopia with posterior staphyloma. Br J Ophthalmol. 1969 Jan;53(1):62-3.
Smith JL, Gass JD, Justice J Jr. Fluorescein fundus photography of angioid streaks. Br J Ophthalmol. 1964 Oct;48:517-21.
Smith RE, Kelley JS, Harbin TS. Late macular complications of choroidal ruptures. Am J Ophthalmol. 1974 May;77(5):650-8.

Spaeth GL, Hitchings RA, Sivalingam E. The optic disc in glaucoma: pathogenetic correlation of five patterns of cupping in chronic open-angle glaucoma. Trans Sect Ophthalmol Am Acad Ophthalmol Otolaryngol. 1976 Mar-Apr;81(2):217-23.
Soares EF. O fundo ocular periférico. An. XV Congr Bras Oftalmol. 1969;231.
Stankovic L, Kecmanovic Z, Sakic D, Pavícic J, Drincic V. L'angiographie fluoresceinique comme une preuve authentique de la guérison du rétinoblastome. Bull Mem Soc Fr Ophtalmol. 1972;85(0):275-82.
Sugar HS. An explanation for the acquired macular pathology associated with congenital pits of the optic disc. Am J Ophthalmol. 1962 Feb;53:307-11.
Sugar HS. Congenital pits in the optic disc and their equivalents (congenital colobomas and coloboma like excavations) associated with submacular fluid. Am J Ophthalmol. 1967 Feb;63(2):298-307.
Sugar HS, Beckman H. Peripapillary staphyloma with respiratory pulsation. Am J Ophthalmol. 1969 Nov;68(5):895-7.
Susanna R Jr. The lamina cribrosa and visual field defects in open-angle glaucoma. Can J Ophthalmol. 1983 Apr;18(3):124-6.
Susanna R, Drance SM, Douglas GR. Disc hemorrhages in patients with elevated intraocular pressure. Occurrence with and without field changes. Arch Ophthalmol. 1979 Feb;97(2):284-5.
Takki K. Differential diagnosis between the primary total choroidal vascular athrophies. Br J Ophthalmol. 1974 Jan;58(1):24-35.
Teal PK, Morin JD, McCulloch C. Assessment of the normal disc. Trans Am Ophthalmol Soc. 1972;70:164-77.
Teeters VW, Bird AC. The development of neovascularization of senile disciform macular degeneration. Am J Ophthalmol. 1973 Jul;76(1):1-18.
Theodossiadis G, Karantinos D, Koliopoulos J, Velissaropoulos P. Étude fluoro-angiographique de la maladie de Harada. Bull Mem Soc Fr Ophtalmol. 1972;85(0):355-63.
Troncoso MV. Internal Diseases of the eye and Atlas of Ophthalmology. Philadelphia: Davis Co.;1937.
Turut P, Guilbert F, Bousquet C. La maladie de von Hippel-Lindau. Bull Soc Ophtalmol Fr. 1973 Mar;73(3):475-82.
Vancea P, Calin A, Vancea PP. Décollement della choroide dans les suites opératoires de la cataracte. Bull Mem Soc Fr Ophtalmol. 1972;85(0):525-32.
Weise EE, Yannuzzi LA. Ring maculopathies mimicking chloroquine retinopathy. Am J Ophthalmol. 1974 Aug;78(2):204-10.
Weisman RL, Asseff CF, Phelps CD, Podos SM, Becker B. Vertical elongation of the optic cup in glaucoma. Trans Am Acad Ophthalmol Otolaryngol. 1973 Mar-Apr;77(2):OP157-61.
Wetzig PC, Worlton JT. Treatment of diabetic retinopathy by light coagulation. Br J Ophthalmol. 1963 Sep;47:539-41.
Wise JB, MacLean, AL, Gass JDM. Contractile peripapillary staphyloma. Arch Ophthalmol. 1966 May;75(5):626-30.
Witmer R. L'etiologie de la chorio-rétinite. Bull Mem Soc Fr Ophtalmol. 1972;85(0):291-300.
Wiznia RA, Price J. Recovery of vision in association with a melanocytoma of the optic disk. Am J Ophthalmol. 1974 Aug;78(2):236-8.
Wolff E. Anatomy of the Eye and Orbit. 6th ed. Philadelphia: Saunders Co.;1968.
Wolter JR. Diabetic retinopathy. Am J Ophthalmol. 1961 May;51:1123-41.
Woods AC, Duke JR. Coats's disease. Review of the literature, diagnostic criteria, clinicai findings and plasma lipid studies. Br J Ophthalmol. 1963 Jul;47:385-412.
Zauberman H, Iury M, Sachs U. The macular vesseis in predisciform and disciform senile macular degeneration. Am J Ophthalmol. 1970 Oct;70(4):498-504.
Zimmerman LE. Macular diseases: differential diagnosis. Macular lesions mistaken for malignant melanoma of the choroid. Trans Am Acad Ophthalmol Otolaryngol. 1965 Jul-Aug;69:623-30..

ÍNDICE REMISSIVO

A
Ablatio falciformis, 136
Acromegalia, 200
Agrupada
   pigmentação da retina, 5
Albinismo, 6
Albipunctata
   distrofia, 81
Algodoadas
   manchas, 18, 50
Alport
   síndrome, 83
Amaurótica
   idiotia, 83, 116
Amaurótico
   olho de gato, 145
Amsler
   retículo, 67
Anemia
   Perniciosa, 21
Aneurismas
   miliares de Leber, 40
   microaneurismas, 20
Angioides
   estrias, 200
Angiografia
   Fluoresceínica, **ver** fluoresceínica, angiografia
Angiomatose
   facial, 200, 210
   da retina, 107, 140
Angiopatia
   capilar, 65
   perifoveal, 65

Angiospasmo, 37
Areata
   coroidite, 186
Areolar
   esclerose central, 186
Artéria
   central da retina, oclusão, 22
Artérias
   retinianas, 1
Arteríolas
   em fio de cobre, 51
   em fio de prata, 51
Arteriolosclerose e arteriosclerose, 50, 51
Arteriovenoso
   cruzamento, 23, 50
Arterite temporal, 236
Asteroide
   hialite, 163
Atrofia
   coroidiana, 185
   gyrata, 192
   óptica, 227, 235, 240

B
Bardet
   Laurence-Moon-Biedl, síndrome, 83
Benigno
   melanoma da coroide, 167
Benson
   doença de, 163
Bergmeister
   papila, 165

Berlin
  edema de, 79
Best
  doença de, 101
Bonnet
  sinal pré-trombótico, 28
Bourneville
  doença de, 138, 223
Brush
  membrana, 169, 200
Büerger
  doença de, 37
Buraco
  macular, 79, 91

C

Cálcio
  depósitos, 145
Calibre
  do vaso, 1
Carotidiana
  angiografia, 37
Cateterismo
  cardíaco, 37
Cegueira
  noturna, 81, 190, 192
Central
  corioretinopatia serosa, 67
  esclerose areolar, 185
Chama de vela
  hemorragias, 12
Ciliocoroidiano
  descolamento, 176
Ciliorretiniana
  artéria, 36, 38
Cintilante
  sínquise, 163
Circinada
  retinopatia, 107
Cisticercose
  vítrea, 162
Cisto
  macular, 91
Cistoide
  degeneração periférica, 137
  edema, 134

Citoides
  corpos, 18
Coats
  síndrome, 17, 40, 107
Cockayne
  síndrome, 83
Coloboma
  da coriorretina, 146, 172
  do disco óptico, 219, 220
Coloides
  corpos, 169
Commotio retinae, 79
Coriorretina
  atrofia *gyrata* da, 192
  coloboma, 146, 172
Coriorretinite, 179, 182
Coroide
  atrofia primária
    areolar central, 185
    difusa, 185
    gyrata, 192
    peripapilar, 188
  descolamento, 176
  drusas, 169
  esclerose, 185, 189
  hemangioma, 210
  hemorragia, 174
  nevus, 167
  rupturas, 177
Coroideremia, 185, 190
Coroidose
  guttata central, 102
Crescente
  miópico, 196
Cruzamentos
  venosos, 1, 50

D

Degeneração
  em "paliçada", 109
  macular, *ver* disciforme
Descolamento
  da coroide, 176
  da retina, 40, 91, 109, 110, 111, 136, 140, 145, 146, 154, 157
  do vítreo, 157
  exsudativo, 110, 120

hemorrágico, 136
por tração, 110
regmatógeno, 110
Devic
neuromielite óptica de, 236
Diabética
retinopatia, 56
proliferativa, 60
simples, 56
Diálise ou desinserção
da *ora serrata*, 111
Disciforme
degeneração macular
senil, 121
Disco óptico, *ver* papila
Disproteinemias, 22
Distrofia
albipunctata, 81
viteliforme, 101
Doyne
distrofia, 102, 170
Drusas
da membrana de Brush, 169
do disco óptico, 223
Duras
manchas brancas, 16, 50, 53

E
Eales
doença de, 44, 110
ver perivasculite retiniana
Eclâmpsia, 51
Edema
de Berlin, traumático, 78
macular, 79, 134, 219
de papila, 51, 223, 226, 240, 242
Embolismo, 37
Endarterite
obliterativa, 37
Epipapilar
membrana, 165, 195
Epiteliopatia
serpiginosa ou geográfica, 88
em placas multifocal posterior, 88, 104
Epitelite
aguda, 88
Eritematoso
lúpus, 236

Escavação
do disco óptico
normal, 1
glaucomatosa, 228
Esclerodermia, 169
Esclerose
da coroide, 180
tuberosa, 138, 200, 223
Estafiloma
peripapilar, 221
Estrela
macular, 16
Estrias
angioides, 200
Exsudatos
retinianos,
circinados, 34
duros, 16, 57, 58
estrela macular, 16
moles ou algodoados, 18

F
Facomatose, 138, 140
Falciforme(s)
doença das células, 19, 21, 200
prega da retina, 11
Familiar
idiotia amaurótica, 116
Farber
lipogranulomatose de, 116
Felino
pegadas na retina, 5
ver pigmentação agrupada da retina
Feocromocitoma, 51, 140
Fibras de mielina, 7
Fibroplasia
retrocristaliniana, 42
Flavimaculatus
fundus, 94
Fluoresceínica
angiografia
angiomatose da retina, 140
atrofia primária da coroide, 185
coriorretinite, 179, 181
coriorretinopatia serosa central, 67
degeneração macular senil
disciforme, 122

distrofia de Doyne, 102
doença de Stargardt, 99
drusas da coroide, 169
drusas do disco óptico, 223
edema de papila, 226
epiteliopatia em placas, 104
epiteliopatia serpiginosa, 88
estrias angioides, 200
fibras de mielina, 7
fundus flavimaculatus, 94
hemangioma da coroide, 210
hemorragia da coroide, 174
manchas brancas algodoadas, 18
melanocitoma, 248
melanoma maligno da coroide, 210
neurite óptica, 235
nevus da coroide, 167
normal, 2
oclusão arterial, 36
oclusão venosa, 22
perivasculite, 44
retinoblastoma, 145
retinocoroidose miópica, 197
retinopatia diabética, 56
retinose pigmentar, 83
retinose *punctata albescens*, 81
rupturas da coroide, 177
Fosseta do disco óptico, 219
Fotofobia, 6
Fotopsias, 111, 157, 179
Fóvea *centralis*, 2
   reflexo, 2
Fundus albipunctatus, 81
flavimaculatus, 94

G

Gans
Gerome, classificação de, 51
Gass
   Irvine, síndrome de, 134
Gaucher
   doença de, 116
Geográfica
   epiteliopatia, 88
Glaucoma
   disco óptico no, 227
     oclusão venosa, 22
   escavação papilar, 227

Glomerulonefrite
   aguda, 51
Gunn
   sinal de, 50
Guttata
coroidose central, 102

H

Hamartoma, 138
Helicoidal
   atrofia circumpapilar, 186
Heliotraumatismo
   da retina, 80
Hemangioma
   da coroide, 210
Hemorragia
   coroidiana, 175
   em chama de vela, 13
   leucêmica, 54
   macular, 14
   pós-hipotonia ocular, 15
   pré-retiniana, 15, 46
   recidivante do vítreo, 44
   vítrea, 45, 57
Heredomacular
   degeneração macular
     infantil, 101
     juvenil, 83
Hialinos
   corpos, 169, 223
Hialite
   asteroide, 163
Hialoide
   persistência do sistema, 165
Hipernefroma, 140
   von Hippel
     doença de, 140, 141
   von Hippel-Lindau
     síndrome, 140
Hiperplástico
   vítreo primário, 146
Hipertensão
   arterial
     alterações fundoscópicas, 12, 13, 17, 19, 21, 50

I
Idiotia
  amaurótica familiar, 116
Incubadora, 42
Irvine-Gass
  síndrome, 134
Isquemia
  retiniana, 18

J
Jensen
  coriorretinite justapapilar de, 182

K
Keith-Wagner
  classificação de, 51

L
Lâmina
  crivosa, 1
Lattice
  degeneração, 109
Leber
  aneurismas miliares, 40
Leventinese
  malattia, 102
Leucemia, 54, 169
Leucocoria, 43
Lindau
  angiomatose do sistema nervoso central, 140
Lúpus eritematoso, 236

M
Macroglobulinemia, 19
Mácula
  buraco, 79, 90, 219
  distrofia viteliforme, 101
  edema, 79, 134, 219
  normal, 2
  tração vítrea na, 134
Macular
  degeneração
    cistoide, 134, 137
    disciforme, 217
  heredomacular, 99, 101
  senil, 118
Malattia
  leventinese, 102
Mancha
  algodoadas, 13
  duras, 16
Manchas brancas
  vermelho-cereja, 36, 116, 117
Melânica
  pigmentação do disco óptico, 217
Melanina, 6
Melanocitoma
  do disco óptico, 248
Melanoma
  da coroide, 210
    amelanótico, 214
    benigno, 167
    maligno, 213
Meningite, 55
Metamorfopsia, 67, 72, 88, 111, 179, 213
Microaneurisma, 20, 56
Microftalmia, 83, 166, 220
Mielina
  fibras de, 7
Miopia
  alterações fundoscópicas, 175, 192, 196
Miópico
  crescente, 196
Moscas
  volantes, 111, 157, 179, 196
Multifocal
  epiteliopatia em placas, 88, 104

N
Neovascularização
  do disco óptico, 238
  da retina, 22, 42
Neurite
  óptica, 235, 240
Neuroepitélio
  descolamento do, 68
Neurofibromatose, 200
Neuromielite
  óptica, 236
Nevus
  coroide, 167

Niemann-Pick
  doença de, 116
Normal
  fundo de olho, 1
Noturna
  cegueira, 81, 190, 191, 192, 193

O

Oclusão
  arterial da retina, 36
  venosa da retina, 22
Ocular
  hipertensão, 22, 210, 213
Oftalmia
  simpática, 179
Oligodendróglia, 7
Óptica
  neurite, 220, 221
Óptico, disco
  alterações glaucomatosas, 228
  atrofia, 227, 240, 241, 242
  coloboma, 235
  drusas, 223
  edema, 13, 50, 138, 243
  fosseta, 219
  melanocitoma, 248
  neovascularização, 154, 238
  normal, 1
  pigmentação, 217
Osteíte
  deformante, 200

P

Paliçada
  degeneração retiniana em, 109
Papila
  edema, 51, 53, 223, 226, 240, 242
  escavação glaucomatosa, 229
  normal, 1
Papilite, 235
Pegada de felino da retina, *ver*
  pigmentação agrupada
Periarterite
  retiniana, 44
Periflebite
  retiniana, 44
Peripapilar
  atrofia, 188, 189, 195, 197, 199, 221
  estafiloma, 221

Perivasculite
  retiniana, 44
Persistência
  do sistema hialoide, 165
  do vítreo primário
    hiperplástico, 165, 166
Phtisis
  bulbi, 42, 140
Pigmentação
  do disco óptico, 210, 217
  agrupada da retina, 5
Pigmentar
  retinose, 83
Poliserosite, 169
Posterior
  epiteliopatia em placas multifocal, 104
Pré-eclâmpsia, 51
Prematuro
  retinopatia do, 42
Pré-retiniana
  hemorragia, 14, 15
  retração maciça, 161
Primária
  atrofia coroidiana, 185
Proliferante
  vitreorretinopatia, 154
Proliferativa
  retinopatia, 60
Pseudoedema
  do disco óptico, 226
Pseudogliomas, 146
Pseudoxantoma elástico, 169, 200
Punctata
  retinose, 81
Púrpura
  trombocitopênica, 200

R

Raynaud
  doença de, 25, 37
Recorrente
  hemorragia vítrea, *ver* Doença de Eales
Refsum
  síndrome de, 83
Regmatógeno
  descolamento de retina, 110
Rendu-Osler
  síndrome, 169

Retina
  angiomatose, 140
  buracos, 111
  coloboma, 172
  degeneração em paliçada, 109
  descolamento, 110
  edema, 17, 23, 50
  heliotraumatismo, 80
  hemorragias, 12, 22, 36, 50, 54
  microaneurisma, 20
  normal, 2
  oclusão arterial, 36
  oclusão venosa, 22
  prega falciforme, *ver* septo retiniano
  rupturas, 11
Retinoblastoma, 145
Retinopatia
  circinada, 107
  diabética, 56, 107
  exsudativa massiva, 40
  hipertensiva, 50
  leucêmica, 54
  do prematuro, 42
  proliferante, 57, 110
  solar, 80
Retinose
  pigmentar, 83
  punctata albescens, 81
Retinosquise
  juvenil, 136
  rupturas na, 136
  senil, 136
Retrobulbar
  neurite, 235
Retrocristaliniana
  fibroplasia, 42
Roth
  manchas de, 55
Rupturas
  da coroide, 177
  da retina, 110

S

Sallus
  sinal de, 50
Sarcoidose, 179

Schilder
  encefalite periaxial difusa, 236
Sebáceo
  adenoma, 138
Senil
  degeneração macular
    disciforme, 118
Septo
  retiniano, 11
Serosa
  coriorretinopatia central, 67
Serpiginosa
  epiteliopatia, 87
Sínquise
  cintilante, 163
Sistema
  hialoide, persistência, 165
Solar
  lesão, 80
Sorsby
  esclerose areolar central, 185
Stargardt
  doença de, 94, 97, 99
Sturge-Weber
  síndrome de, 210
Sub-retiniano
  líquido, 110
Surdez, 83

T

Takayasu
  doença de, 21, 238
Tay
  coroidose *guttata* central de, 102
Tay-Sachs
  doença de, 116
Temporal
  arterite, 236
Tortuosidade
  vascular retiniana, 41, 42, 228, 234
Tuberculose, 44
Tuberosa
  esclerose, 138

V

Vasculite
  retiniana, 17, 21

Veias
  retinianas, 1, 22
Verrucosidades
  da camada de Brush, 169
Véus
  vasculares do vítreo, 136
Viteliforme
  distrofia macular, 101
Vítreo
  cisticercose, 162
  descolamento, 157
  hemorragia, 44, 54, 57
  primário, 11
  primário hiperplástico, 139
  retinopatia proliferante, 154
  retração maciça, 161
  tração, 134

W

Wagner
  doença de, 136
Wilson
  degeneração hepatolenticular, 223